38.—   1 7.72

86

A 2

Anaesthesiology and Resuscitation
Anaesthesiologie und Wiederbelebung
Anesthésiologie et Réanimation

56

D1717771

Editors

Prof. Dr. R. Frey, Mainz · Dr. F. Kern, St. Gallen
Prof. Dr. O. Mayrhofer, Wien

Managing Editor: Prof. Dr. M. Halmágyi, Mainz

Anaesthesie bei Eingriffen an endokrinen Organen und bei Herzrhythmusstörungen

Beiträge zu den Themen „Anaesthesie bei Eingriffen an endokrinen Organen" und „Anaesthesist und Herzrhythmusstörungen" der XI. gemeinsamen Tagung der Österreichischen, Schweizerischen und Deutschen Gesellschaften für Anaesthesiologie und Wiederbelebung vom 3. bis 6. September 1969 in Saarbrücken

Herausgegeben von

K. Hutschenreuter · M. Zindler

Mit 82 Abbildungen

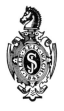

Springer-Verlag Berlin Heidelberg New York 1972

ISBN 3 – 540 – 05585 – 1   Springer-Verlag Berlin · Heidelberg · New York

ISBN 0 – 387 – 05585 – 1   Springer-Verlag New York · Heidelberg · Berlin

Die Wiedergabe von Gebrauchsnamen, Warenbezeichnungen usw. in diesem Werk berechtigt auch ohne besondere Kennzeichnung nicht zu der Annahme, daß solche Namen im Sinn der Warenzeichen- und Markenschutzgesetzgebung als frei zu betrachten wären und daher von jedermann benutzt werden dürften.

Das Werk ist urheberrechtlich geschützt. Die dadurch begründeten Rechte, insbesondere die der Über- setzung, des Nachdruckes, der Entnahme von Abbildungen, der Funksendung, der Wiedergabe auf photomechanischem oder ähnlichem Wege und der Speicherung in Datenverarbeitungsanlagen bleiben, auch bei nur auszugsweiser Verwertung, vorbehalten. Bei Vervielfältigungen für gewerbliche Zwecke ist gemäß § 54 UrhG eine Vergütung an den Verlag zu zahlen, deren Höhe mit dem Verlag zu vereinbaren ist. © by Springer-Verlag Berlin Heidelberg 1972. Library of Congress Catalog Card Number 70-173744. Printed in Germany. Satz, Druck und Bindearbeiten: Universitätsdruckerei Mainz GmbH

Vorwort

Die Veranstalter der XI. Gemeinsamen Tagung der Österreichischen, Schweizerischen und Deutschen Gesellschaften für Anaesthesiologie und Reanimation und die Herausgeber der Zeitschrift „Der Anaesthesist" sowie der Schriftenreihe „Anaesthesiologie und Wiederbelebung" sind übereingekommen, die anläßlich oben genannter Tagung gehaltenen Vorträge über *Freie Themen* im Wortlaut in der Zeitschrift „Der Anaesthesist" zu veröffentlichen. Die Publikation aller Referate über die Hauptthemen

1. *Anaesthesie bei Eingriffen an endokrinen Organen,*
2. *Anaesthesie bei Neugeborenen und Säuglingen,*
3. *Anaesthesie im höheren Lebensalter* und
4. *Intensivtherapie*

sowie der beiden Rundgespräche

Anaesthesist und Herzrhythmusstörungen und
Grenzen der Wiederbelebung und Intensivtherapie

erfolgt in drei Bänden der Schriftenreihe „Anaesthesiologie und Wiederbelebung".

Dieser letzte der drei Bände enthält in seinem ersten Teil die Vorträge über *Anaesthesie bei Eingriffen an endokrinen Organen* und in seinem zweiten Hauptabschnitt die Podiumsdiskussion *Anaesthesist und Herzrhythmusstörungen*.

Sowohl bei den Referaten als auch bei dem Rundgespräch kommen Theoretiker und Kliniker in gleicher Weise zu Wort. Außerdem ist die Beteiligung von Vertretern einer ganzen Reihe von medizinischen Disziplinen ein erfreulicher Beweis für die interdisziplinäre Zusammenarbeit, welcher sich der Anaesthesist besonders verpflichtet fühlt. Die gemeinsame Betreuung und Behandlung von Patienten vor, während und nach Eingriffen an endokrinen Organen sowie auch von Kranken aller Altersklassen mit Herzrhythmusstörungen kann geradezu als Musterbeispiel für modernes Zusammenwirken in Klinik und Forschung angesehen werden. Auch von diesem Aspekt her wünschen wir vorliegender Sammlung aktueller Beiträge einen recht großen Leserkreis.

Homburg-Saar und Düsseldorf 1971   Die Herausgeber

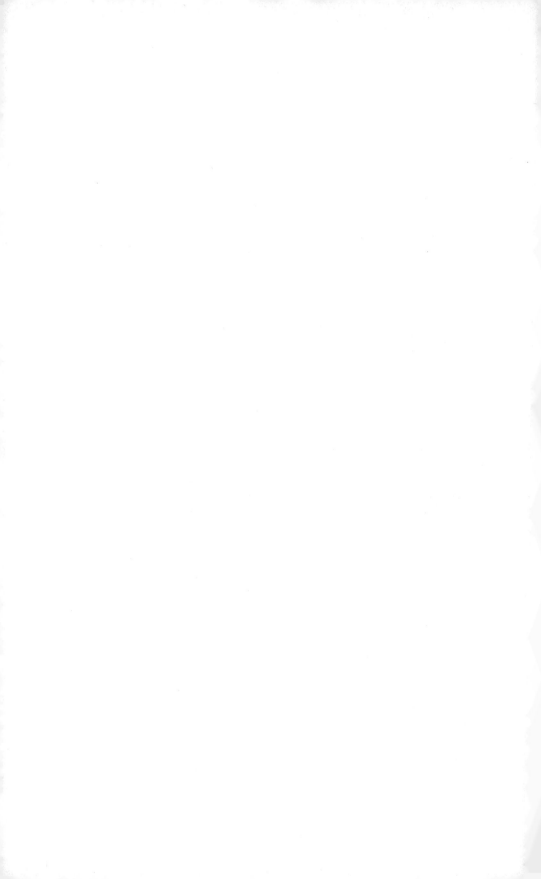

Inhaltsverzeichnis

II. Rundgespräch

Anaesthesist und Herzrhythmusstörungen

Autorenverzeichnis

Balzereit, F., Priv.-Doz. Dr., Neurologische Universitäts-Klinik Hamburg-Eppendorf

Bay, V., Prof. Dr., Chirurgische Universitäts-Klinik Hamburg-Eppendorf

Bayer, J. M., Prof. Dr., Chirurgische Universitäts-Klinik Bonn

Bette, L., Prof. Dr., Kardiologische Abteilung der Medizinischen Universitäts-Klinik Homburg-Saar

Canak, S., Dr., Anaesthesie-Abteilung am Kaiserin-Elisabeth-Spital Wien

Dick, W., Dr., Institut für Anaesthesiologie der Universitäts-Kliniken Mainz

Dudziak, R., Prof. Dr., Abteilung für Anaesthesiologie der Universität Düsseldorf

Eckart, J., Dr., Institut für Anaesthesiologie der FU am Klinikum Steglitz Berlin

Effert, S., Prof. Dr., Medizinische Fakultät der Technischen Hochschule Aachen

Erbslöh, F., Prof. Dr., Neurologische Klinik und Poliklinik der Justus-Liebig-Universität Gießen

Feurstein, V., Prim. Univ.-Doz. Dr., Abteilung für Anaesthesiologie, Landeskrankenhaus Salzburg

Frey, P., Dr., Institut für Anaesthesiologie der Universitäts-Kliniken des Kantonsspitals Zürich

Frischauf, H., Univ.-Doz., I. Med. Universitäts-Klinik Wien

Grundner, H., Dr., Institut für Anaesthesie am Landeskrankenhaus Steyr

Halmágyi, M., Prof. Dr., Institut für Anaesthesiologie der Universitäts-Kliniken Mainz

Havers, L., Prof. Dr., Anaesthesieabteilung der Chirurgischen Universitäts-Klinik Bonn

Hoflehner, G., Prim., Dr., Institut für Anaesthesie am Landeskrankenhaus Steyr

Hossli, G., Prof. Dr., Institut für Anaesthesiologie der Universitäts-Kliniken des Kantonsspitals Zürich

Keminger, K., Univ.-Doz. Dr., I. Chirurgische Universitäts-Klinik Wien

Kerényi, K., Dr., Chirurg. Abteilung des Landesforschungsinst. f. Rheuma und Bäderwesen Budapest

Kleine, H. O., Dr., Inst. f. Anaesthesiologie der Medizinischen Hochschule Hannover

Körner, M., Dr., Zentrale Anaesthesieabteilung der Städt. Krankenanstalten Krefeld

KRAUPP, O., Prof., Institut für Pharmakologie und Toxikologie der Universitäten Bochum–Wien

KREUSCHER, H., Prof. Dr., Institut für Anaesthesiologie der Universitäts-Kliniken Mainz

L'ALLEMAND, H., Prof. Dr., Abteilung für Anaesthesiologie der Justus-Liebig-Universität Gießen

LAVER, M. B., Dr., Massachusetts General Hospital, Department of Anaesthesia, Boston

LÜDEKE, H., Prof. Dr., Chirurgische Universitäts-Klinik Homburg-Saar

MANDL, W., Prim. Dr., Chirurgische Abteilung am Landeskrankenhaus Steyr

MÉSZÁROS, L., Dr., Chirurgische Abteilung des Landesforschungsinst. f. Rheuma und Bäderwesen Budapest

MUSCHOLL, E., Prof. Dr., Pharmakologisches Institut der Universität Mainz

NEUHAUS, J., Dr., Innere Abteilung des Kreiskrankenhauses Mechernich

PFLÜGER, H., Prof. Dr., Anaesthesieabteilung am Krankenhaus Nordwest Frankfurt

RITTMEYER, P., Priv.-Doz. Dr., Anaesthesieabteilung d. Universitäts-Krankenhauses Hamburg-Eppendorf

SCHÄFER, U., Dr., Institut für Anaesthesiologie der FU am Klinikum Steglitz Berlin

SCHAER, H., Dr., Institut für Anaesthesiologie der Universitätskliniken des Kantonsspitals Zürich

SCHMIDT, A., Dr., Anaesthesie-Abteilung d. Vinzentius-Krankenhauses Landau

SCHMIDT, H., Dr., Anaesthesieabteilung am Krankenhaus Nordwest Frankfurt

SCHROLL, H., Dr., Abteilung für Anaesthesiologie, Landeskrankenhaus Salzburg

SCHULTIS, K., Prof. Dr., Chirurg. Abt. Caritas-Klinik Rastpfuhl Saarbrücken

STOECKEL, H., Priv.-Doz. Dr., Abteilung für Anaesthesiologie, Chirurgische Universitätsklinik Heidelberg

STOERMER, J., Prof. Dr., Abteilung für pädiatrische Cardiologie der Universitäts-Kinderklinik Göttingen

TURCIC, G., Dr., Chirurgische Abteilung des Kaiserin-Elisabeth-Spitals Wien

VOGEL, H., Dr., Anaesthesie-Abteilung am Krankenhaus Nordwest Frankfurt

WOISCHWILL, L., Dr., Urologische Abteilung des Allgem. Krankenhauses Hamburg-Harburg

ZIEGLER, W. H., Dr., Medizinische Universitätsklinik Zürich

ZINDLER, M., Prof. Dr., Abteilung für Anaesthesiologie der Universität Düsseldorf

ZINGG, M., Dr., Institut für Anaesthesiologie der Universitätskliniken des Kantonsspitals Zürich

TEIL I

Anaesthesie bei Eingriffen an endokrinen Organen

Wandel der operativen Indikationsstellung bei Eingriffen an endokrinen Organen

Von **H. Lüdeke**

Chirurgische Universitätsklinik Homburg-Saar
(Direktor: Prof. Dr. H. Lüdeke)

Zum Thema des heutigen Tages „Anaesthesie bei Eingriffen an endokrinen Organen" enthält das Programm sieben Vorträge, die sich mit Anaesthesieproblemen bei der Hyperthyreose befassen. Zwölf Vorträge sind den Anaesthesieproblemen bei der operativen Behandlung endokriner Überfunktion der Nebenniere gewidmet. Mein Referat soll sich daher auf diese beiden Organe beschränken. Ich bin dankbar für die Ehre, das einleitende chirurgische Referat zu diesem Thema halten zu dürfen. Der Inhalt des Referats ist in vielerlei Hinsicht nicht nur die Wiedergabe von Lehrbuchwissen und akutellem Literaturstudium, sondern Quintessenz der Erfahrungen, die wir, d. h. Internisten, Anaesthesisten und Chirurgen gemeinsam in den Homburger Universitätskliniken durch kritische Analyse des Krankheitsverlaufs, der Operationsbefunde, der postoperativen Komplikationen und einer z. T. langjährigen Nachbeobachtung sammeln konnten. Die Schlüsse, die wir aus unseren Erfolgen, Schwierigkeiten und glücklicherweise seltenen Mißerfolgen ziehen, sind Grund und Anlaß, die operative Indikation ständig zu überprüfen und neue pathophysiologische Erkenntnisse der Behandlung des einzelnen Kranken nutzbar zu machen.

Daraus ergibt sich zwangsläufig für die operative Indikation ein ständiger Wandel, der wesentlich in den Wechselbeziehungen zwischen neuen Erkenntnissen der Pathophysiologie und Pharmakologie einerseits und Fortschritten der anaesthesiologischen Praxis andererseits begründet ist. Aus diesen Fortschritten, namentlich in der inneren Medizin, ergab sich eine Folge, die wir nicht vorausgesehen haben: die risikoarmen Eingriffe werden seltener; diese Patienten kommen gar nicht erst zum Chirurgen, da sie vom Internisten medikamentös behandelt und geheilt werden. Übrig bleiben die bei konservativer Therapie refraktären Krankheitsverläufe und diejenigen Kranken, deren ausgeprägter Befund eine konservative Behandlung von vornherein aussichtslos oder unzweckmäßig erscheinen läßt. Das gilt für die Hyperfunktionskrankheit der Nebenniere und noch ausgeprägter für die Erkrankungen der Schilddrüse.

In der Klinik der Struma war die operative Behandlung etwa bis zum Jahre 1950 die einzige zuverlässige und erfolgreiche Therapie. Radiojod und antithyreoidale Substanzen wurden in der Therapie der Hyperthyreose in den USA schon 1942 und 1943 gebraucht. Durch Kriegs- und Nachkriegsverhältnisse kam es erst nach 1949 zur Einführung dieser Therapie in Mitteleuropa. Die Erfolge der Therapie mit Radiojod und Thiourazil gaben aber zunächst wenig Anlaß zur Zufriedenheit.

Erst die Aufklärung der pathophysiologischen Besonderheiten des toxischen Adenoms durch Cope, Rawson und MacArthur, die Entdeckung des zweiten Schilddrüsenhormons Trijodthyronin durch Gross, Pitt-Riwers und Roche, der Nachweis eines Exophthalmus-produzierenden Faktors (EPF) und die technische Verfeinerung des Radiojodstudiums der Schilddrüse geben uns jetzt die Möglichkeit, in jedem Einzelfall die vorliegende Störung (Jodmangel, Jodfehlverwertung, beschleunigter Jodumsatz usw.) besser zu klären. Diese Kenntnisse können im Einzelfall hinsichtlich der Therapienotwendigkeiten von entscheidender Bedeutung sein.

Es gilt jetzt, wie Huber und Riccabona es treffend formuliert haben, „die neuen Erkenntnisse in unseren Therapieplan einzubauen und doch nicht in den Fehler zu verfallen, dies voreilig zu tun und dabei manche erprobte Verfahren etwas überstürzt zum alten Eisen zu werfen."

Die Ergebnisse der differenzierten Radiojodanalyse des Kropfleidens und die Therapieerfolge mit Schilddrüsenhormonen bei jugendlichen Strumen waren in den Jahren 1955–1963 für viele Internisten Anlaß, von der operativen Kropfbehandlung fast grundsätzlich abzuraten. Durch die Arbeiten von Oberdisse und Klein, Zukschwerdt und Bay u. a. ist man hinsichtlich der Indikationen zur medikamentösen und operativen Kropfbehandlung zu einer einheitlicheren Auffassung gelangt, die von Internisten und Chirurgen zumindest im *Nichtendemiegebiet* akzeptiert wird.

Die Notwendigkeit jahrelanger Hormonsubstitution, der späte Wirkungseintritt hinsichtlich einer Kropfverkleinerung – frühestens 3–6 Monate nach Therapiebeginn – und die Tatsache, daß viele Patienten die verordneten Mittel nicht oder nicht regelmäßig einnehmen, setzen dieser wertvollen konservativen Therapie bestimmte Grenzen.

Unbestritten ist die Operationsindikation bei

1. Riesenkröpfen,
2. Kröpfen mit substernalem Anteil,
3. Kröpfen mit venöser Einflußstauung (die evtl. Behinderung des venösen Abflusses ist leicht durch senkrechtes Anheben der Arme zu demonstrieren),
4. Kröpfen mit klinischen Zeichen der Trachealstenose (Stridor),
5. cervikalen Strumen, die interviszeral oder retroviszeral entwickelt sind,
6. allen mediastinalen Kröpfen,

7. solitären Kropfknoten, die unter der Medikation von Schilddrüsen-hormon nicht kleiner sondern größer werden. Das gilt besonders für szintigraphisch kalte Knoten im Jugendalter, auch wenn klinischerseits kein Malignomverdacht besteht. Bis zu 30% von ihnen erwiesen sich als potentiell maligne Adenome bzw. Adenocarcinome (COLE, Chicago 1944).

Nicht selten bestehen unterschiedliche Auffassungen über Vorhanden-sein, Ausmaß und Wertigkeit der *mechanischen Kropffolgen*. In den Unter-suchungsbefunden der Nuclearmediziner und vieler Internisten werden grobe Einflußstauungen oft gar nicht erwähnt. Der Chirurg ist eher geneigt, die mechanischen Folgen des Kropfleidens, besonders die substernale Kropf-ausdehnung und die hierdurch bedingte Einflußstauung, ernster zu nehmen: ist doch die Strumektomie durch diese mechanischen Kropffolgen erheb-lich schwieriger, zeitraubender und sicher auch gefahrvoller. Die ältere Chirurgengeneration, die den Kropf grundsätzlich in örtlicher Betäubung operierte, hat noch viele substernale Kröpfe mit Trachealstenose und Ein-flußstauung gesehen, die wegen Erstickungs- und Blutungsgefahr kaum operiert werden konnten.

Erst die endotracheale Narkose hat die sichere operative Behandlung dieser Kröpfe ermöglicht und den entscheidenden Wandel im Operations-risiko des Kropfleidens herbeigeführt.

Zwei weitere Eingriffe aus der Kropfchirurgie und deren operativer Indikationswandel bedürfen noch der Erwähnung. Das ist erstens die mediane Sternotomie und zweitens die Tracheotomie.

Für die Resektion der mediastinal entwickelten Riesenstrumen, die gerade hier im Saarland nicht allzu selten vorkommen, ist die mediane vollständige Sternotomie nicht zu entbehren. Auch dieser Eingriff war in der Zeit vor der Beherrschung der endotrachealen Narkose unmöglich. Die Vorzüge der übersichtlichen Freilegung der mediastinalen Strumen, mit der exakten gefahrlosen chirurgischen Versorgung der Blutgefäße unter Sicht, hat die Erfolgsmöglichkeiten dieses Teilgebiets der Kropfchirurgie gewandelt und bereichert und einer großen Zahl von Kranken ein lebens-wertes Leben neu geschenkt.

Die Indikation zur Tracheotomie im Verlauf einer Kropfoperation, besonders beim Kropfrezidiv, bedarf einer besonders engen Zusammen-arbeit des Chirurgen mit dem Anaesthesisten. Der Lehrsatz des Bostoner Chirurgen LAHEY: „Wenn man bei einem Patienten mit einer Struma an eine Tracheotomie denkt, ist sie sofort auszuführen!" wurde vor der Aera des allgemeinen Gebrauchs der endotrachealen Narkose ausgespro-chen. Er gilt meiner Meinung nach bei Abschluß der Operation immer noch, allerdings mit der Einschränkung, daß eine differenzierte Indika-tionsstellung für die Tracheotomie möglich und auch nötig ist; denn völlig gefahrlos ist die Tracheotomie nicht. Die zahlreichen Gefahren sind Ihnen allen wohlbekannt.

Ob eine Tracheomalacie vorliegt, läßt sich bei liegendem endotrachealen Tubus nicht beurteilen. Der präoperative Stridor und die beim Saug-Preßversuch im Röntgenbild festgestellte Kaliberschwankung der Luftröhrenweite mit extremer Luftröhrenenge beim Saugversuch ist wohl verdächtig, aber nicht beweisend für die Tracheomalacie. Bei zahlreichen substernalen Kröpfen mit Trachealstenosen sahen wir nach Resektion der komprimierenden Kropfknoten ungestörte Atmung durch eine normal geformte und nicht verengte Luftröhre.

Wir prüfen aber bei allen Strumen mit präoperativer Trachealstenose die Festigkeit, Form und Weite der Trachea nach einem festgelegten Schema: nach Abschluß der Kropfresektion und Kontrolle der Blutstillung stechen wir beiderseits in Höhe des 3.–4. Trachealknorpels eine starke Haltenaht durch die Adventitia der seitlichen Luftröhrenwand. Der Anaesthesist extubiert und läßt den Patienten spontan atmen. Kollabiert die Luftröhre, dann sind ihre Knorpel erweicht; es wird sofort wieder intubiert und bei liegendem Tubus das Tracheostoma angelegt. Die Kanüle wird oberhalb des Kragenschnitts herausgeleitet.

Kollabiert die Luftröhre nach der Extubation nicht, dann warten wir 10 min. Bleibt die Atmung ruhig, dann schließen wir die Operationswunde. Die beiden Haltenähte knüpfen wir dicht oberhalb der Mitte der Schlüsselbeine über dicken Mulltupfern, wobei durch leichten Zug an den Haltefäden die Trachea etwas ausgespannt bleibt. Falls im postoperativen Verlauf doch noch eine Tracheotomie notwendig wird, erleichtern die Haltenähte die technische Durchführung der Tracheotomie sehr erheblich.

Wenn bei der Prüfung der Tracheotomie-Indikation bezüglich der Festigkeit der Trachealwand Zweifel berechtigt sind, wird immer tracheotomiert.

Nun zur Hyperthyreose, Thyreotoxikose und zum Vollbasedow. Daß man die toxischen Adenome operieren muß, scheint unbestritten; das gleiche gilt für die thyreotoxischen Knotenkröpfe, besonders bei substernaler Kropfausbreitung und selbstverständlich auch bei Trachealkompression. Dagegen ist der klassische Basedow mit diffuser parenchymatöser, vielfach auch vaskulär bedingter Vergrößerung der Schilddrüse zunächst immer Domäne der thyreostatischen Therapie bzw. bei älteren Patienten über 45 Jahre Indikation für die „Radiojod-Zerstrahlung"(Huber) der Schilddrüse.

„Führt jedoch eine vom Internisten oder Strahlentherapeuten lege artis durchgeführte *nichtoperative* Therapie nicht innerhalb einer zumutbaren Zeit zum Verschwinden oder mindestens zu einer erheblichen Besserung der Überfunktionssymptome, bildet sich eine zunehmend größere Struma, tritt Exophthalmus auf, dann soll die weitere Fortsetzung der nichtoperativen Therapie nicht erzwungen werden. Rechtzeitig beendet, stellt sie dann eine wertvolle Operationsvorbereitung dar; zu lange fortgesetzt, kann sie neue, schwer lösbare Probleme aufwerfen" (HUBER). Für die medikamentöse Vorbereitung der Thyreotoxikosen geben wir Methylmercaptoimidazol (Favistan) und beginnen je nach Wirkungseintritt mit der Plummerung etwa 5 Tage später. In manchen Fällen, besonders bei anhaltendem Volumenhochdruck ist Reserpin nützlich, das in höheren Dosen durch Hemmung der TSH-Abgabe aus dem Hypophysenvorderlappen die Hormonsynthese in der Schilddrüse verringert und außerdem eine Dejodierung und andere Abbauprozesse der Schilddrüsenhormone in der Peripherie behindert. In der medikamentösen Operationsvorbereitung und täglichen Beobachtung des thyreotoxischen Kranken ist die ständige Beratung mit dem Anaesthesisten eine conditio sine qua non.

Nebenniere

Objekt der Nebennierenchirurgie sind ausschließlich erwiesene Überfunktionszustände von Rinde und Mark, deren morphologisches Substrat entweder ein Tumor oder eine Hyperplasie ist.

„Die von der Drüse produzierten vier Hormongruppen, die in der Rinde gebildeten glucotropen, mineralotropen und andro- bzw. östrogenen Steroide sowie die in dem Mark entstandenen Katecholamine erzeugen bei kontinuierlicher oder intermittierender Überproduktion jeweils ein ganz spezifisches Krankheitsbild. Jedes dieser Krankheitsbilder – mit Ausnahme gewisser Formen des adrenogenitalen Syndroms – geht mit so schwerwiegenden Störungen einher, daß früher oder später, sofern kein operativer Eingriff erfolgt, mit einem letalen Ausgang zu rechnen ist. Somit bestehen mangels einer geeigneten konservativen Therapie klare Indikationen zur Operation mit dem Ziel der Entfernung des hyperaktiven Gewebes" (KÜMMERLE, 1967). Die Diagnose der klinischen und biochemischen Symptomatik erfolgt gewöhnlich in den endokrinologischen Abteilungen der Medizinischen Kliniken. Beim Cushing und adrenogenitalen Syndrom ist die Symptomatik so auffällig, daß die biochemische Untersuchung der Steroidproduktion und -ausscheidung und deren Autonomie oder Abhängigkeit von der hypothalamisch-hypophysären Stimulations- und Reglermechanik letzten Endes nur den biochemischen Beweis für die pathologische Überfunktion des Rindenorgans liefert und Hinweise gibt, ob mit einem Tumor oder einer Hyperplasie zu rechnen ist. Da beides: d. h. Tumor und Hyperplasie nebeneinander vorkommen können, sind für die Planung der Operation, insbesondere für die Entscheidung über die einseitige und doppelseitige Freilegung, weitere diagnostische Maßnahmen wünschenswert, vor allem eine Seitenlokalisation bei Rindenadenomen und Phäochromocytomen.

Die selektive arteriographische Darstellung der Nebennieren, die von Herrn RESCHKE, Oberarzt des Universitäts-Strahleninstituts in der Homburger Chirurgischen Klinik weiterentwickelt wurde, bedeutet in dieser Hinsicht einen entscheidenden Fortschritt in der präoperativen Diagnostik der Nebennierentumoren und ihrer Lokalisation. In den vergangenen 3 Jahren hat Herr RESCHKE alle zur Operation überwiesenen Kranken mit Überfunktionszuständen der Nebennieren selektiv arteriographiert. In den Nebennieren-Arteriogrammen sind Tumoren bis abwärts zu einem Durchmesser von etwa 5 mm eindeutig dargestellt. Wir wußten also bereits präoperativ *ob*, auf *welcher Seite* und *wo* wir Adenome, eine Hyperplasie oder eine Atrophie finden mußten. Operationsbefund und die pathologisch-anatomische Untersuchung bestätigten die Präzision der arteriographischen Diagnosen.

Unter den 25 Nebennierenresektionen, die wir in den letzten Jahren ausführten, finden sich 12 Fälle von Conn-Syndrom und zwar 5 solitäre Adenome (alle links), 6 bilaterale mikro- und makronoduläre Hyperplasien und ein Fall von histologisch normalen Nebennieren. Bei den 5 solitären Adenomen wurde einmal die isolierte Exstirpation des außerhalb der Nebenniere gewachsenen Adenoms ausgeführt und viermal die einseitige Adrenalektomie, da die Adenome innerhalb der Nebenniere entwickelt waren. Bei der beidseitigen mikro- und makronodulären Hyperplasie wurde rechts die vollständige Adrenalektomie und links die $^2/_3$-Resektion durchgeführt. Mit den Erfolgen dieses Vorgehens waren wir selbst und die überweisenden und nachbeobachtenden Medizinischen Kliniken zufrieden.

Schwierigkeiten in der operativen Indikation gibt es weder beim Conn-Syndrom noch beim Cushing-Syndrom, sofern dieses durch einen autonomen Rindentumor oder die bilaterale Adenomatose verursacht ist. Darauf haben auch DHOM und KÜMMERLE in ihren Referaten auf dem Chirurgenkongreß 1967 hingewiesen.

Beruht jedoch das Cushing-Syndrom auf einer bilateralen Hyperplasie, dann ist die Operationsplanung wesentlich schwieriger.

Die Erfahrung, daß nach beidseitiger totaler Nebennierenresektion wegen Cushing-Syndrom infolge bilateraler Hyperplasie in etwa 20% Adenome im Hypophysenvorderlappen mit Sellaerweiterung, Visusausfällen und extrem hohen ACTH-Spiegeln beobachtet werden, schränkt den zweifellos großen Wert der bilateralen Adrenalektomie wieder ein. Trotzdem verlangt die rapide Zunahme der Krankheitssymptome beim Cushing-Syndrom gar nicht selten eine schnelle chirurgische Intervention, ganz besonders dann, wenn die zunehmende Osteoporose und Knochenerweichung am Brustkorb zu paradoxer Atmung führt oder schwere Weichteilinfektionen den durch die Cortisonüberproduktion Infekt-abwehrschwachen Organismus gefährden.

In dieser Situation muß der Chirurg mit dem Anaesthesisten über 2 Fragen beraten: 1. soll man beide Nebennieren in einer Sitzung exstirpieren. 2. kann die Operation zur ein- oder beidseitigen Nebennierenfreilegung in Bauchlage durchgeführt werden oder ist dies von seiten der Beatmungsfähigkeit des Patienten während der endotrachealen Narkose nicht möglich. Über eine dritte Frage sollte man nicht nur mit dem Anaesthesisten, sondern auch mit dem vorbehandelnden Internisten sprechen: ist der Patient intelligent und diszipliniert genug, um die bei bilateraler totaler Adrenalektomie immer erforderliche Substitution konsequent durchzuführen.

ad 1. Die Entscheidung, ob man in einer Sitzung beide Nebennieren reseziert, sollte von der individuellen Situation abhängig gemacht werden. Da die beidseitige Freilegung der Nebennieren nach NISSEN in Bauchlage einen beidseitigen dorsalen Flankenschnitt jeweils mit Resektion der 11. und 12. Rippe und die Durchtrennung des dorsalen Zwerchfellansatzes verlangt, auch wenn die Pleura nicht eröffnet oder wieder verschlossen wird, so ist postoperativ immer mit einer wesentlichen schmerzbedingten Behinderung der Atmung zu rechnen. Diese bedeutet eine erhebliche Gefährdung besonders derjenigen Patienten, die fettleibig sind, und das ist die Mehrzahl der Cushing-Patienten. Nachdem wir bei einer extrem korpulenten Patientin postoperativ eine Lungenembolie mit letalem Ausgang erlebten – es war der einzige Todesfall unter unseren 25 Nebennierenresektionen – halten wir bei derartig gefährdeten Kranken die zweizeitige Nebennierenresektion für zweckmäßiger und sicherer. Allerdings sollte der Zeitraum zwischen den beiden Eingriffen verhältnismäßig kurz sein.

Zweite Frage: ist die Bauchlage, wie sie für beidseitige Nebennierenfreilegung nach NISSEN gefordert wird, hinsichtlich der endotrachealen Beatmung während der Operation tragbar oder nicht. Diese Frage muß vom Anaesthesisten entschieden werden. Fällt die Antwort negativ aus, so wird in Seitenlagerung operiert wie bei der Nierenfreilegung und nur eine Nebenniere reseziert.

3. Falls die Persönlichkeit des Kranken und seiner Familie nicht die absolute Gewähr dafür bietet, daß die erforderliche Substitutionstherapie nach beidseitiger Nebennierenexstirpation zuverlässig durchgeführt wird, dann halten wir die rechtsseitige totale Exstirpation und die linksseitige $^2/_3$-Resektion für zweckmäßig. Falls in einem derartigen Falle die Substitutionstherapie nachlässig durchgeführt wird, ist die Gefährdung des Kranken bei der $^2/_3$-Resektion der linken Nebenniere nicht so groß, als wenn beidseitig eine totale Adrenalektomie durchgeführt wurde.

Ich hoffe, daß ich mit der Auswahl der besprochenen Fragen aus der Chirurgie der Schilddrüse und der Nebennieren die von Ihrem Präsidenten gestellte Aufgabe eines chirurgischen Einführungsreferates erfüllt habe.

Die Indikation zum operativen Eingriff ist eine individuelle Entscheidung, die sich auf solides Wissen und rationale, nachprüfbare Ergebnisse der individuellen Diagnostik stützen soll. Die Entscheidung ist jedoch einem ständigen Wandel unterworfen, bedingt durch die individuelle Entscheidungsfreiheit der dazu berufenen Ärzte.

Daß Kenntnisse und Erfahrung, Beharrungsvermögen und vorwärts-strebender Tatendrang, enge Interessenbeschränkung auf ein kleines Fach-gebiet oder das Streben nach einem größeren Überblick und schließlich Mangel oder Überschuß an Temperament bei den handelnden Personen – Anaesthesisten und Chirurgen – den ständigen Wandel der operativen Indikationsstellung beeinflussen, das sollten wir einsehen, anerkennen und in Rechnung stellen.

Zusammenfassung

Nach kurzem Abriß der Entwicklung in der Chirurgie der Schilddrüse geht der Autor auf die absoluten Indikationen zur operativen Therapie ein, wobei der medianen Sternotomie und der Indikation zur Tracheotomie besondere Aufmerksamkeit gewidmet wird. Hinsichtlich der operativen Therapie der Nebennieren wird hervorgehoben, daß zusammen mit dem Anaesthesisten geprüft werden muß, ob eine beidseitige Adrenalektomie in einer Sitzung in Frage kommt und welche Op.-Lagerung peroperativ die geringste Gefährdung des Patienten mit sich bringt.

Summary

After a short description of the developments in thyroid surgery, the author continues by dealing with the absolute indications for operative therapy, whereby special attention is paid to median sternotomy and the indication for tracheotomy. As regards the operative therapy of the adrenal glands, it is emphasized that, in confunction with anaesthetists, a check must be made to find out whether a double adrenalectomy in one session can be considered and which operating position brings, per-operatively, the least danger to the patient.

Anaesthesieprobleme
bei und nach Hypophysektomien

Von **M. Zingg**

Institut für Anästhesiologie der Chirurgischen Universitätskliniken
(Direktor: Prof. Dr. G. Hossli)
und Neurochirurgische Universitätsklinik des Kantonsspitals Zürich
(Direktor: Prof. Dr. H. Krayenbühl)

Die Indikation zur Hypophysektomie stellt sich bei zwei unterschiedlichen Patientengruppen: erstens bei Patienten mit Hypophysentumoren (Adenome, Kraniopharyngeome) und zweitens bei Kranken mit metastasierenden Carcinomen (Mammacarcinom, Prostatacarcinom, Melanom).

Bedingt durch die Art der Grundkrankheit kommen zwei voneinander verschiedene Operationstechniken zur Anwendung.

Bei der ersten Gruppe, den Adenomträgern, wird das Krankheitsbild durch endokrinologische und neurologische Symptome geprägt. Der Allgemeinzustand und Ernährungszustand ist gut, es besteht weder Narkotica- noch Analgetica-Abusus. Durch eine Kraniotomie wird die Hypophyse gleichzeitig mit dem Tumor teilweise oder vollständig entfernt.

Bei der zweiten Gruppe, den Carcinomträgern, handelt es sich im Durchschnitt um „poor-risk"-Patienten. Schmerzmittel- und Narkotica-Abusus sind die Regel. Der Eingriff wird in Form einer stereotaktischen Ausschaltung der Hypophyse vorgenommen.

Entsprechend der Grundkrankheit und der Form der chirurgischen Intervention unterscheiden sich die Anaesthesie-Verfahren bei diesen beiden Patientengruppen.

An der Neurochirurgischen Universitätsklinik Zürich wurden in den Jahren 1945–1969 insgesamt 443 Operationen an der Hypophyse ausgeführt, dabei 398 Operationen der ersten und 45 Operationen der zweiten Gruppe.

Meine persönlichen Erfahrungen erstrecken sich über die letzten zehn Jahre. In dieser Zeitspanne sind 196 Adenom- und Kraniopharyngeomträger und 45 stereotaktisch-operierte Patienten anaesthesiert worden.

a) Da die *Adenom-* und *Kraniopharyngeom-Patienten* in unserem Krankengut bei weitem überwiegen, soll zuerst kurz das *Vorgehen bei den Kraniotomien* besprochen werden: Die Narkosetechnik der Wahl ist eine nach unseren Bedürfnissen modifizierte *Neurolept-Analgesie*. Als Neurolepticum wird Haloperidol in einer einmaligen Gabe von 5 mg i.v. bei der Einleitung appliziert; das Analgeticum ist Fentanyl, das je nach Bedarf dosiert wird. Nach Relaxation mit Alloferin wird mit einem Lachgas-Sauerstoff-Gemisch im Verhältnis 2:1 mit dem Engström-Respirator im offenen System beatmet, wobei eine mäßige Hyperventilation in Form einer Wechseldruckbeatmung ausgeführt wird.

Die Hauptsorge des Anaesthesisten intra operationem gilt:

1. Dem Aufrechterhalten der Kreislaufstabilität.
2. Der Hirnödem-Prophylaxe.
3. Der Substitutions-Therapie.

Das Aufrechterhalten eines *stabilen Kreislaufs* wird besonders erschwert, wenn im Bereich des Hypophysenstieles, des III. Ventrikels und des Thalamus präpariert wird. Bradykardie, Blutdruckanstieg wie auch Blutdruckabfall treten in dieser Operationsphase auf. Die von uns gewählte Narkosetechnik hat sich für die Erhaltung eines stabilen Kreislaufs am besten bewährt. Medikamentöse Maßnahmen wurden nur bei jugendlichen Patienten notwendig, bei denen Bradykardie-Attacken mit einer Herzfrequenz unter 40 Schlägen pro Minute durch die Applikation von Atropin ($^1/_4$–$^1/_2$ mg i.v.) abgefangen werden.

Zur *Hirnödem-Prophylaxe* werden einerseits die Hyperventilation bei einer Wechseldruckbeatmung mit dem Engström-Respirator und andererseits milde Diuretica vom Typ Sorbit, Mannit oder Lasix, welche ohne oder nur mit geringgradiger Verschiebung der Serumelektrolyte wirken, angewendet.

Tabelle 1. *Substitutionstherapie nach Hypophysektomien*

Operationstag:	100 mg Solu-Cortef in 2000 ml Glucose 5,2% (24 Std)
1. postop. Tag:	50 mg Solu-Cortef in 2000 ml Glucose 5,2% (24 Std)
2. postop. Tag:	50 mg Solu-Cortef in 2000 ml NaCl/Glucose 5,2% 1:2
ab 3. postop. Tag:	25 mg Solu-Cortef in 1000 ml NaCl/Glucose 5,2% 1:2
	wenn möglich Übergang auf perorale Dosierung:
	2–4×2 Tabl. a 25 mg Cortison-Acetat.

Schnelle Reduktion innerhalb 2–3 Wochen.
Erhaltungs-Substitutionsdosis: 25–37,5 mg Cortison-Acetat

Mit der *Substitutions-Therapie mit Hydrocortison* wird bei Narkosebeginn angefangen (siehe Tab. 1). Bereits nach Narkoseeinleitung wird an die erste offene Vene 1000 ml Glucose 5% mit 50 mg Solu-Cortef angeschlossen. Diese Infusionslösung wird während 8 Std infundiert. Die Infusion darf nicht unterbrochen werden; während des Operationsverlaufs benötigte Medikamente oder Infusionen bzw. Blut müssen mit Zweitinfusion oder im Nebenschluß appliziert werden. Die zweite Dosis Solu-Cortef, wiederum 50 mg, wird in weiteren 1000 ml einer 2:1 physiologischen Glucose-:physiologischen NaCl-Lösung in den folgenden 16 Std verabreicht. Kinder mit einem Körpergewicht zwischen 20 und 40 kg bekommen 50% der Erwachsenendosis, bei Kindern zwischen 10 und 20 kg Körpergewicht applizieren wir $1/3$ und bei Kindern unter 10 kg Körpergewicht $1/4$ der Erwachsenendosis.

Die postoperative Phase

Die postoperative Phase kann durch das Auftreten eines Diabetes insipidus kompliziert werden. Die Behandlung dieses Krankheitsbildes sowie das Weiterführen der Substitution mit Hydrocortison liegt in der Hand des Anaesthesisten. Wir sprechen dann von einem Diabetes insipidus, wenn die Urintagesmenge bei Erwachsenen (Körpergewicht 70 kg) 7 l und bei Kindern bis zu einem Körpergewicht von 30 kg 3 l übersteigt (siehe Tabelle nach MATSON über die Grenzen des postoperativen Flüssigkeits- und Elektrolytverlustes bei Patienten mit neurohypophysärer Störung, Tab. 2).

Tabelle 2. *Grenzen des postop. Flüssigkeits- und Elektrolytverlustes bei Patienten mit neurohypophysärer Störung*

	30 Jahre/70 kg		4 Jahre/15 kg	
	min	max.	min	max.
Wasser (l/24 Std)	1	5	0,37	1,7
Na (meq/24 Std)	10	50	4	17
K (meq/24 Std)	40	100	15	34

Bei 44 von insgesamt 198 Patienten mit Operationen an der Hypophyse trat ein Diabetes insipidus auf (Tab. 3).

Tabelle 3. *Postoperativer Diabetes insipidus*

Alter in Jahren	Anzahl	behandelt	unbehandelt	chronisch
0– 2	3	3	—	1
2–10	5	4	1	1
10–20	7	5	2	—
20–40	16	14	2	1
40–60	10	10	—	—
über 60	3	2	1	1
Total:	44	38	6	4

In den ersten 6 postoperativen Tagen werden täglich kontrolliert:
1. Flüssigkeitsbilanz (Infusion, Trinkmenge, Urinausscheidung),
2. Serumelektrolyte (Natrium, Chlor, Kalium, Alkalireserve und Harnstoff),
3. Körpergewicht.

Um die Flüssigkeitsbilanz aufrecht zu erhalten, infundieren wir 5%ige Glucoselösung, der man entsprechend dem Ionogramm adäquate Elektrolytmengen beifügt. Übersteigt die Glucoseinfusion 5 l pro Tag, so kann es notwendig werden, die große Glucosemenge durch Insulin auszugleichen. Auf die Gefahr schneller Entsalzung bei kleinen Kindern sei speziell hingewiesen. Stagniert der Diabetes insipidus innerhalb der ersten 72 postoperativen Stunden nicht, appliziert man Vasopressin (als Nasenspray, 5 IE 3–4mal tägl.) oder verwendet Pitressin-Tannat (0,5–1 ml alle 36–48 Std als Depot). Die Substitution mit Hydrocortison geht in der postoperativen Phase weiter. Am ersten und zweiten postoperativen Tag werden insgesamt 50 mg Solu-Cortef als Dauertropf verabreicht, vom dritten postoperativen Tag an geht man, wenn möglich, auf perorale Applikation ($2 \times \frac{1}{2}$ Tabl. Cortisonacetat zu je 25 mg) über. Je nach Krankheitsverlauf schnelle Reduktion der Substitutions-Therapie.

b) Bei der zweiten Patientengruppe, den *Karzinomträgern*, wurde mittels einer *stereotaktischen Operation* die Hypophyse ausgeschaltet. Die Patienten dieser Operationsgruppe sind fast stets in einem schlechten Allgemein- und Ernährungszustand. Ascites und Pleuraerguß erschweren die Atmung, die Herzleistung ist nicht selten durch einen Perikarderguß eingeschränkt. Die Serumelektrolyte sind verschoben, eine Anämie häufig. An Narkotica-, Tranquillizer- und hohe Analgeticadosen sind diese Patienten gewöhnt. Von unseren 45 stereotaktisch operierten Patienten waren 11 morphinsüchtig.

Die Anaesthesietechnik ist eine *Inhalations-Narkose*. Über einen liegenden Tubus atmet der Patient spontan ein Lachgas-Sauerstoff-Gemisch im Verhältnis 2:1 im halboffenen System mit Zusatz von Penthrane oder Fluothane. Vor den nur kurz dauernden Schmerzreizen setzt man Fentanyl (0,05–0,1 mg) i.v. zu. Die Kreislaufstabilität ist durch den Eingriff nicht gefährdet, der Blutverlust gering.

Eine gezielte Ödemprophylaxe ist nicht notwendig. Die durch die Nase ausgeführte Operation löst, obwohl es sich um einen intracraniellen Eingriff handelt, kein Hirnödem aus.

Das Hauptaugenmerk des Anaesthesisten liegt auf der gezielten *Substitutions-Therapie mit Hydrocortison*, um so mehr, als eine gesunde Hypophyse ausgeschaltet wird. Das Substitutions-Schema ist bei diesen stereotaktisch Operierten das gleiche, wie es vorher bei den Craniotomien besprochen wurde.

Nach der transnasal stereotaktisch ausgeführten Operation kann eine Nachblutung aus dem Nasopharyngealraum auftreten. Um eine durch diese

Blutung entstehende Aspiration zu vermeiden, wird die Extubation erst vorgenommen, wenn der Patient wach und im Besitz seiner Schutzreflexe ist.

Auch nach stereotaktischen Hypophysektomien kann es zu einem postoperativen Diabetes insipidus kommen. Von den 45 Operierten hatten 5 Patienten dieses Krankheitsbild voll ausgeprägt. Die erhöhte Urinausscheidung dauerte aber in keinem Fall länger als 5 Tage. Eine gezielte Therapie mit Vasopressin-Spray wurde nur in einem Fall notwendig.

Die Substitutions-Therapie wird postoperativ streng weitergeführt; es kann bei diesen Fällen sogar nötig werden, die Cortison-Dosierung zu steigern. Drei Patienten wiesen nach stereotaktischer Hypophysen-Ausschaltung deutliche Ausfallserscheinungen auf; es handelte sich aber dabei um Kranke, die bereits wegen ihrer Grundkrankheit präoperativ mit Cortison vorbehandelt worden waren und bei welchen eine sekundäre Nebenniereninsuffizienz bestand. Es gelang schließlich auch bei diesen Patienten durch stufenweises Abbauen der Cortison-Dosierung, wobei zuerst die Nacht-, dann die Abenddosis weggelassen wurde, einen normalen Tagesrhythmus der Cortisonsekretion wieder herzustellen.

Abschließend kann gesagt werden, daß seit Berücksichtigung der von uns kurz erwähnten Kriterien, wie das Auswählen einer geeigneten Narkosetechnik, Anwendung der Substitutions-Therapie und gezielte Behandlung eines postoperativen Diabetes insipidus, die Operationen an der Hypophyse sehr von ihrem Schrecken sowohl für den Neurochirurgen wie für den Anaesthesisten verloren haben, – diese Eingriffe sind bereits für uns in Zürich zu Routine-Operationen geworden.

Zusammenfassung

Bei 2 verschiedenen Patientengruppen (a: Hypophysentumoren, b: metastasierende Carcinome) wurden 443 Hypophysektomien ausgeführt. Hierbei kamen 2 verschiedene Narkosetechniken zur Anwendung: 1. Neurolept-Analgesie, Muskelrelaxation, Beatmung mit Wechseldruck bei Craniotomien, 2. eine Inhalationsnarkose mit N_2O/O_2/Penthrane oder Fluothane in Spontanatmung bei stereotaktisch ausgeführter, transnasaler Hypophysektomie. Während des Eingriffs wird auf Kreislaufstabilität, Ödemprophylaxe und Substitutionstherapie mit Hydrocortison besonders geachtet.

Die postop. Phase ist häufig durch einen Diabetes insipidus kompliziert. Die Behandlung desselben mit Vasopressin-Nasenspray oder Pitressin-Tannat sowie Probleme der Flüssigkeits- und Elektrolytbilanz werden besprochen.

Summary

443 hypophysectomies were made in 2 different groups of patients (a: tumors of the pituitary gland, b: metastatic carcinomas). Also 2 different

technics of anaestesia were done. 1. neuroleptanalgesia, muscle-relaxation, IPNP-ventilation in craniotomies, 2. spontaneous breathing of $N_2O/O_2/$ Penthrane or Fluothane in stereotactic-transnasal Hypophysectomy. During the intervention the stability of the blood pressure, the prevention of intracranial oedema and the substitution with hydrocortisone is particularly noticed by the anaesthetist.

In the postoperative phase diabetes insipidus is often. The medikation with Vasopressin-spray or Pitressintannate and the problems of fluid- and electrolyt-balance were specially discussed.

Pharmakologische Grundlagen
der Receptorenblockade

Von **E. Muscholl**

Pharmakologisches Institut der Universität Mainz
(Direktor: Prof. Dr. G. Kuschinsky)

Wenn ich im folgenden über pharmakologische Grundlagen der adrenergen Receptorenblockade berichte, so möchte ich zunächst einige physiologische Wirkungen besprechen, die durch adrenerge Receptoren vermittelt werden. Daran anschließend werde ich den Einfluß der Receptorenhemmstoffe auf Organfunktionen besprechen.

Zunächst etwas zur Definition der Receptoren. Unter einem Receptor versteht man eine chemisch besonders strukturierte Stelle in oder an einer Zelle, mit der ein spezifischer Agonist reagiert. Als Folge dieser Reaktion, die im Bereich der adrenergen Receptoren noch völlig ungeklärt ist, wird eine typische Reizantwort der Zelle ausgelöst, z. B. eine Kontraktion oder Erschlaffung einer glatten Muskelzelle, eine Funktionsänderung des sich rhythmisch kontrahierenden Herzmuskels, eine vermehrte Sekretion einer Drüsenzelle oder eine Veränderung im intermediären Stoffwechsel der Zelle.

Der Agonist, der auf den Receptor einwirkt, kann ein natürlicher oder unnatürlicher („falscher") Überträgerstoff, ein Pharmakon oder ein Toxin sein.

Schon vor mehr als 60 Jahren beobachtete DALE (1906), daß Adrenalin an der glatten Muskulatur eine Konstriktion bewirkte, die durch Secale-Alkaloide blockiert werden konnte, sowie eine Erschlaffung, die durch Secale-Alkaloide nicht hemmbar war. Er entdeckte damit zwei Typen von adrenergen Receptoren, deren Aktivierung zu gegensätzlichen Reaktionen an ein und demselben Organ führte und von denen einer selektiv gehemmt wurde.

Die chemische oder morphologische Struktur der adrenergen Receptoren ist unbekannt, und daher muß man andere Methoden anwenden, um sie zu unterscheiden. Die erste systematische Arbeit, die sich mit der Differenzierung der adrenergen Receptoren befaßte, ist 1948 von AHLQUIST publiziert worden. Ich möchte hier nicht auf die von AHLQUIST verwendete pharmakologische Methodik eingehen, sondern nur seine Ergebnisse, die auch heute noch gültig sind, besprechen. Danach kann man adrenerge α- und β-Receptoren voneinander unterscheiden, deren Verteilung innerhalb einer Species von Organ zu Organ schwankt.

So gibt es α-Receptoren, deren Aktivierung etwa durch die körpereigenen Amine Adrenalin und Noradrenalin zu einer Kontraktion führt, wie in der Gefäßmuskulatur (Tab. 1). Aktivierung der β-Receptoren der

Tabelle 1. *Schema der über Aktivierung von α- bzw. β-Receptoren ausgelösten Wirkungen sympathomimetischer Amine*

	α-Receptoren	β-Receptoren
Gefäßmuskulatur	Kontraktion	Erschlaffung
Darm	Erschlaffung	Erschlaffung
Bronchialmuskulatur	—	Erschlaffung
M. dil. pup., Milz, Pilomotoren,		
Vas deferens	Kontraktion	—
Herz	—	Stimulation
Stoffwechsel		
Leber	Glykogenolyse	—
Herz- u. Skel.-Muskel	—	Glykogenolyse
Fettgewebe	—	Lipolyse
Grundumsatz	—	Steigerung
Ganglionäre Übertragung	Hemmung	Förderung

Muskelgefäße bewirkt eine Erschlaffung, d. h. α- und β-Receptoren vermitteln antagonistische physiologische Wirkungen. Im Darm dagegen vermitteln α- und β-Receptoren die gleiche Reaktion, eine Erschlaffung. Wenn durch geeignete Medikamente die Erregung der β-Receptoren gehemmt wird, kann der Darm doch noch erschlaffen, falls ein sympathomimetisches Amin verabreicht wird, welches die α-Receptoren aktiviert.

Eine synergistische Beeinflussung der Funktion über beide Receptorenarten ist nicht möglich bei der Bronchialmuskulatur, die nur β-Receptoren enthält, welche die Relaxation vermitteln. Amine, die nur α-Receptoren erregen, haben an der Bronchialmuskulatur keine erschlaffende Wirkung. Man schließt daraus, daß in der Bronchialmuskulatur α-Receptoren nicht vorhanden sind. Natürlich könnten sie auch angelegt sein, aber bei Aktivierung keine mechanische Reaktion des glatten Muskels veranlassen.

Im Gegensatz zu den Bronchien ist bei einer Reihe von anderen glattmuskeligen Organen eine Kontraktion durch Erregung von α-Receptoren auszulösen, wie beim M. dil. pup., der Milz, den Mm. arrectores pilorum und den Vasa deferentia.

Das Herz wird durch Aktivierung von β-Receptoren stimuliert. Eine Reihe von Stoffwechselwirkungen wird durch adrenerge Receptoren vermittelt, z. B. die Glykogenolyse in der Leber über α- und die im Skelett- und Herzmuskel über β-Receptoren. Aktivierung von β-Receptoren bewirkt auch die Spaltung von Depotfett in Glycerin und Fettsäuren, die Lipolyse, sowie eine Steigerung des Grundumsatzes. In jüngster Zeit wurden auch die Receptoren für die Wirkungen von Sympathomimetika am Ggl. cerv. sup. klassifiziert: Danach wird die Erregungsübertragung in den Grenzstrangganglien durch Aktivierung von α-Receptoren gehemmt und von β-Receptoren gefördert (DE GROAT u. VOLLE, 1966).

Im Herzen gibt es verschiedene Angriffspunkte für β-mimetische Amine (Tab. 2). Die Herzfrequenz wird durch Steilerwerden des Präpotentiales des Schrittmachers im Sinusknoten gesteigert, im AV-Knoten wird die Überleitung durch Verkürzung der Refraktärperiode beschleunigt, in der Vorhofs- und Kammermuskulatur wird die Kontraktionskraft gesteigert.

Tabelle 2. *Über Aktivierung von α- bzw. β-Receptoren ausgelöste Wirkungen sympathomimetischer Amine*

Erfolgsorgan	Receptortyp	Reaktion
Herz		
Sinusknoten	β	Herzfrequenz gesteigert
AV-Knoten	β	Überleitung beschleunigt
Vorhofsmuskulatur	β	Kontraktionskraft gesteigert
Kammermuskulatur	β	Kontraktionskraft gesteigert
Gefäßmuskulatur		
a) Skelettmuskel		
Widerstandsgefäße	α	Konstriktion
	β	Dilatation
Kapazitätsgefäße	α	Konstriktion
b) Haut	α	Konstriktion
c) Schleimhaut	α	Konstriktion
d) Mesenterium	α	Konstriktion

Im Skelettmuskel sind im Bereich der Widerstandsgefäße sowohl α- als auch β-Receptoren vorhanden. Wie schon erwähnt, vermitteln sie eine Konstriktion bzw. eine Dilatation. Die Kapazitätsgefäße enthalten praktisch nur α-Receptoren, deren Erregung zur Kontraktion führt. In vielen anderen Gefäßgebieten wie Haut, Schleimhaut und Mesenterialarterien sind nur α-Receptoren nachzuweisen.

Es wurde bereits erwähnt, daß die körpereigenen Amine Noradrenalin und Adrenalin beide Receptorenarten stimulieren können. Bei der Differenzierung der adrenergen Receptoren, deren Ergebnis in den ersten beiden Tabellen dargestellt ist, haben zwei Amine als pharmakologische Hilfsmittel eine große Rolle gespielt, das Phenylephrin (Adrianol) und das Isoproterenol (Aludrin). Jedes dieser Amine stimuliert selektiv nur *eine* Receptorenart, Phenylephrin nur α-Receptoren und Isoproterenol nur β-Receptoren (Abb. 1). Adrenalin, das Hormon des Nebennierenmarks, stimuliert beide Receptorenarten, wenn auch jede nicht so stark wie die selektiv wirkenden Amine Phenylephrin und Isoproterenol, was in Abb. 1 durch die weniger dicken Pfeile angedeutet sein soll.

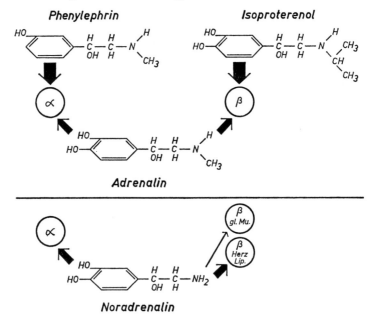

Abb. 1. Schematische Darstellung der Wirkungsstärke sympathomimetischer Amine auf α- und β-Receptoren. Die Dicke der Pfeile gibt die relative Wirkungsstärke an. Nähere Erklärung s. Text

Noradrenalin, der Überträgerstoff der sympathischen Nervenendigungen, stimuliert α-Receptoren etwa so stark wie Adrenalin, auch die β-Receptoren im Herzen und im Fettgewebe, aber die β-Receptoren in bestimmten glatten Muskeln sehr viel weniger als Adrenalin (dünner Pfeil in Abb. 1).

Ich komme nun zur Frage: Was bewirken die Receptorenblocker, welche gibt es? Die in die Therapie eingeführten Hemmstoffe haben, ähnlich wie die Agonisten, eine gewisse Affinität zu den Receptoren, aber keine oder eine zu vernachlässigende „intrinsic activity", d. h. sie verbinden sich mit dem Receptor und verhindern damit eine gleichzeitige Reaktion eines Agonisten, aber sie aktivieren den Receptor nicht. Daher kommt keine physiologische Reaktion zustande. Die Hemmstoffe schieben sich sozusagen zwischen Agonist und Receptor. In Tab. 3 sind die derzeit gebräuchlichen α- und β-Receptorenblocker zusammengestellt.

Tabelle 3. *Hemmstoffe adrenerger Receptoren*

Freiname bzw. Codebezeichnung	Handelspräparat, e. Wz.
α-Receptoren-Blocker	
Phentolamin	Regitin
Phenoxybenzamin	Dibenzylin
Dihydroergocornin, -kristin, -kryptin	Hydergin
Azapetin	Ilidar
β-Receptoren-Blocker	
Propranolol	Dociton, Inderal
I.C.I. 50172, Practolol	Eraldin
Ciba 39089 Ca	Trasicor
Alprenolol	Aptin

Die Receptorenblocker wirken im pharmakologischen Sinne kompetitiv, d. h. die Dosis-Wirkungskurve des Agonisten wird bei Anwesenheit des Antagonisten parallel nach rechts verschoben und zwar umso mehr, je höher die Konzentration des Antagonisten oder Hemmstoffes ansteigt.

Nun zu den Wirkungen von Receptorenhemmstoffen auf einzelne klinisch wichtige Organsysteme. Abb. 2 zeigt die schematisierte Reaktion des mittleren arteriellen Blutdrucks eines narkotisierten Versuchstieres auf

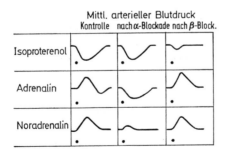

Abb. 2. Schematisierte Reaktion des mittleren arteriellen Blutdrucks von narkotisierten Versuchstieren (Katze, Hund) auf intravenöse Injektion (●) von Katecholaminen. Hemmung der adrenergen α-Receptoren mit Dibenamin bzw. der β-Receptoren mit Dichlorisoproterenol (aus Muscholl u. Rahn, 1968a)

die intravenöse Injektion von Katecholaminen. Die Änderungen des Blutdrucks sind in dieser Versuchsanordnung hauptsächlich durch Änderungen
des peripheren Gefäßwiderstandes bedingt. Nach Blockade der α-Receptoren können die durch Aktivierung der β-Receptoren hervorgerufenen
Effekte isoliert nachgewiesen werden, z. B. die Vasodilatation nach Adrenalin („Adrenalinumkehr"). Hemmung der β-Receptoren beseitigt die
depressorische Nachschwankung der Adrenalinwirkung bzw. den Blutdruckabfall nach Isoproterenol.

Therapeutisch werden α-Blocker hauptsächlich zur Vasodilatation benutzt, wenn ein Gefäßspasmus auf der Grundlage verstärkter sympathischer
nervöser Aktivität, etwa in der Zentralisationsphase des Schocks besteht.
Außerdem sind α-Blocker indiziert zur Beherrschung von Hypertonie-
krisen beim Phäochromozytom, die durch vermehrt zirkulierendes Adrenalin und Noradrenalin bedingt sind. Hierbei werden die Amine aus dem
Tumor in großen Mengen abgegeben. Zur Therapie der essentiellen Hypertonie sind α-Receptorenhemmstoffe ungeeignet, da sie starke orthostatische
Beschwerden verursachen, schnell zur Toleranzentwicklung führen und,

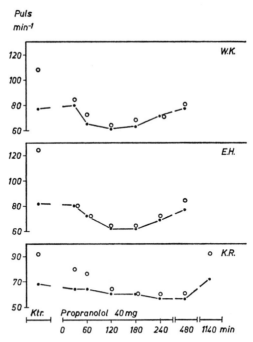

Abb. 3. Einfluß von Propranolol auf die positiv chronotrope Wirkung von
Isoproterenol. Ordinate: Herzfrequenz pro min. Abszisse: Zeit in min. Herz-
frequenz vor ● und nach ○ Inhalation von 0,3–0,4 mg Isoproterenol (aus
MUSCHOLL u. RAHN, 1968b)

durch die Verminderung des peripheren Widerstandes bedingt, leicht eine reflektorische Tachykardie herbeiführen. Durch Vermehrung des Herzzeitvolumens wird dann evtl. die Blutdrucksenkung wieder ausgeglichen. Die beim Phäochromozytom auftretende Tachykardie und Rhythmusstörungen werden durch α-Blocker nicht beeinflußt (wenn sie nicht durch die mechanische Belastung des Herzens infolge der Hypertonie ausgelöst worden sind), da die entsprechenden Receptoren im Herzen dem β-Typ angehören. Die Abb. 3 zeigt den Einfluß von Propranolol, 40 mg per os, auf die positiv chronotrope Wirkung einer Inhalation von Isoproterenol an 3 Versuchspersonen. Nach Propranolol ist die positiv chronotrope Wirkung von Aludrin für 120–240 min fast völlig aufgehoben.

Die Herabsetzung der Ruheherzfrequenz durch Propranolol ist eine *typische* Nebenwirkung. Sie ist nicht dadurch bedingt, daß das Herz unter diesen Bedingungen einen starken adrenergen Antrieb hat und dieser durch die β-Blockade nun wegfällt, sondern dadurch, daß Propranolol wie auch andere β-Blocker eine chinidinartige Eigenwirkung entfaltet, die mit dem β-blockierenden Effekt nicht ursächlich verknüpft ist.

Die Zunahme von Herzfrequenz und Herzzeitvolumen durch körperliche Belastung wird bei Normalpersonen durch Propranolol gehemmt, da hierbei auch eine adrenerge Stimulation beteiligt ist und ihre Blockade sich funktionell auswirken kann. Bei Patienten mit Herzinsuffizienz, die schon unter Ruhebedingungen einen vermehrten sympathischen Antrieb des Herzens haben, wird nach β-Blockade die Frequenz und Kontraktionskraft vermindert, was zur Vergrößerung der Insuffizienz führt. Aus diesem Grund sind β-Blocker kontraindiziert, wenn eine Herzinsuffizienz besteht oder sich bei geringer bis mittlerer Belastung des Herzens einstellt.

Beim Phäochromozytom können Tachykardie und Rhythmusstörungen, soweit sie durch vermehrt zirkulierendes Adrenalin bedingt sind, mit β-Blockern behandelt werden. Die zusätzliche Verabreichung von β-Blockern zu der bereits seit längerer Zeit üblichen Therapie mit α-Blockern hat die Operationsmortalität bei diesem Tumor weiter eingeschränkt (CRAGO et al., 1967; ROSS et al., 1967).

Ein wichtiges Anwendungsgebiet für Hemmstoffe der β-Receptoren ist heute die Angina pectoris. Die Anfallshäufigkeit und der Verbrauch von Glycerintrinitrat zur Kupierung von Anfällen wird durch Propranolol vermindert.

Bei Anwendung von β-Blockern ergeben sich aber gelegentlich unerwünschte Wirkungen auf die Ventilationsgröße. Bei normalen Personen macht die Hemmung der Bronchialerweiterung durch den Sympathicus und die Vermehrung des Atemwegwiderstandes funktionell kaum etwas aus. Aber bei Patienten mit Bronchialasthma kann es zu Verminderung der Ventilation und Atemnot kommen. Die Abbildung 4 ist einer Untersuchung von RICHARDSON u. STERLING (1969) entnommen. Die spezifische Atemwegkonduktanz ändert sich nach Placebo bei beiden Versuchsgruppen nicht (linker Teil der Abbildung), aber sie nimmt nach Propranolol bei den Patienten mit Bronchialasthma um 35% ab (rechter Teil der Abbildung). Die Abnahme der spezifischen Atemwegkonduktanz beruhte in dieser Untersuchung auf einer entsprechenden Zunahme des Atemwegwiderstandes.

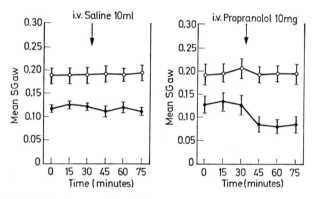

Abb. 4. Spezifische Atemwegkonduktanz (SGaw) von 10 gesunden Personen (o—o) und 5 Patienten mit Bronchialasthma (●—●) vor und nach intravenös verabreichter physiologischer NaCl-Lösung (linker Teil der Abb.) bzw. 10 mg Propranolol (rechts). Mittelwerte ± mittl. Fehler des Mittelwertes. Zeit in min. Die Abbildung ist der Arbeit Richardson u. Sterling (1969) entnommen

Bei genauerem Studium zeigt sich, daß sich die β-Receptoren für die excitatorischen Wirkungen wie Herzstimulation und Lipolyse etwas anders verhalten als die β-Receptoren für bestimmte inhibitorische Wirkungen wie Vaso- und Bronchodilatation. Dies gilt zum einen für die Aktivierbarkeit und zum anderen für die Hemmbarkeit der β-Receptoren. Zum Beispiel bewirkt Noradrenalin eine relativ starke Herzstimulation und Freisetzung unveresterter Fettsäuren, jedoch eine geringere Bronchialerweiterung bzw. Erschlaffung der Gefäßmuskulatur. In Abb. 1 ist die unterschiedlich starke Wirkung von Noradrenalin durch die verschieden dicken Pfeile zu den betreffenden β-Receptorenpopulationen gekennzeichnet. Adrenalin oder Isoproterenol erschlaffen die glatte Muskulatur im Verhältnis zu der von ihnen erzielten Herzstimulation wesentlich stärker als Noradrenalin. Mit anderen Worten ausgedrückt: Adrenalin und Isoproterenol stimulieren β-Receptoren in allen Organen, Noradrenalin stimuliert β-Receptoren bevorzugt in bestimmten Organen. Lands et al. (1967) haben vorgeschlagen, die β-Receptoren in Herz- und Fettgewebe als β_1- und die in Bronchial- und Gefäßmuskulatur als β_2-Receptoren zu bezeichnen. Ich würde Ihnen hier darüber nicht berichten, wenn die Suche der Pharmakologen nach spezifischen Stimulantien der β_2-Receptoren nicht bereits erfolgreich gewesen wäre. Vor 8 Jahren wurde eine solche Substanz, das Orciprenalin, unter dem Namen Alupent in die Therapie eingeführt (ENGELHARDT et al., 1961). Orciprenalin bewirkt, bezogen auf eine gleiche Bronchialerweiterung, eine geringere Tachykardie als Isoproterenol. Vor kurzem wurde eine andere Substanz (2-tert.-Butylamino-1-(4-hydroxy-3-hydroxymethyl)-phenyläthanol) unter dem Namen Salbutamol in die klinische Erprobung gegeben. Salbutamol ist ein bronchialerweiterndes Mittel, das keine gleichzeitige *direkte* Herzstimulation zur Folge hat, also Vorteile gegenüber den bisher verwendeten Bronchodilatantien aus der Reihe der Sympathomimetika besitzt (CULLUM et al., 1969; CHOO-KANG et al., 1969).

Schließlich wurden β-Receptoren*blocker* aufgefunden, die recht selektiv wirken und entweder β_1- oder β_2-Receptoren hemmen. ICI 50 172 oder Eraldin ist ein selektiver Hemmstoff der β_1-Receptoren (DUNLOP and SHANKS, 1968; GIBSON and SOWTON, 1968), also der im Herzen befindlichen Receptoren. Eraldin kann bei Angina pectoris auch dann angewandt werden, wenn gleichzeitig obstruktive Lungenerkrankungen bestehen (ARESKOG and ADOLFSSON, 1969), bei denen die Anwendung etwa von Propranolol nicht unbedenklich wäre. Es ist zu hoffen, daß diese neue Entwicklung für die Therapie einen Fortschritt bedeutet.

Zusammenfassung

Die Unterteilung der adrenergen Receptoren in die zwei Hauptgruppen, α- und β-Receptoren, und das Vorkommen dieser Receptoren in einzelnen Organen wird besprochen. Das Vorhandensein der Receptoren kann nur dadurch erkannt werden, daß ihre Erregung (z. B. durch typische Pharmaka) eine spezifische Reaktion des betreffenden Organs auslöst, die nach Receptorenblockade ausbleibt. Es werden Beispiele angeführt, nach denen die Erregung der α- und β-Receptoren je nach Organ entweder synergistische oder einander antagonisierende oder qualitativ verschiedenartige Reaktionen bewirkt.

Die klinisch wichtigsten Wirkungen, Nebenwirkungen und therapeutischen Indikationen der adrenergen Receptorenhemmstoffe werden besprochen.

Summary

The classification of adrenergic receptors into the two major categories, α- and β-receptors, and the occurrence of adrenoceptors in various organs is summarized. The presence of a receptor population can be recognized only by stimulation of receptors (for example, with the aid of certain drugs) leading to a typical response of the organ which is absent after receptor blockade. Depending on the organ under study, simultaneous stimulation of α- and β-receptors may result in synergistic, or each other opposing, or qualitatively differing, responses.

The most important clinical actions, side effects, and therapeutic uses of adrenergic receptor blocking drugs are summarized.

Literatur

Zusammenfassende Darstellungen (berücksichtigen die Literatur bis 1967)

EPSTEIN, S. E., BRAUNWALD, E.: Beta-adrenergic receptor blocking drugs. Mechanisms of action and clinical applications. New Engl. J. Med. **275**, 1106–1112; 1175–1187 (1966).

FREY, H.-H., NIELSEN, C. K.: Spezifische und unspezifische Wirkungen von β-Adrenolytica. Der Anaesthesist **16**, 132–136 (1967).

GERSMEYER, E. F., SPITZBARTH, H.: Beta-Rezeptorenblockade in klinischer Pharmakologie und Therapie. Med. Welt **18**, 764—780 (1967).

LEVY, B., AHLQUIST, R. P.: Adrenergic drugs. In: DRILLS Pharmacology in Medicine. Herausg.: DI PALMA, J. R. 463–501. McGraw-Hill Book Co., New York 1965.

LYDTIN, H.: Die medikamentöse Blockade der adrenergen β-Rezeptoren. Grundlagen und Indikationen. Dtsch. med. Wschr. **92**, 401–405 (1967).

MAXWELL, R. A.: Adrenergic blocking drugs and adrenergic neuron blocking drugs. In: DRILLS Pharmacology in Medicine. Ed. DI PALMA, J. R. 3rd ed. pp. 502–523. Mc Graw-Hill Book Comp. New York 1965.

MUSCHOLL, E., RAHN, K. H.: Adrenerge α- und β-Receptoren und ihre spezifischen Hemmstoffe. Klin. Wschr. **46**, 113–119 (1968a).

Originalarbeiten

ARESKOG, N.-H., ADOLFSSON, L.: Effects of a cardio-selective beta-adrenergic blocker (ICI 50172) at exercise in angina pectoris. Brit. med. J. **2**, 601–603 (1969).

CHOO-KANG, Y. F. J., SIMPSON, W. T., GRANT, I. W. B.: Controlled comparison of the bronchodilator effects of three β-adrenergic stimulant drugs administered by inhalation to patients with asthma. Brit. med. J. **2**, 287–289 (1969).

CRAGO, R. M., ECKHOLDT, J. W., WISWELL, J. G.: Pheochromocytoma. Treatment with α- and β-adrenergic blocking drugs. J. Amer. med. Ass. **207**, 870–874 (1967).

CULLUM, V. A., FARMER, J. B., JACK, D., LEVY, G. P.: Salbutamol: A new, selective β-adrenoceptive receptor stimulant. Brit. J. Pharmacol. **35**, 141–151 (1969).

DALE, H. H.: On some physiological actions of ergot. J. Physiol. **34**, 163–206 (1906).

DE GROAT, W. C., VOLLE, R. L.: Interactions between the catecholamines and ganglion stimulating agents in sympathetic ganglia. J. Pharmacol. exp. Ther. **154**, 200–215 (1966).

DUNLOP, D., SHANKS, R. G.: Selective blockade of adrenoceptive beta receptors in the heart. Brit. J. Pharmacol. **32**, 201–218 (1968).

ENGELHARDT, A., HOEFKE, W., WICK, H.: Zur Pharmakologie des Sympathomimeticums 1-(3,5-Dihydroxyphenyl)-1-hydroxy-2-isopropylaminoäthan. Arzneimittel-Forsch. **11**, 521–525 (1961).

GIBSON, D., SOWTON, E.: Effects of ICI 50172 in man during erect exercise. Brit. med. J. 1, 213–215 (1968).

LANDS, A. M., ARNOLD, A., McAULIFF, J. P., LUDUENA, F. P., BROWN, T. G., Jr.: Differentiation of receptor systems activated by sympathomimetic amines. Nature 214, 595–598 (1967).

MUSCHOLL, E., RAHN, K. H.: Über den Nachweis und die Bedeutung von α-Methylnoradrenalin im Harn von Hypertonikern bei Verabreichung von α-Methyldopa. Pharmacol. Clin. 1, 19–29 (1968b).

RICHARDSON, P. S., STERLING, G. M.: Effects of β-adrenergic receptor blockade on airway conductance and lung volume in normal and asthmatic subjects. Brit. med. J. 3, 143–145 (1969).

ROSS, E. J., PRICHARD, B. N. C., KAUFMANN, L., ROBERTSON, A. I. G., HARRIS, B. J.: Preoperative and operative management of patients with pheochromocytoma. Brit. med. J. 1, 191–198 (1967).

Operation schwerster Hyperthyreosen unter Verwendung von „Beta-Receptoren-blockierenden Pharmaka"

Von **K. Keminger**

I. Chirurgische Universitätsklinik in Wien
(Vorstand: Prof. Dr. P. Fuchsig)

Operationen bei Hyperthyreosen sind bekanntlich mit der Hypothek der thyreotoxischen Krise belastet. Die Letalität kann bis zu 75% betragen. Über die Pathophysiologie der thyreotoxischen Krise existiert ein umfangreiches Schrifttum. Die Zusammenhänge sind sehr komplex und vielfach noch unbekannt. Die Kürze der Zeit erlaubt nicht darauf einzugehen.

Unbestritten ist heute, daß die *medikamentöse Vorbereitung* entscheidend den Operationserfolg beeinflußt. Versuche im Operativ-technischen, die Krise oder ihren Ablauf beeinflussen zu wollen, gehören der Vergangenheit an und haben heute nur mehr historisches Interesse. Ich erinnere nur an die Ligatur der Schilddrüsenarterien oder die mehrzeitige Verkleinerung der Drüse. Auch das Spülen der Wunde mit Kochsalz zur Beseitigung des „giftigen Kropfsaftes" gehört in diese Ära. Da thyreotoxische Krisen auch nach schilddrüsenfernen Eingriffen (Bansi, Keminger u. Piribauer), wie z. B.: Cholecystektomien, Appendektomien, auftreten, ist erwiesen, daß die Operation an der Schilddrüse nicht der wesentliche Faktor ist.

Den entscheidenden Rückgang der Krisenhäufigkeit brachte bekanntlich die Operationsvorbereitung mit Jod durch Plummer 1922. Jedoch Kocher hat schon 1905 darauf hingewiesen, daß durch Jod auch eine krisenhafte Verschlechterung auftreten kann, eine Situation, die später als *Jod-Basedow* allgemein bekannt wurde. Diese gegensinnige Wirkung des Jod hat Bansi zum Vergleich mit dem *Janus-Gesicht* inspiriert. Hält man an der hellenistischen Mythologie fest, so scheint mir ein Vergleich mit einer vielköpfigen Hydra zutreffender, da Jod eine Struma verhindern aber auch induzieren, eine Hyperthyreose operationsreif oder in einen Jod-Basedow treiben und schließlich bei hoher intravenöser Dosierung eine thyreotoxische Krise schlagartig abfangen kann.

Während man über den Jodstoffwechsel und die Blockierung der Hormonsynthese durch ein Überangebot an Jod sehr genau unterrichtet ist, bestehen über den Angriffspunkt des Jods in der Krise nur hypothetische

Ansichten. Man hat an einen Oxydationsvorgang gedacht, wodurch das stärker stoffwechselaktive Trijodthyronin in das schwächere Thyroxin übergeführt wird. Das hätte zur Voraussetzung, daß der Krise eine Vermehrung von Trijodthyronin zugrundeliegt. Eine Ansicht, die bis jetzt nicht bewiesen werden konnte. Darüber hinaus ist eine derartig schlagartige Wirkung nicht durch einen Oxydationsprozeß zu erklären. Vieles spricht eher für eine Receptorwirkung des Jods. In dieser Annahme werden wir bestärkt durch Versuche, die wir an hyperthyreoten Kaninchen ausführen konnten. Wir hatten die bekannten Katecholaminwirkungen an Alpha- und Beta-Receptoren der Cardia unter hohen Joddosen geprüft. Hierbei war auffallend, daß unter Jod eine Veränderung in den Katecholaminwirkungen auftrat. Darüberhinaus konnten wir nachweisen, daß eine Senkung der Herzfrequenz hyperthyreoter Tiere durch einen Beta-Receptorenblocker unter Jod stärker und anhaltender zu erreichen ist (Abb. 1).

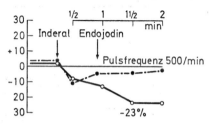

Abb. 1. Pulsfrequenz von Kaninchen in % zum Ausgangswert ohne (× — · — · ×)
und mit (· — ·) Endojodin

Auf die Therapie mit antithyreoidalen Pharmaka, die ich zur Operationsvorbereitung als die Methode der Wahl halte, sowie die Möglichkeit der Hibernation kann hier nicht näher eingegangen werden. Trotz ausreichender Therapie und Operationsvorbereitung gibt es schließlich immer wieder Hyperthyreosen, die nicht operationsreif zu bekommen sind. Es wäre ein Irrtum, wenn man hier durch die Vorverlegung des Operationszeitpunktes die thyreotoxische Krise verhindern wollte. Für die Erkennung der Operationsreife ist für die Praxis die Pulsfrequenz nach wie vor wesentlich.

Seit den Arbeiten von AHLQUIST spricht vieles dafür, daß die thyroxinbedingte Sympathikusaktivität über Beta-Receptoren das Herz stimuliert. Mit Bekanntwerden der Beta-Receptorenblocker haben wir (DINSTL, KEMINGER u. DEPISCH) erstmals 1965 im Experiment Propranolol an hyperthyreoten Kaninchen geprüft. Die Ergebnisse waren so ermutigend, daß wir die Substanz zur Behandlung postoperativer Tachykardien bei thyreostatisch vorbereiteten Hyperthyreosen verwendeten. Schließlich sind wir seit 1967 (HÖFER, KEMINGER u. Mitarb.) dazu übergegangen, schwerste Hyperthyreosen ausschließlich mit Beta-Receptorenblockern zur Operation

vorzubereiten. Die Patienten erhielten 5–6 Tage vor der Operation 3 × 20
bis 3 × 50 mg Inderal per os. Die Dosierung richtete sich nach der Pulsfrequenz. Während der Operation wurde nur bei einem Pulsanstieg von
über 100/min Inderal 2–2½ mg intravenös gegeben. Diese Dosis wurde
im Bedarfsfall wiederholt. Postoperativ wurde möglichst auf die perorale
Dosierung zurückgegangen. Wir operieren grundsätzlich in Intubations-
narkose in halbsitzender Position bei überstrecktem Kopf. Bei der Narkoseeinleitung kann es zu einem nicht unbeträchtlichen Blutdruckabfall, vermutlich durch die Kombination der Wirkung von Inderal mit dem blutdruck-
senkenden Effekt von Halothan und Barbiturat kommen. Durch ausreichende Flüssigkeitszufuhr konnte jedoch der Blutdruckabfall immer normalisiert werden.

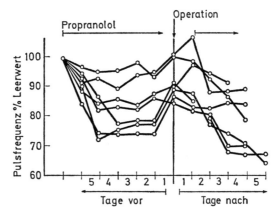

Abb. 2. Pulsfrequenz von 7 Hyperthyreosen bei Propranolol (Mittelwert aller
Frequenzmessungen vor Beginn der Therapie als Ausgangswert 100 % gesetzt)

Die *Operation* hat technisch gegenüber den mit Thyreostatica vorbehandelten Strumen wesentliche Vorteile. Das Gewebe ist nicht so brüchig
und vascularisiert. Die Blutung ist geringer, der Eingriff dadurch über-
sichtlicher, einfacher und kann in kürzerer Zeit durchgeführt werden. Die
Serom- und Hämatomhäufigkeit ist geringer und der nicht unbeträchtliche
strumigene Effekt, der der antithyreoidalen Therapie anhaftet, fällt weg.
Klinisch ist am eindruckvollsten die rasche Pulsfrequenzsenkung
(Abb. 2). Es darf aber nicht übersehen werden, daß die Verwendung von
Beta-Receptoren blockierenden Pharmaka eine rein symptomatische Therapie ist und die Hyperthyreose, wie PBI-Verlaufskontrollen zeigten, unbeeinflußt weiterbestehen bleibt oder sogar zunimmt (Abb. 3). Abgeschirmt
wird nur das Herz. Der thyreotoxische Einfluß auf den Organismus hält
unvermindert an. *Ein Gefahrenmoment, das nicht übersehen werden darf!* Es
ist zu bedenken, daß als Folge der Abnahme der Frequenz auch das Herz-

zeitvolumen vermindert wird, wodurch die Durchblutung lebenswichtiger
Organe gefährdet ist. Dies ist um so bedrohlicher, je ausgeprägter die
Hyperthyreose ist, da der hyperthyreote Organismus sehr empfindlich auf
Sauerstoffmangel reagiert (SMITH et al., KEMINGER, DURAN).

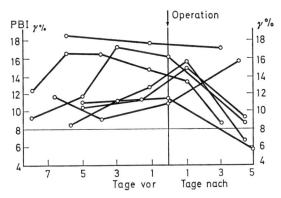

Abb. 3. PBI = Verlaufskontrolle bei 7 Hyperthyreosen unter Propranolol vor
und nach der Operation

Zusammenfassend darf festgestellt werden:

Anorganisches Jod sollte heute, wegen der bekannten Gefahrenmomente,
zur Operationsvorbereitung nur nach einer antithyreoidalen Therapie gegeben werden. Bei einer thyreotoxischen Krise jedoch können hohe intravenöse Joddosen lebensrettend sein. Hier würde ich dem Jod vor dem
Beta-Receptorenblocker den Vorzug geben. In Fällen aber, bei denen trotz
Ausschöpfung aller therapeutischen Maßnahmen kein befriedigender Erfolg erzielt wird, oder bei Hyperthyreosen, die in Kürze operiert werden
sollen, sind mit Hilfe von Propranolol in einer Zeit, wie es bisher mit
keinem anderen Medikament möglich war, auch schwerste Hyperthyreosen
operationsreif zu bekommen.

Da es sich aber um keine *kurative Therapie* handelt und die Hyperthyreose
unbeeinflußt weiterbestehen bleibt, sollte Propranolol als ausschließliche
therapeutische Maßnahme nur wenige Tage unter strenger stationärer
Kontrolle angewandt werden.

Zusammenfassung

Nach einem kurzen Überblick über Frequenz und Letalität der thyreotoxischen Krise in den letzten Jahren, wird auf die bisher gebräuchliche
medikamentöse Operationsvorbereitung von hyperthyreoten Strumen eingegangen. Neben den bisher bewährten Maßnahmen wie: Jod, antithyreoidale Substanzen und psychotrope Pharmaka wird auf eine neue Therapie

mit Beta-Receptoren blockierenden Pharmaka hingewiesen. Vor- und Nachteile werden aufgezeigt, eigene Untersuchungen über die Auswirkung von Propranolol auf einige Parameter werden mitgeteilt. Es konnte mit Propranolol in einem bisher nicht bekannten Ausmaß die ungünstige Wirkung der Hyperthyreose auf den Herzmuskel gehemmt werden. Selbst schwerste Hyperthyreosen waren in kürzester Zeit operationsreif, und die Gefahren der postoperativen Phase konnten vermieden werden.

Summary

After a short report about frequency and letality of patients with thyreotoxic crisis the most useful preoperative treatment of toxic goitres was described. There were given jodine, antithyroid and psychotropic drugs. Now a new method is introduced using β-adrenergic blocking agents (Propranolol). Advantages and disadvantages were reported based on own experiences. With Propranolol for example the negative influence of hyperthyroidism on the myocardium has been inhibited. It needs only a short time of preoperative treatment in patients with severe hyperthyroidism and no postoperative thyroid reactions were found after using Propranolol.

Literatur

Bansi, H. W.: Krankheiten der Schilddrüse im Handbuch der Inneren Medizin Bd. 7/1, Berlin-Göttingen-Heidelberg: Springer 1955.
Dinstl, K., Keminger, K., Depisch, D.: Langenbecks Arch. klin. Chir. 316, 594 (1966).
Duran, M.: Biochem. Z. 106, 254 (1920).
Höfer, R., Keminger, K., Kraupp, O., Seidl, H., Steinbereithner, K.: Wien. med. Wschr. 119, 89 (1969).
Keminger, K.: Klin. Med. 21, 1 (1966).
— Piribauer, J.: Langenbecks Arch. klin. Chir. 290, 14 (1958).
Kocher: zit. n. Oberdisse, K., Klein, E. in: Die Krankheiten der Schilddrüse. Stuttgart: Georg Thieme 1967.
Smith, A. U., Emmens, C. W., Parkes, A. S.: J. Endocr., Oxford 5, 186 (1946).

Unsere Anaesthesiegepflogenheiten
bei der Resektion hyperthyreoter Strumen

Von **K. Kerényi** und **L. Mészáros**

Chirurgische Abteilung (Dr. T. VEREBÉLY) des Landesforschungsinstituts für Rheuma und Physiotherapie (Direktor: Prof. Dr. K. FARKAS) Budapest, Ungarn

Das Anaesthesisten-Team unseres Institutes hält sich, zwecks Vermeidung einer postoperativen hyperthyreoten Krise und cardialer Komplikationen, an streng festgesetzte Prinzipien und anaesthesiologische Praxen.

Die Indikation einer Strumektomie bedeutet noch nicht die sofortige Vornahme des Eingriffes. Wir betrachten es als Grundregel – und bestehen auch darauf –, daß die Operation nur im Falle eines dauerhaft euthyreoten Zustandes und bei einem guten Allgemeinbefinden des Patienten nach entsprechender Vorbereitung ausgeführt werde. Der Anaesthesist ist verpflichtet, sich mit Hilfe gewisser Parameter über den euthyreoten Zustand bzw. über den Erfolg der Behandlung vor der Operation zu überzeugen. Da die Patienten meistens schon eine antithyreoide Behandlung durchgemacht haben und daher die auf Jodbestimmung beruhenden, mittels Isotopen durchgeführten Untersuchungen nicht beurteilbar sind, werden folgende Parameter berücksichtigt:

1. Normale Pulsfrequenz. Die Pulsfrequenz hat andauernd unter 90/min zu sein.

2. Aufhören des Gewichtsverlustes bzw. eine Gewichtszunahme.

3. Grundstoffwechsel unter 20% mit Diaferometer bestimmt.

4. Steigende Serum-Cholesterin- und Serum-Kalium-Werte.

5. Ruhiges psychisches Verhalten, normale Reaktion des vegetativen Nervensystems.

Aufgrund unserer 15jährigen Erfahrung sind wir der Meinung, daß es kaum einen hyperthyreoten Zustand gibt, der mit Hilfe einer anhaltenden kombinierten präoperativen Behandlung nicht in einen euthyreoten Zustand zu bringen wäre.

Für die ein paar Tage dauernde, unmittelbare präoperative Medikation verwenden wir als Abschluß der Antithyreoidbehandlung Jod; um die endogenen und exogenen Reizwirkungen zu reduzieren, blockieren wir das nicht-spezifische Hirnstammaktivierungssystem mit Tranquillizern; die bei Hyperthyreose im allgemeinen erschöpfte Nebennierenrindenfunktion unterstützen wir mit Glukokortikoiden. Als cardiale Prämedikation verabreichen wir Strophanthin; der Anabolismus wird mittels Vitaminen, Durabolin, und Leberextrakt gefördert. Um die psychische Ruhe des Patienten zu sichern und die Konsequenzen einer präoperativen Angst zu vermeiden, trachten wir sein Vertrauen zu gewinnen. Es wird dem Patienten der Zeitpunkt der Operation nicht mitgeteilt.

In der Prämedikation verwenden wir kein Beta-Receptoren blockierendes Mittel, da es nur die Pulsfrequenz herabsetzt, ohne die Schilddrüsenfunktion zu beeinflussen, und somit der wichtigste Parameter des euthyreoten Zustandes falsch beurteilt wird.

Bei der Wahl des Narkoticums und der Einleitung der Narkose ist es unser Bestreben, den Patienten ohne Gefahr einer Atemdepression noch im Krankenzimmer einzuschläfern, und wir verabreichen Medikamente, die auf die subkortikalen Regionen einwirken und mit einem Gegenmittel inaktiviert werden können. Unter Berücksichtigung dieser Voraussetzung haben wir folgendes Verfahren ausgearbeitet:

1. Die als Prämedikation verwendete Behandlung wird auch am Tage vor der Operation aufrechterhalten.

2. Eine halbe Stunde vor der Operation verabreichen wir intramuskulär 0,1 mg/kg Körpergewicht DHBP (das entspricht im allgemeinen 3 ml) und 0,5 mg Atropin. Das DHBP potenziert den Effekt des bei der Narkose verwendeten Viadrils.

3. Im Krankensaal werden 6–7 mg/kg Körpergewicht Viadril-G intravenös verabreicht (im allgemeinen sind es 500 mg). Diese Basisnarkose, bei der es weder zu einer Atemdepression noch zu einer cardiovaskulären Veränderung kommt, eignet sich zum Transport des Patienten im bewußtlosen Zustand.

4. Im Operationssaal wird die Narkose durch wiederholtes Verabreichen der erwähnten Viadril-Dosis und nach der Intubation mittels Sauerstoff-Lachgas-Inhalation im Verhältnis von 1:2 gesichert. Da ein potenzierender Synergismus zwischen dem DHBP, dem den mesenzephalen Stoffwechsel beeinflussenden Hydroxydion und dem Lachgas besteht, kann die Narkose 1–1$^1/_2$ Std aufrechterhalten bleiben. Zwecks der Potenzierung der Narkose können in der Initialphase noch 2,5–5 mg DHBP, bei Verzögerung der Operation für die Aufrechterhaltung der Narkose eine weitere Dosis Viadril verabreicht werden.

5. Wir halten das intraoperative und postoperative Verabreichen von Strophanthin, Euphyllin-Präparaten, Jod, Kortikosteroiden und Reserpin, intravenös oder intramuskulär, dem Krankheitsverlauf entsprechend für wichtig. So sehr wir den Gebrauch von Beta-Receptoren blockierenden

Mitteln in der Prämedikation verwerfen, halten wir diese, nebst strenger Kontrolle des kardiovaskulären Zustandes, für die Verminderung der intra- und postoperativen Tachykardie als unentbehrlich.

6. Sollte bei Abschluß der Operation eine zu tiefe Narkose bestehen, so kann sie mittels Centrophenoxin (Lucidril) aufgehoben werden.

Die bekanntgegebenen anaesthesiologischen Prinzipien und Praxen entwickelten wir in den vergangenen Jahren aufgrund der neuen Erfahrungen. Seit 15 Jahren erfolgte die Strumektomie nur an vorbereiteten, euthyreoten Patienten. Gegenüber den 23 postoperativen Krisen mit 9 Todesfällen zwischen 1952 und 1954 hatten wir in den letzten 3 Jahren überhaupt keine thyreotoxische Krise und waren in keinem Fall gezwungen, eine postoperative Hypothermie einzuleiten.

Obwohl wir eine postoperative mäßige Pulsfrequenz- und Temperaturerhöhung an sich, ohne andere Symptome, nicht als Krise betrachten, haben wir die Puls- und Temperaturkurven der strumektomierten und der aus anderen Ursachen operierten Patienten verglichen. Bei 16% der aus anderen Ursachen operierten Patienten haben wir eine Tachykardie über 100/min und bei 17% eine Temperatursteigerung über 38° C beobachtet. Nach den wegen Hyperthyreose erfolgten Strumektomien fanden wir diese Werte bei 28 und 30% in der Periode zwischen 1954 und 1958 und bei 15 bzw. 10% zwischen 1965 und 1969. Der Erfolg unserer 1965 eingeführten und seither, wie bekanntgegeben, verwendeten Narkosemethode kann am besten anhand dieser Veränderung beurteilt werden. Kurz zusammengefaßt, glauben wir behaupten zu dürfen, daß die postoperative Genesung der hyperthyreoten Kranken mit dieser Methode genau denselben Verlauf aufweist wie nach aus anderen Gründen unternommenen sterilen Operationen.

Zusammenfassung

Die Verfasser betrachten es als eine Grundregel, daß die Strumektomie bei Hyperthyreotikern nur im Falle eines dauerhaften euthyreoten Zustandes durchgeführt wird. Nach einer erfolgreichen Vorbereitung verwenden sie zur unmittelbaren präoperativen Medikation Jod, Tranquillizer und Glukokortikoide. Vor der Operation wird DHBP (0,1 mg/kg i.m.) verabreicht. Im Krankensaal wird eine Basisnarkose mit Viadril-G (7 mg/kg) durchgeführt, und im Operationssaal wird dann die Narkose durch wiederholte Verabreichung von Viadril-G-Dosen und mittels N_2O–O_2 gesichert. Da ein potenzierender Synergismus zwischen DHBP, Hydroxydion und N_2O besteht, kann die Narkose 1–$1^1/_2$ Std aufrechterhalten werden. In den letzten 3 Jahren beobachteten sie keine Krise, und die postoperative Heilung nahm denselben Verlauf wie bei anderen sterilen Operationen.

Summary

According to the authors the basic rule is to perform strumectomy on a hyperthyreotic person only in case of stable euthyreotic condition. After an effective preparation they employ for immediate preoperative medication iodine, tranquillizers and glucocorticoids. Before the operation, after a premedication with DHBP (0,1 mg/kg i.m.) they perform in the hospital-ward a basic narcosis with Viadril-G (7 mg/kg) and during surgery the narcosis will be assured with repeated Viadril-doses and N_2O–O_2. Because of the potential synergism of DHBP, Hydroxydion and N_2O, the narcosis can be maintained for 1–$1^1/_2$ hours. In the last 3 years there was no thyreotoxic crisis, and the postoperative convalescences have had the same course as of other steril operations.

Erfahrungen mit Beta-Blockern bei der Resektion hyperthyreoter bzw. toxischer Strumen

Von **V. Feurstein** und **H. Schroll**

Landeskrankenanstalten Salzburg, Abtlg. für Anaesthesiologie
(Vorstand: Univ.-Doz. Dr. V. Feurstein)

Der Anteil von Hyperthyreosen unter dem Krankengut unserer Struma-Patienten hat in den letzten Jahren zugenommen und liegt derzeit bei 25%. Postoperative toxische Komplikationen sind hingegen, dank der Ausschöpfung aller Möglichkeiten der Operationsvorbereitung, zur Seltenheit geworden. So haben wir an der 1. Chirurgischen Abteilung seit 5 Jahren bei 276 operierten Hyperthyreosen keine bedrohliche Krisensituation mehr gesehen.

In wenigen Fällen aber konnten wir trotz gewissenhafter Vorbereitung des Kranken intraoperative Kreislaufreaktionen beobachten, nämlich unerwartet einsetzende Sinustachykardien, die wohl eine primär thyreogene Ursache haben konnten, möglicherweise aber auch der Narkosetechnik zur Last zu legen waren. So glauben wir, daß manchmal die Führung der Anaesthesie auf den prädisponierten Kranken zu wenig Bedacht nimmt und durch vermeidbare Fehler „toxische Symptome" provozieren kann.

Wir meinen damit:

1. Daß die Narkose zu oberflächlich gehalten wird und auf diese Weise einen adrenergen Kreislaufantrieb begünstigt (Johnstone, 1966).

2. Daß eine unkontrollierte Ventilation unter Umständen zur respiratorischen Acidose führt, die nach Untersuchungen von Price u. Mitarb. (1958) eine direkte Katecholaminfreisetzung am Herzmuskel auslöst.

3. Daß schließlich eine, wenn auch nicht übermäßige Blutung die Streß-Situation aggravieren kann.

Die nachfolgenden Erfahrungen legen uns diese selbstkritische Analyse nahe, obwohl neuerdings die Auffassung abgelehnt wird, daß bei der Hyperthyreose die kardio-vaskulären Symptome über adrenerge Mechanismen zustande kommen (Dienstl, 1967).

In insgesamt 17 Fällen beobachteten wir intraoperativ einsetzende Pulsfrequenzanstiege, die innerhalb kurzer Zeit fast das Doppelte des präoperativen Ausgangswertes erreichten. Obwohl der Blutdruck dabei unverändert blieb, war die Tachykardie Anlaß genug, unverzüglich einzugreifen. In 7 Fällen ließ sich nun allein durch Vertiefung der Narkose mit Barbituraten sowie durch assistierte Beatmung – bei 2 Operierten wurde zusätzlich Blut übertragen – eine langsame, aber stetige Abnahme der Schlagfrequenz erzielen, wobei die Ausgangswerte während der Operationszeit allerdings nicht erreicht werden konnten. Die Kreislaufsituation jedoch schien völlig beherrscht zu sein.

Bei den übrigen 10 Tachykardiefällen wurde mit Hilfe von Beta-Blokkern versucht, den hämodynamisch insuffizienten Kreislauf rasch und vollkommen einzuregulieren. Wir stützten uns in dieser Hinsicht auf Untersuchungen von Turner (1965), Wilson (1965) sowie Howitt u. Rowlands (1966), die zeigen konnten, daß bei Hyperthyreosen durch eine Beta-Adrenolyse die Herzfrequenz sowohl im Ruhezustand als auch bei physischer Belastung verlangsamt werden kann. 6 Patienten erhielten Propranolol, 4 Patienten das Versuchspräparat ICI 50.172, das selektiv herzwirksam ist, keine lokalanaesthetischen Eigenschaften besitzt, jedoch eine mäßig stimulierende Eigenwirkung auf den Receptor hat. Propranolol wurde in intermittierenden Einzeldosen von 1 mg i.v. verabreicht, wobei die Gesamtmenge 3 mg nicht überstieg. Von ICI 50.172 wurden intermittierende Einzeldosen von 4 mg i.v. gegeben, wobei bis auf eine Ausnahme die Gesamtmenge von 12 mg nicht überschritten wurde.

In allen Fällen führte die, wie beschrieben, vorsichtig angewandte Receptor-Blockade zu einer relativ rasch einsetzenden Pulsfrequenzsenkung von durchschnittlich 136 ± 12 auf 86 ± 8, wobei die arteriellen Druckverhältnisse unberührt blieben. Wir hatten den Eindruck, daß die Propranololwirkung etwas rascher einsetzte als der Bremseffekt des neuen Präparates.

In einem Fall wurden 20 mg des Selektivblockers langsam intravenös injiziert, eine Dosis, die für die konservative Therapie angegeben wird. Hier kam es nun zu einer vorübergehenden Senkung des Blutdruckes von 130/80 auf 90/70. Ohne aus dieser Einzelbeobachtung Schlüsse ziehen zu wollen, glauben wir aufgrund der Wirksamkeit niederer Dosen sagen zu können, daß die für die übliche Therapie empfohlene Medikation bei narkotisierten Patienten zu hoch liegt. Auf diesen Umstand haben auch schon Hellwell u. Potter (1965) sowie Müller (1968) deutlich hingewiesen.

Wenn auch die kleine Zahl der hier mitgeteilten Fälle bei weitem kein endgültiges Urteil zuläßt, so würden wir doch die rechtzeitige Anwendung von Beta-Blockern aufgrund der positiven Ergebnisse zur weiteren Prüfung empfehlen. Folgende Bedingungen wären aber unseres Erachtens auf jeden Fall einzuhalten:

1. Vollwirksame Digitalisierung des thyreotoxischen Kranken.
2. Sicherung einer adaequaten Narkosetiefe.

3. Beseitigung respiratorischer bzw. metabolischer Acidosen.
4. Erhaltung der Konstanz des Blutvolumens.
5. Niedere, intermittierende Dosierung des angewandten Blockers.

Zusammenfassung

Es wird über die Anwendung der Beta-Adrenolyse mit Propranolol bzw. ICI 50.172 bei 10 Hyperthyreosen berichtet, die während der Struma-Operation tachykarde Kreislaufreaktionen boten. Die Ursache solcher Reaktionen trotz optimaler Vorbereitung wird diskutiert. Mit niederer Dosierung der verwendeten Blocker wurde durchwegs ein guter frequenzsenkender Effekt erzielt. In einem Fall kam es durch relative Überdosierung zu einer Blutdrucksenkung. Bestimmte Vorraussetzungen für die intraoperative Beta-Adrenolyse werden aufgezeigt.

Summary

Report on adrenergic beta-blockade during anaesthesia using Propranolol or ICI 50.172 in 10 cases of sudden tachycardia in thyreotoxic patients. The cause of such reactions is discussed. All cases showed a complete reduction of the elevated puls-rate using the drugs in low dosage. One case showed a fall of blood-pressure apparently caused by relative overdosage. Important points for the proper use of beta-adrenergic-blockade in the operated toxic patient are listed.

Literatur

DIENSTL, F.: Medikamentöse Blockade adrenerger Beta-Rezeptoren. Wien. Z. inn. Med. 48, **10**, 377 (1967).

HELLWELL, J., POTTER, W. M.: Propranolol and ven ricular arrhythmias with halothane. Anaesthesia 20, **3**, 269 (1965).

HOWITT, G., ROWLANDS, D. J.: Beta-sympathetic Blockade in Hyperthyreoidism. Lancet **I**, 628 (1966).

JOHNSTONE, M.: Propranolol (Inderal) during Halothane-anaesthesia. Brit. J. Anaesth. **38**, 516 (1966).

MÜLLER, C.: Die Beta-Rezeptorenblocker und ihre klinische Anwendung. Z. prakt. Anästh. Wiederbeleb. 3, **6**, 444 (1968).

PRICE, H. L., LURIE, A. A., JONES, E. R., PRICE, M. L., LINDE, H. W.: Cyclopropane Anaesthesia II Epinephrine and Norepinephrine in Initiation of ventricular Arrhythmias by Carbon Dioxide Inhalation. Anesthesiology 19, **5**, 619 (1958).

TURNER, P., GRANVILLE-GROSSMANN, K. L., SMART, J. B.: Effect of adrenergic receptor blockade on the tachycardia of thyreotoxicosis and anxiety state. Lancet **II**, 1316 (1965).

WILSON, W. R., THEILEN, E. D., CONNOR, W. E.: Metabolic effects of propranolol in normal subjects before and after Triiod-thyronine-induced hypermetabolism. Ann. intern. Med. **62**, 1077 (1965).

Anaesthesie bei Strumektomien
unter Berücksichtigung der Schilddrüsenfunktion

Von S. Canak, H. Frischauf und G. Turcic

Chirurgische Abteilung des Kaiserin-Elisabeth-Spitals der Gemeinde Wien
(Vorstand: Prim. Dr. G. Hienert) und I. Medizinische Universitätsklinik in Wien
(Vorstand: Prof. Dr. E. Deutsch)

Noch am Bayrischen Chirurgenkongreß 1959 [17] entwickelte sich eine temperamentvolle Diskussion zur Frage des Anaesthesieverfahrens bei Strumektomien. Selbst 1964 wurde auf der Chirurgentagung in Berlin über Strumektomien berichtet, die in Lokalanaesthesie operiert worden waren [1], während doch schon längst gezeigt werden konnte, daß die Lokalanaesthesie Verletzungen des Nervus recurrens nicht verhindern kann. Demgegenüber ermöglicht die Intubationsanaesthesie unbedingt die Freihaltung der Atemwege [7, 19], insbesondere aber wird auch das Entstehen einer Luftembolie mit großer Sicherheit verhindert [18, 20].

Bei Durchsicht der einschlägigen Literatur muß man aber erkennen, daß den Erfordernissen der Anaesthesie, gerade bei der Operation der toxischen Struma, nicht immer die gebührende Aufmerksamkeit geschenkt wurde. Wir finden nur relativ wenige Literaturangaben, die sich mit diesem Thema befassen, und erst in den letzten Jahren scheint sich hier ein Wandel anzubahnen [13, 22, 29].

An der Chirurgischen Abteilung des Kaiserin-Elisabeth-Spitals in Wien werden im Jahresdurchschnitt 148 Strumektomien wegen Thyreotoxikose durchgeführt und zwar grundsätzlich in Intubationsanaesthesie. Unter den toxischen Strumen [21] finden wir, dem histologischen Befund entsprechend, thyreotoxische Knotenkröpfe, Basedowstrumen, toxische Adenome sowie lokal oder diffus aktivierte Kolloidstrumen. Zur Operationsvorbereitung der Thyreotoxikosen führen wir zunächst alle Maßnahmen durch, die geeignet sind, zumindest zeitlich begrenzt, einen euthyreoten Zustand wieder herzustellen. Dazu gehört eine allgemeine Sedierung, wie sie durch Bettruhe und Sedativa erreicht wird. Als spezifische Vorbehandlung bietet sich die Jodbehandlung nach Plummer an, wobei zumeist die von Kaspar eingeführte Lugol-Lösung angewendet wird. In den letzten Jahren sind wir jedoch ausschließlich zur intravenösen Jodvorbehandlung übergegangen und verabreichen das Dijodid des Hexamethyldiaminoisopropanols (Endojodin) in Infusionen. Falls erforderlich wird eine antithyreoidale Behandlung noch vor der Jodbehandlung eingeleitet.

Allerdings bleiben manche Patienten, auch wenn sie sich klinisch im Stadium der Euthyreose befinden, die Operation gelassen erwarten, der Puls auf 90 Schläge pro Minute abgesunken ist und das Serumcholesterin bereits einen relativen Anstieg aufgezeigt hat, noch immer äußerst kreislauflabil. Nach Verabreichen der Prämedikation oder auch erst nach dem Transport in den Operationssaal können abnorme Tachykardien auftreten, welche die Kreislaufsituation verschlechtern. Dieser Umstand veranlaßte uns bis vor Jahresfrist, eine Überraschungsnarkose anzuwenden, die auch heute noch allenthalben empfohlen wird [12, 36]. Dagegen lassen sich juristische, aber auch ärztliche Einwände erheben, abgesehen davon, daß u. U. die Kreislaufsituation auf dem Operationstisch einen chirurgischen Eingriff dann doch nicht zuläßt.

Immer wieder mit diesem Problem konfrontiert, wurden wir veranlaßt, hier neue Wege zu suchen. Dazu scheint es notwendig, die periphere Wirkung der Schilddrüsenhormone abzufangen und damit die gefährlichen Tachykardien, verbunden mit den typischen unökonomischen Kreislaufverhältnissen der Hyperthyreose zu verhindern [9].

Krankengut und Methodik

Wir haben daher die Neuroleptanalgesie (NLA) in unsere Untersuchungen einbezogen [5, 14, 24, 26, 27]. 51 Patienten wurden in NLA und zur Gegenüberstellung 40 Patienten in Thiopental-Fluothane-Narkose operiert und die üblichen, intraoperativ zu erhebenden Kreislaufbefunde, wie Puls und Blutdruck festgehalten. Gleichzeitig wurde auch das PB ^{131}J und die Trijodthyroninaufnahme der Erythrocyten bestimmt sowie das Serumcholesterin vor und nach der Operation verglichen.

	Thiop. N$_2$O Fluo.-Narkosen	NLA
Strumektomien		
a) Str. euthyr.	12	25
b) Str. tox.	20	18
Verschiedene andere Operationen	8	8
	40	51

Abb. 1. Zahl der Operationen (mit Bestimmung des PB ^{131}J und T$_3$-Tests)

Diese Untersuchungen erfaßten vor allem Strumaresektionen. Aber auch verschiedene andere Operationen (beispielsweise Eingriffe am Magen-Darm-Trakt und an den Gallenwegen) wurden zu Vergleichszwecken herangezogen (Abb. 1). Die Thiopental-Fluothane-Narkosen wurden entsprechend den allgemeinen Gepflogenheiten durchgeführt. Zur NLA ist zu sagen, daß als Prämedikation 1–2 ml Thalamonal $^1/_2$–1 Std vor der Operation gegeben werden. Die Narkose selbst wird mit der intravenösen Verabreichung von Dehydrobenzperidol (DHBP) und Fentanyl eingeleitet, wobei wir den Patienten reinen Sauerstoff atmen lassen. Im Gegensatz zu anderen Autoren [6] wird erst danach Propanidid (Epontol) in Mengen von 0,35–0,5 g zügig injiziert. Dies bedingt eine schnelle Einleitung der Narkose, die mit einer kurzen Phase der Hyperventilation verbunden ist, ohne daß dabei eine potenzierende Wirkung mit DHBP und Fentanyl festgestellt werden kann. Die aktive Sauerstoffatmung des Patienten vor Narkosebeginn und die einige Sekunden dauernde Hyperventilation genügen, um eine ausreichende Sauerstoffanreicherung zu erzielen. Am Ende der Hyperventilationsphase wird Muskelrelaxans gegeben. Wir verwenden vorwiegend Succinylcholin, aber auch Diallyl-nor-toxiferin. Bei eingetretener Apnoe wird intubiert. Wir setzen die Narkose mit einem Lachgas-Sauerstoffgemisch fort, wobei laufend Muskelrelaxans zwecks besserer Beatmungsmöglichkeit gegeben wird. Bei richtiger Dosierung von DHBP und Fentanyl ist der Patient zum Operationsende vollkommen wach und ansprechbar.

Ergebnisse

Das Ergebnis dieser Technik veranschaulicht Abbildung 2. Es zeigt sich, daß das durchschnittliche Verhalten von Pulsfrequenz und Blutdruck während der NLA einen bedeutend günstigeren Verlauf nimmt als bei Thiopental-Fluothane-Narkosen. Diese Form der NLA zeichnet sich somit regelmäßig durch das Fehlen jeder kardiovaskulären Depression aus, weil Propanidid nach DHBP und Fentanyl gegeben wird.

Die Cholesterinwerte (Abb. 3) vor und 2 Tage nach der Operation sind nach Strumektomien, die in NLA operiert worden waren, nur wenig verändert. Und zwar zeigt sich, daß nach NLA ein geringerer Abfall eintritt, was dafür spricht, daß sich die Streßwirkung durch die Operation weniger ausgeprägt hat. Die Triglyceride verliefen dem Cholesterin parallel.

Um einen möglichst anschaulichen Vergleich der beiden erwähnten Narkosemethoden zu erreichen, stellen wir in den folgenden Abbildungen zwei Narkoseprotokolle gegenüber: Operation einer euthyreoten Struma in Thiopental-Fluothane-Narkose (Abb. 4) und einer toxischen Struma in NLA (Abb. 5). Der Unterschied im Verhalten des Kreislaufes läßt sich besonders deutlich daran erkennen, daß die Blutdruck- und Pulswerte bei der Operation der toxischen Struma in NLA weitaus stabiler sind als bei der in Thiopental-Fluothane-Narkose operierten euthyreoten Struma.

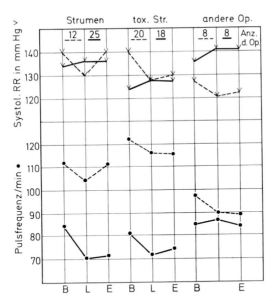

Abb. 2. Systol. Blutdruck und Pulsfrequenz bei Thiopental-Fluothane-Narkosen --- und NLA—— (Durchschnittswerte) (B = Beginn, L = Luxation, E = Ende der Operation)

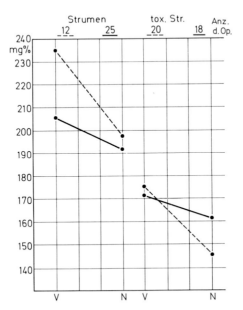

Abb. 3. Serumcholesterinspiegel 1 Tag vor (v) und 2 Tage nach (n) der Operation bei Thiopental-Fluothane-Narkosen --- und NLA—— (Durchschnittswerte)

Abbildung 6 zeigt die Durchschnittswerte des 24-Std PB[131]J und der Trijodthyroninaufnahme der Erythrocyten vor und nach der Operation. Bei den endojodinvorbereiteten toxischen Strumen war das PB[131]J zu niedrig, um eine genaue Messung zu ermöglichen. Bei den nichttoxischen Strumen fand sich nach der Luxation der Struma eine in einzelnen Fällen starke, meistens jedoch geringere Erhöhung der Plasmaaktivität, unab-

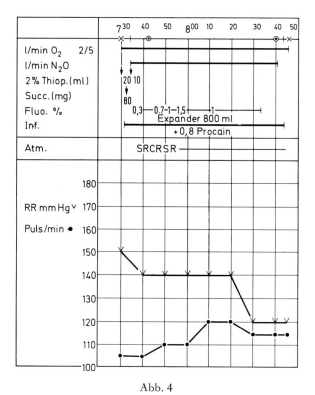

Abb. 4

hängig von der Art der Anaesthesie. Zu diesem Zeitpunkt zeigten auch die Werte des Trijodthyronintestes einen Anstieg. Dieser war bei Operationen im Bereich des Abdomens nach Setzen eines stärksten Reizes, wie Zug am Peritoneum, ebenfalls zu beobachten.

Derartige Veränderungen während der Operation sprechen dafür, daß eine Erhöhung des Schilddrüsenhormonspiegels im Blut, wie sie (selbst für schilddrüsenferne Operationen) aus zahlreichen Arbeiten bekannt ist [3, 10, 33, 34, 35], auch in der Mehrzahl unserer Fälle auftrat.

Das Narkoseprotokoll der Operation einer toxischen Struma, die wir ohne spezifische Vorbehandlung operierten, zeigt Abbildung 7. Gleichzeitig wurden die Werte des PB [131]J und das Ergebnis des Trijodthyronintestes eingetragen. Der Anstieg des Trijodthyronintestes bzw. des PB [131]J ist besonders deutlich. Unter NLA bleibt die Herz- und Kreislaufsituation trotzdem hervorragend stabil.

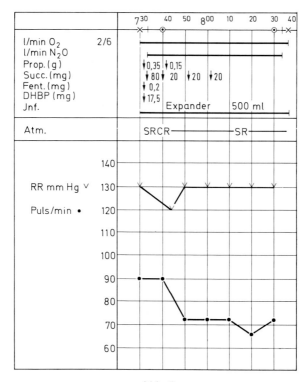

Abb. 5

Alle aufgezeigten Befunde sprechen dafür, daß die Erhöhung der Schilddrüsenhormone im Blut, vor allem bei Strumektomien, aber auch bei anderen Operationen, durch die NLA in ihren Auswirkungen auf den Kreislauf abgefangen werden kann. Damit ist gewiß nur ein symptomatischer Effekt verbunden, ähnlich wie er durch die Einfügung der Beta-Receptorenblocker in den Therapieplan der thyreotoxisch bedingten Tachy-kardien erreicht wird [2, 4, 11, 15, 16, 25, 30, 31, 32]. Die Hyperthyreose bleibt unbeeinflußt, wenn auch der Hypermetabolismus vermindert und vor allem die Kreislaufsituation verbessert wird.

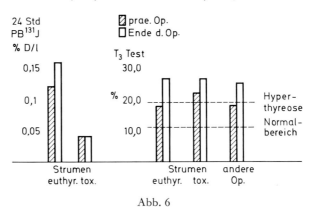

Durchschnittswerte von PB¹³¹J und
Trijodthyroninaufnahme der Erythrocyten

Abb. 6

Im Thalamonal, das bei der NLA verwendet wird, kommt eine Kombination zweier Pharmaka zur Anwendung. Die eine Komponente ist das DHBP, eine vegetativ dämpfende, sympathikolytisch wirkende Substanz [5]. Die Sympathikolyse erstreckt sich besonders auf die Alpha-Receptoren, was zu einer mäßigen Eröffnung der Peripherie führt, ohne daß ein Tonus-verlust eintritt. Die andere Komponente ist das Fentanyl, das als stark wirksames Cholinergicum bekannt ist. Die zentral vagale Stimulation des Fentanyls ist für die negativ chronotrope Wirkung verantwortlich, ohne über den Vagus, was hervorzuheben ist, auch nur den geringsten negativ ino-tropen Einfluß auf den Herzmuskel zu entfalten [8].

Dies erachten wir als einen wesentlichen Vorteil gegenüber der alleinigen Beta-Receptorenblockade [23, 32], der vor allem bei den schweren Thyreo-toxikosen bedeutsam ist, die zur Operation kommen. Es gelingt so, selbst bei einem toxisch schwer geschädigten Myokard, das Operationsrisiko wesentlich zu verringern [28]. Wir möchten aber noch hervorheben, daß schon die Prämedikation mit Thalamonal infolge der vegetativen Dämp-fung, und weil es möglich ist ohne Atropin auszukommen, sich gerade bei toxischen Strumen besonders bewährt. Im Zustand vollkommener psychi-scher Indifferenz erwarten die Patienten die Operation.

Pat. K.G., ♀, 27 a, 55 kg
Dg: Str. tox.   Praemed: 6³⁰
Op: Resektion bds am 14. V. 1969   1 ml Thalamonal i. m.

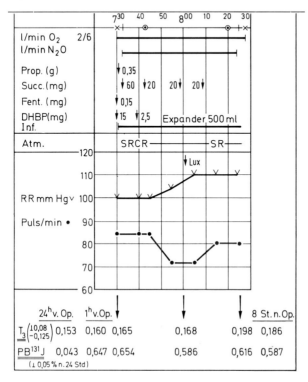

Abb. 7

Zusammenfassung

Von 51 Patienten, die in NLA, und 40 Patienten, die in Thiopental-Fluothane-Narkose operiert wurden, werden die Narkoseprotokolle gegenübergestellt. Außerdem wurden vor, während und nach der Operation das PB [131]J und die Trijodthyroninaufnahme der Erythrocyten bestimmt, sowie das Serumcholesterin vor und 2 Tage nach der Operation ermittelt. Anhand der Befunde konnte gezeigt werden, daß bei der NLA, trotz Erhöhung des Schilddrüsenhormonspiegels im Blut, die Herz- und Kreislaufsituation hervorragend stabil bleibt. Dies ist besonders bei Schilddrüsenoperationen von Bedeutung. Daher kann die NLA, die hier der Thiopental-Fluothane-Narkose überlegen ist, als Narkose der Wahl bei Strumektomien im allgemeinen und bei toxischen Strumen im besonderen empfohlen werden.

Summary

The anaesthesia records of 51 patients with thyroidectomy under neurolept-analgesia (NLA) are compared to those of 40 patients operated under Thiopental-Fluothane-Anaesthesia.

During and immediately after the operation the PB ^{131}J, the T_3- and the serum cholesterol were estimated as parameter. It could be proved beyond doubt, that under NLA, inspite of increased thyroid hormone activity during the operation, the heart und circulation condition remained stable.

So we regard NLA as the anaesthesia of choice for thyroidectomy, especially in cases of toxic goitre.

Literatur

1. Bajew, B.: Zbl. Chir. **90**, (Heft 26a), 1276 (1965).
2. Bird, C. G. u. Mitarb.: Anaesthesia **24**, 180 (1969).
3. Dewhurst, K. E. u. Mitarb.: Confin. neurol. **30**, 161 (1968).
4. Dinstl, K., Keminger, K., Depisch, D.: Langenbecks Arch. klin. Chir. **316**, 594 (1966).
5. Dobkin, A. B. u. Mitarb.: Brit. J. Anesth. **35**, 694 (1963).
6. Eichler, A., Kukulinus, K.: Z. prakt. Anästh. Wiederbeleb. **3**, 207 (1968).
7. Feurstein, V.: Wien. klin. Wschr. **62**, 849 (1950).
8. Fleckentsein, A., Döring, H. J., Kammermeier, H.: Betarezeptoren- blockade in Klinik und Experiment (Internationales Symposion in Wien 1967), p. 12, Verlag Brüder Hollinek Wien (1968).
9. Friedberg, Ch. K.: Diseases of the Heart. W. B. Saunders Comp., Phila- delphia und London. Third Edition (1967).
10. Goldenberg, I. S. u. Mitarb.: Ann. Surg. **150**, 196 (1959).
11. Hadden, D. R. u. Mitarb.: Acta Endocrin. **61**, 393 (1968).
12. Hargreaves, A., Nicholson, W. F.: Brit. J. Surg. **55**, 887 (1968).
13. Haumann, W., Voss, R.: Chirurg **26**, 342 (1955).
14. Holderness, M. C., Chase, P. E., Dripps, R. D.: Anesthesiology **24**, 336 (1963).
15. Höfer, R. u. Mitarb.: Betarezeptorenblockade in Klinik und Experiment (Internationales Symposion in Wien 1967), p. 372, Verlag Brüder Hollinek Wien (1968).
16. Howitt, G., Rowland, D. J.: Lancet **I**, 628 (1966).
17. zit. nach Huber, P.: Eingriffe am Hals. Ergänzungsbeitrag. Chirurgische Operationslehre Band II. Herausg. von Breitner, Verlag Urban und Schwarzenberg Wien (1960).
18. Huber, P.: Langenbecks Arch. klin. Chir. **284**, 721 (1956).
19. Kaspar, F.: Langenbecks Arch. klin. Chir. **256**, 4 (1942).
20. Keminger, K., Maager, N.: Langenbecks Arch. klin. Chir. **291**, 605 (1959).
21. — Piribauer, J.: Arch. f. klin. Chir. **286**, 351 (1957/58).
22. Kolb, E.: Langenbecks Arch. klin. Chir. **285**, 18 (1957).
23. Kraupp, O.: Betarezeptorenblockade in Klinik und Experiment (Inter- nationales Symposion in Wien 1967), p. 1, Verlag Brüder Hollinek Wien (1968).
24. Kreuscher, H., Frey, R., Madjidi, A.: Dtsch. med. Wschr. **90**, 721 (1965).
25. Krikler, D. M.: Lancet **I**, 268 (1966).

26. Meyer, H. J., Weissbach, L.: Chirurg **38**, 75 (1967).
27. Nilsson, E.: Anesthesiology **24**, 267 (1963).
28. Poche, R.: Schilddrüsenhormone und Körperperipherie (Zehntes Symposion d. deutschen Gesellschaft für Endokrinologie in Wien 1963), p. 65, Berlin-Göttingen-Heidelberg-New York: Springer 1964.
29. Selenkov, H. A., Hollander, Ch. S., Anesthesiology **24**: 425 (1963).
30. Tragl, K. H. u. Mitarb.: Wien. klin. Wschr. **79**, 532 (1967).
31. Turner, P., Ganville-Grossmann, K. L., Smart, J. V.: Lancet **II**, 1316 (1965).
32. Vinik, A. J., Pimstone, B. L., Hoffenberg, R.: J. Chir. Endocr. **28**, 725 (1968).
33. Wense, G.: Anästhesist **14**, 172 (1965).
34. — Klin. Med. **20**, 58 (1965).
35. — Klin. Med. **20**, 505 (1965).
36. Winkelbauer, A.: Chirurg **9**, 753 (1937).

Anaesthesieprobleme in der Thymuschirurgie

Von **F. Balzereit, V. Bay** und **P. Rittmeyer**

Neurologische Universitätsklinik (Direktor: Prof. Dr. Dr. R. Janzen), Chirurgische Universitätsklinik (Direktor: Prof. Dr. F. Stelzner) und Anästhesieabteilung des Universitäts-Krankenhauses Hamburg-Eppendorf (Direktor: Prof. Dr. K. Horatz)

Anaesthesieprobleme in der Thymuschirurgie ergeben sich

1. aus mechanischen Gründen, wenn bei großen Thymustumoren, auch bei Thymusblutungen, insbesondere unter dem Schwund des Muskeltonus durch Narkosemittel und Muskelrelaxanzien, die Luftwege komprimiert werden. Besonders aggravierend kommt bei Säuglingen die fehlende Festigkeit des Bronchialgerüstes hinzu (Abb. 1).

2. aus pharmakodynamischen Ursachen bei der Myasthenia gravis pseudoparalytica.

Während in der ersten Gruppe die Möglichkeit der Freihaltung der Luftwege u. U. auch durch Intubation nur eines Hauptbronchus nahezu allein über den Ausgang chirurgischer und anaesthesiologischer Maßnahmen entscheidet, sind bei der Myasthenia gravis komplexere Probleme zu bewältigen. Wir konzentrieren uns im folgenden daher auf dieses Krankheitsbild.

Wenn die Indikation zur Operation in Zusammenarbeit von Neurologen, Anaesthesisten und Chirurgen im wesentlichen gestellt ist, so hängt die letzte Entscheidung von der präoperativen Lungenfunktionsprüfung ab. Außer dieser werden die üblichen Untersuchungen wie bei jeder anderen Thoraxoperation vorgenommen. Die Mestinon-Gabe wird bis auf die für die Atmung notwendige Menge reduziert. Unter dieser Dosierung müssen die Blutgasuntersuchungen wiederholt werden.

Besondere Bedeutung kommt der präoperativen psychischen Führung der Patienten zu, wobei die Vorbereitung auf eine evtl. notwendige Tracheotomie am Ende der Operation eine wesentliche Rolle spielt. Der immer wieder diskutierte Zeitpunkt der letzten Mestinon-Gabe vor der Operation kann bei unserem Vorgehen vernachlässigt werden.

Die medikamentöse Prämedikation beschränkt sich auf die intravenöse Verabreichung von 0,3–0,5 mg Atropin unmittelbar vor der Narkoseeinleitung, wenn alle Voraussetzungen für eine sofortige Beatmung gewährleistet sind.

Nach einer Oberflächenanaesthesie des Rachens und Kehlkopfes mit Pantocain 0,5%ig werden langsam 0,5–0,75 g eines Thiobarbiturates intravenös injiziert. Dann erfolgt die endotracheale Intubation bei erhaltener Spontanatmung ohne Muskelrelaxanzien. Die zunächst assistierte, später kontrollierte Beatmung und Weiterführung der Narkose wird unter leichter Hyperventilation mit einem Gemisch von Lachgas-Sauerstoff im Verhältnis 4:2 unter Zusatz von Halothan 0,7 Vol.-% durchgeführt. Bei entsprechender Indikation ersetzen wir Halothan durch intravenöse Gaben von ins-

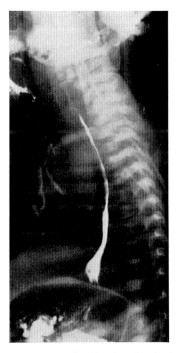

Abb. 1. Hochgradige Stenosierung der Trachea durch einen Thymus-Tumor bei einem $2^{1}/_{2}$ Monate alten Kind

gesamt 0,3–0,5 mg Fentanyl. Der atemdepressorische Effekt dieses Medikamentes wirkt sich in diesem Zusammenhang außerordentlich günstig aus. Muskelrelaxanzien vom depolarisierenden wie auch vom Curare-Typ erübrigen sich.

Für den operativen Zugang benutzen wir grundsätzlich die Längssternotomie, wobei wir zur Vermeidung einer Sternumdehiszenz durch Ausreißen der Drähte das Brustbein lediglich bis zum 5. Intercostalraum spalten. Die Führung des Hautschnitts erfolgt im Jugulumbereich bogenförmig nach links, um Distanz zur Tracheotomiewunde zu gewinnen.

Wir legen am Ende der Operation nahezu immer ein Tracheostoma an und verzichten darauf nur bei Fällen mit leichter Myasthenie ohne Störung der Atmung. Die Indikation zur Tracheotomie muß unter Berücksichtigung der Gefahren nicht nur der myasthenischen und cholinergischen Krise, sondern auch der postoperativen Sekretverhaltung bei diesen Kranken großzügig gestellt werden. Die aus der Literatur bekannten Statistiken weisen eine erhebliche Senkung der Letalität nach Thymektomie durch die Tracheotomie auf.

In den ersten 24 Std nach der Operation wird die assistierte Beatmung weitergeführt. Auf eine Gabe von Cholinergica wird zunächst grundsätzlich verzichtet. Dann ermitteln wir den jetzt erforderlichen Mindestbedarf an Cholinergica, der oft weitaus geringer ist als präoperativ. Hierdurch wird die Gefahr der cholinergischen Krise umgangen. In der Regel versuchen wir nach Ablauf von 24 Std unter Kontrolle der Blutgase die Patienten auf Spontanatmung zu überführen. Dies gelingt auch meistens. Nur in seltenen Fällen ist eine stundenweise assistierte Beatmung oder gar eine Beatmung über mehrere Tage erforderlich. Zeigt sich im postoperativen Verlauf, daß doch steigende Dosen von Cholinergica notwendig wären, geben wir der assistierten Beatmung bei niedriger Cholinergica-Dosis den Vorzug. Wichtig ist die psychische Führung des Patienten. Zu beachten sind oft Angaben über Luftnot, die blutgasanalytisch nicht verifiziert werden können, also auf die Angst des Kranken infolge früherer myasthenischer Krisen zurückgeführt werden müssen.

Tabelle 1. *Zahl der im UKE in den Jahren 1967–1969 durchgeführten Thymektomien wegen Myasthenia gravis. Alter, Geschlecht und Dauer der Erkrankung*

Fall Nr.	Name	Geschl.	Alter bei ThE Jahre	Dauer der MR bei ThE Jahre	Mon.	
1	U. V.	w	26	7	3	
2	U. R.	m	11	2	3	
3	K. R.	w	22	2	1	
4	B. H.	w	15	0	9	
5	A. M.	w	45	0	4	Ex. 3 Mon. post op.
6	G. M.	m	44	3		
7	H. M.	m	25	8		
8	E. B.	w	29	1	1	
9	K. G.	w	59	0	3	
10	M. L.	w	43	2		
11	J. B.	w	17	0	10	
12	R. B.	w	27	10		

ThE   Thymektomien
MR = myasthenische Reaktionen

Tabelle 2. *Schwere der Myasthenie und Erfolg der Behandlung, ausgedrückt durch prä- und postoperativen Cholinergica-Bedarf (eine Patientin verstarb an Aspirationspneumonie infolge Ösophagotrachealfistel)*

Fall Nr.	Mestinon mg/die 1 Woche vor ThE	Mestinon mg/die		
		1 Mon. nach ThE	6 Mon.	
1	630	130	540	
2	420	80	30	
3	360	0	120	
4	600	220	360	
5	330	480		Ex. 3 Mon. post op.
6	1440	450	a	
7	900	720	720	
8	480	0	120	
9	340	100	a	
10	180	180	a	
11	480	240	90	
12	720	120	240	

a = 6 Mon.-Frist noch nicht vorüber

Liegen nach 24 Std noch Schluckstörungen vor, so kann die Ernährung über eine Magensonde aufgebaut werden. Ist bei weiterbestehendem Tracheostoma eine längere Verweildauer der Magensonde erforderlich, so sollte wegen der Möglichkeit der Entstehung einer Ösophagotrachealfistel eine Gastrostomie angelegt werden.

Tabelle 3. *Dauer der Beatmung und Verweildauer der Trachealkanüle und der Magensonde*

Fall Nr.	Magensonde Tage post op.	Trachealkanüle Tage post op.	
1	4	6	
2	6	11	
3	2	13	
4	10	14	
5	40	90	Ex. 3 Mon. post op.
6	30	30	
7	9	9	
8	1	8	
9	keine Magensonde	keine Trachealkanüle	
10	keine Magensonde	keine Trachealkanüle	
11	2	8	
12	4	14	

Unser Vorgehen entspricht der Überlegung, daß myasthenische Krisen so weit wie möglich vermieden, cholinergische Katastrophen aber unter allen Umständen verhindert werden müssen. Die wesentlichen Gesichtspunkte unserer Therapie sind daher

1. Reduzierung der präoperativen Cholinergica-Dosis auf ein lebensnotwendiges Minimum;
2. Beschränkung der Prämedikation auf Atropin bei der Narkoseeinleitung;
3. Verzicht auf Muskelrelaxanzien vom Curare- wie vom depolarisierenden Typ;
4. großzügige Indikationsstellung zur Tracheotomie;
5. Ermittlung des Neubedarfs an Cholinergica nach einem cholinergicafreien Intervall.

Zusammenfassung

Anaesthesieprobleme in der Thymuschirurgie ergeben sich aus mechanischen Gründen, z. B. bei großen Thymustumoren, sodann auch aus pharmakodynamischen Ursachen bei der Myasthenia gravis. Die Indikation zur Thymektomie bei Myasthenie wird von den Neurologen in Zusammenarbeit mit Anaesthesisten und Chirurgen gestellt. Als besonders geeignetes Vorgehen hat sich zunächst die Reduktion der Dosis von Cholinesterasehemmern bewährt; Lungenfunktionsprüfungen erfolgen unter den verschiedenen Bedingungen medikamentöser Therapie. Die präoperative Medikation beschränkt sich auf Atropingabe. Nach endotrachealer Intubation ohne Muskelrelaxanzien wird assistierte, dann kontrollierte Beatmung eingeleitet, Narkose erfolgt mit Lachgas-Sauerstoff und Zusatz von Halothan, evtl. mit Fentanyl. Operationstechnik: Längssternotomie, Spaltung des Sternums bis zum 5. ICR. Am Ende der Operation in den meisten Fällen Tracheotomie; Verzicht darauf aber, wenn wesentliche Beeinträchtigung der Atmung nicht vorliegt, auch wenn faciopharyngeale Symptome fehlen. Postoperativ Fortführung der assistierten Beatmung über etwa 24 Std, langsames Wiedereinschleichen mit Cholinergica, falls erforderlich. Unter Kontrolle der Blutgase Rückführung auf Spontanatmung, was meist innerhalb von wenigen Stunden gelingt. Nur in einigen schweren Fällen, die auch präoperativ bereits beatmet werden mußten, erforderte dies Tage bis Wochen. Bei Schluckstörungen hat sich eine Magensonde bewährt, die einige Tage liegenbleibt. Innerhalb von etwa 3–4 Wochen erfolgt sodann Neueinstellung auf die erforderliche Dosis an Cholinergica. – Bei einer solchen Technik sind in 12 Fällen bisher keine ernsten Komplikationen zu verzeichnen gewesen.

Summary

Problems of Anaesthesia in Thymus Surgery arise from mechanical causes, e. g. large thymus tumours, as well as pharmacodynamic causes in the case of myasthenia gravis. The indication to thymectomy in myasthenia gravis is determined by the neurologists in collaboration with anaesthetists and surgeons. Firstly, reduction of the dose of cholinesterase – inhibitors has proved to be a particulary suitable process; examinations of the functioning of the lung are made under various conditions of medicamentous therapy. Pre-operative medication is restricted to the application of atropine. After endotracheal intubation without muscle relaxants, assisted, then controlled respiration is introduced. Narcosis follows with nitrous oxide – oxygen mixture with the addition of halothane and occasionally fentanyl. Operation technique: Longitudinal sternotomy, splitting the sternum to the 5th intercostal space. At the end of the operation tracheotomy in most cases; omitted, however, if essential respiratory difficulties are not present, also when faciopharyngeal symptoms are absent. Post-operative continuation of assisted respiration for about 24 hours, slow increase in the dose of cholinergica, if necessary. Return to spontaneous respiration is mostly achieved within a few hours. Only in some difficult cases, which already required assisted respiration pre-operatively, did this take days or weeks. With difficulties in swallowing a stomach tube, which is left for a few days, has proved successful. The determination of the now necessary dose of cholinergica is undertaken within about three or four weeks. – In 12 cases no serious complications have yet been recorded using this technique.

Anaesthesie zur Thymektomie
bei Myasthenia gravis pseudoparalytica

Von J. Eckart und U. Schäfer

Institut für Anaesthesiologie im Klinikum Steglitz der Freien Universität Berlin
(Direktor: Prof. Dr. E. Kolb)

Die erstmalige Anwendung von Prostigmin zur Behandlung der Myasthenia gravis durch Mary Walker 1934 in London und die erste Thymektomie bei einem Myastheniker durch Alfred Blalock 1939 in Baltimore haben die noch heute gültigen Wege zur Therapie dieses Krankheitsbildes aufgezeigt.

Während die konservative Behandlung fast ausschließlich in der Hand des Neurologen liegt, berühren die mit der Operation zusammenhängenden Probleme zusätzlich Chirurgen und Anaesthesisten. Die Thymektomie stellt aber alleine schon wegen der Gefahr schwerwiegender postoperativer Komplikationen und der damit verbundenen Mortalität kein Routineverfahren zur Behandlung der Myasthenia dar [5, 8, 9]. Sie ist aber immer angezeigt beim Vorliegen eines Thymoms mit begleitendem myasthenischen Syndrom bzw. bei Patienten unter 40 Jahren, deren Symptomatik weniger als 5 Jahre besteht und deren Krankheitsverlauf einen progressiven Charakter erkennen läßt [1, 9].

An der chirurgischen Klinik der Freien Universität Berlin (Direktor: Prof. Dr. H. Franke) wurden seit 1967 4 Frauen im Alter zwischen 15 und 26 Jahren wegen einer Myasthenia gravis thymektomiert. Außerdem wurde ein 50jähriger Mann wegen eines myasthenischen Syndroms bei Vorliegen eines malignen Thymoms operiert. Sämtliche Patienten waren durch die neurologische Poliklinik der FU-Berlin überwiesen (Prof. Dr. Schliack). Die Indikation zur Thymektomie war bei den Patientinnen durch Verschlechterung des Krankheitsbildes bei zunehmendem Bedarf von cholinesterasehemmenden Mitteln gegeben.

In einem Falle hatte 4 Jahre vorher eine zunehmende krankheitsbedingte respiratorische Insuffizienz eine vorübergehende Tracheotomie mit Beatmung veranlaßt.

Bei allen Kranken wurden im Rahmen der Operationsvorbereitung Lungenfunktionsprüfungen und arterielle Blutgasuntersuchungen durchgeführt und auf die evtl. Notwendigkeit einer Tracheotomie hingewiesen.

Die für eine ausreichende Atemfunktion notwendige Cholinergica-Dosis wurde bis zum Operationstag beibehalten, die letzte Prostigmin- bzw. Mestinon-Gabe 1 Std präoperativ parenteral gegeben.

Bei allen Patienten brachten wir nach Prämedikation mit Dolantin, Atosil und Atropin das bei uns übliche Narkoseverfahren zur Anwendung. Nach zügiger Injektion von 250–500 mg Thiopental wurde intubiert, zunächst assisstiert, dann kontrolliert unter geringer Hyperventilation mit Sauerstoff und Lachgas im Verhältnis 1:2 manuell beatmet. Dem Gasgemisch wurden anfänglich bis zu 3,5 Vol.-% Halothan zugesetzt, die weitere Narkose mit durchschnittlich 1 Vol.-% aufrechterhalten.

Bei der Thymektomie verzichteten wir bei unseren Patienten auf die Gabe von Relaxanzien. Eine Ausnahme bildete eine 50 kg schwere Patientin, die zur Erleichterung der Intubation eine einmalige Gabe von 20 mg Succinylcholin erhielt, ohne daß es dadurch zur verlängerten Relaxation kam. Zu diesem Vorgehen, d. h. der Ausnützung der myasthenischen Muskelschwäche anstelle einer medikamentös hervorgerufenen Muskelrelaxation haben wir uns entschlossen, da die Reaktion sowohl der befallenen als auch nicht befallenen myasthenischen Muskulatur auf die Gabe der verschiedenen Relaxanzien in der Literatur sehr unterschiedlich beurteilt wird [2, 4, 6, 7, 11]. Während ein Teil der Autoren den Gebrauch von Relaxanzien ablehnt, halten andere die Anwendung geringer Dosen depolarisierender und auch nicht depolarisierender Relaxanzien für zulässig oder entscheiden sich eindeutig für eine der genannten Gruppen [1, 3, 5, 9, 10, 12].

Postoperativ brauchte keiner unserer Patienten tracheotomiert oder dauerbeatmet zu werden. Die Überwachung erfolgte auf der Wachstation bzw. auf der operativen Intensivpflegestation des Klinikums Steglitz mit allen Möglichkeiten der sofortigen Intubation und Beatmung. Durch eine krankengymnastische Behandlung mit Lagerungsdrainagen, intermittierender Überdruckbeatmung und Tracheo-Bronchial-Toilette wurde besonderer Wert auf die Vermeidung pulmonaler Komplikationen gelegt. Cholinergica sollten nach der Operation ausschließlich zur Besserung der Atemfunktion weiter verabreicht werden [1, 9]. Da cholinergische Krisen als Komplikation einer Überdosierung gerade zu diesem Zeitpunkt aber gehäuft auftreten, haben wir unseren Patienten cholinergische Medikamente nur in stark reduzierter Dosis, selbstverständlich unter ständiger Überwachung der Ventilation, zunächst ausschließlich parenteral, später auch wieder oral verabfolgt. Die Elektrolyt- und Flüssigkeitszufuhr erfolgte bei allen Patienten über eine periphere Vene. Auf das Legen eines Cava-Katheters zur längeren parenteralen Ernährung oder einer Magensonde wegen vorhandener wesentlicher Schluckstörungen konnte verzichtet werden.

Der weitere Verlauf hat bei unseren Patienten gezeigt, daß ein operatives Vorgehen zur Behandlung ihrer Myasthenia gravis berechtigt war.

In allen Fällen konnte die Gabe von Cholinergica entweder deutlich verringert oder abgesetzt werden. Aufgrund unserer, allerdings durch die geringe Zahl von Patienten beschränkten Erfahrungen erscheint aber der Hinweis berechtigt, daß gerade eine relativ frühzeitig durchgeführte Thymektomie zu einer Vermeidung postoperativer Komplikationen und zu einer wesentlichen Besserung des Krankheitsbildes beitragen kann. Wir neigen dazu, auch bei kommenden Fällen ohne Relaxanzien auszukommen.

Zusammenfassung

An der Chirurgischen Universitäts-Klinik Berlin wurden bis zum September 1969 vier junge Frauen wegen einer Myasthenia gravis und ein 50jähriger Mann wegen eines myasthenischen Syndroms bei Vorliegen eines malignen Thymoms operiert. Bei allen Patienten wurde die Narkose mit einem Barbiturat eingeleitet und nach Intubation mit einem Sauerstoff-Lachgas-Halothangemisch unter kontrollierter Beatmung weitergeführt. Nur bei einem Patienten wurden Relaxanzien in reduzierter Dosierung angewendet. Auf die Gefahr cholinergischer Krisen nach dem Eingriff wird hingewiesen. Im weiteren Verlauf konnte die Gabe von Cholinergica entweder deutlich verringert oder ganz abgesetzt werden.

Summary

Up to September 1969 at the Departement of Surgery of the Free University Berlin four young women with myasthenia gravis and a 50-year-old man with a myasthenic syndrome in connection with a malignant thymome underwent surgery: All patients were inducted with a barbiturate and after intubation controlled ventilation was administered with an oxygen-nitrous-oxide-halothane mixture. A reduced dosage of relaxants was given to only one patient. The danger of a postoperative cholinergic crisis is pointed out here. After some time the administration of cholinergica could be considerably reduced or completely stopped.

Literatur

1. Bay, V.: Thymus. In: Kompendium der prä- und postoperativen Therapie. Herausg. von Lindenschmidt, Th. O., Carstensen, E. Stuttgart: Georg Thieme 1966.
2. Bergh, N.: Reaction of patients with myasthenia gravis to different agents causing neuromuscular block. Scand. J. clin. Lab. Invest. 5, 6 (1953).
3. Churchill-Davidson, H.: Die Muskelrelaxantien in der klinischen Praxis. Anaesthesist 11, 282 (1962).
4. — Richardson, A.: Variations in response to relaxant drugs. Lancet II, 1228 (1951).

5. ERBSLÖH, F., L'ALLEMAND, H.: Die Thymektomie im Therapieplan schwerer krisengefährdeter Myasthenien.
6. FOLDES, F.: Modifizierende Faktoren bei der Wahl und Dosierung muskel-erschlaffender Mittel in der klinischen Praxis. III. Int. Fortbildungskurs klin. Anaesthesie. Wiener Med. Akademie, Wien 1967.
7. — MC. NALL, P.: Myasthenia gravis: a guide for anesthesiologists. Anesthesiology 23, 837 (1962).
8. HEAD, J.: Respiratory failure after thymectomy for myasthenia gravis. Ann. Surg. 160, 123 (1964).
9. KREEL, J., OSSERMAN, K., GENKINS, G., KARKE, A.: Role of thymectomy in the management of myasthenia gravis. Ann. Surg. 165, 111 (1967).
10. MATHEWS, W.: Die Anaesthesie bei der Myastenia gravis. Anaesthesist 6, 233 (1957).
11. MAYRHOFER, O.: Disk.-Beitrag. Anaesthesist 13, 210 (1964).
12. SELLICK, B.: Decamethonium-iodide in myasthenia gravis. Lancet II, 822 (1950).

Indikation, präoperative Vorbereitung, Narkoseführung und postoperative Nachsorge bei Patienten mit krisengefährdeter Myasthenia gravis pseudoparalytica

Von F. Erbslöh und H. L'Allemand

Abteilung für Anaesthesiologie (Direktor: Prof. Dr. H. L'ALLEMAND) und Neurologische Klinik und Poliklinik (Direktor: Prof. Dr. F. ERBSLÖH) der Justus Liebig-Universität Gießen

Eine kausale Therapie der Myasthenia gravis gibt es nicht. Wir kennen nur die symptomatische, oft lebensrettende Behandlung mit Cholinesterase-Hemmstoffen (MARY WALKER) und die partiell-kausale Behandlung durch Thymektomie (BLALOCK), die allerdings die Remissions- und Überlebenschancen signifikant verbessert. Das bedeutet, daß man sich nur an die Thymektomie wagen darf, wenn man das Risiko der operativen Therapie unter spezieller Berücksichtigung des Grundleidens extrem klein halten kann (ERBSLÖH u. L'ALLEMAND).

Die *Indikation* zur Thymektomie hängt ab

1. vom Manifestationstyp,
2. von der Verlaufsform der Myasthenia gravis,
3. vom Lebensalter und
4. vom Geschlecht des Patienten.

Ob die Thymusdrüse röntgenologisch hyperplatisch bzw. noch normal groß erscheint oder ob ein Thymom vorliegt, spielt für die Indikation zur Operation aus neurologischer Sicht eine zusätzliche Rolle.

Die Thymektomie erübrigt sich meist

1. bei den lokalisierten, oculo-facio-mastikatorischen Formen mit gutem Ansprechen auf Cholinesterase-Hemmstoffe (Typ I modifiziert nach OSSERMAN) und

2. bei leichten generalisierten, medikamentös gut einstellbaren Formen mit oculo-facialem Schwerpunkt ohne ventilatorische Insuffizienz vom myasthenisch bedingten Paresetyp nach KRÄMER (Typ II nach OSSERMAN).

Beim Nachweis einer Thymusvergrößerung im Pneumomediastinogramm operieren wir aber auch in diesen Fällen.

OP-Indikation, OP-Risiko und Thymektomie-Erfolge sind bei weiblichen und männlichen Myasthenikern verschieden. Dem entspricht ein merkwürdiger Geschlechtsunterschied hinsichtlich des Manifestationsalters der Myasthenie (Abb. 1).

Bei Frauen liegt der Altersgipfel zwischen dem Beginn der Pubertät und dem 30. Lebensjahr, bei Männern zwischen dem 4. und 7. Dezennium. Die Arbeitsgruppen von OSSERMAN und SCHWAB haben an insgesamt 1355 Patienten übereinstimmend diese Altersabhängigkeit ermittelt (Abb. 1).

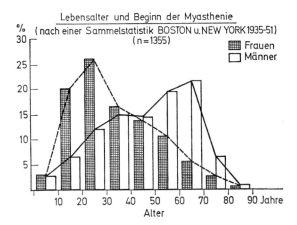

Abb. 1. Geschlechtsunterschied und Manifestationsalter der Myasthenia gravis pseudoparalytica. Nach den Sammelstatistiken von OSSERMAN und SCHWAB bei insgesamt 1355 Patienten beiderlei Geschlechts

Entsprechend den Erfahrungen der letzten 30 Jahre ist die Erfolgschance für die Thymektomie bei Frauen zwischen 20 und 30 Jahren am größten. Dabei beträgt die Rückbildungszeit postoperativ bis zu 3 Jahren. Wir haben diese, den besten Erfolg versprechende Gruppe, aufgrund unserer eigenen Erfahrungen auf 17–37 Jahre erweitern können.

Voraussetzung dafür war eine entscheidende Senkung der Mortalität in der postoperativen Phase durch die konsequente Durchführung des von uns seit 1963 entwickelten Stufenplanes nach folgenden Prinzipien:

I. Stufe: Präoperatives Vorgehen

1. Einstellen auf die auskömmliche Minimaldosis von Cholinesterase-Hemmstoffen (in erster Linie Mestinon). Auskömmlich heißt: Beseitigung einer ventilatorischen Insuffizienz und bei leichteren Formen auch der Schluckstörung. Nach unseren Erfahrungen sind dafür Dosen über 360 mg Mestinon – das entspricht 90 mg Prostigmin – pro Tag per os nur ausnahmsweise erforderlich.

2. Energische Entziehung von Prostigmin und Mestinon im Falle manifester oder latenter cholinergischer Intoxikation. Die Aufdeckung einer latenten Intoxikation erfordert den Einsatz des Tensilon-Testes in Kombination mit der Reiz-Elektromyographie.

3. Die prophylaktische Tracheotomie ist nach unserer Auffassung – im Gegensatz zu Simpson – indiziert bei atem- und schluckgestörten Patienten, die sich in der Schere zwischen dem Zwang zu steigenden Prostigmin-Dosen und Ausbleiben der erwünschten Wirkung wegen cholinergischer Intoxikation befinden.

Ohne Tracheotomie und sofortige Beatmungsmöglichkeit ist in diesen Fällen der notwendige Prostigmin-Entzug nicht realisierbar.

4. Beseitigung der Folgen einer chronischen Unterernährung, d. h. Aufbau eines guten präoperativen Allgemeinzustandes. Dazu gehören eiweißreiche Sondenernährung mit dem Ziel, täglich mindestens 3000 Kalorien zuzuführen, Gewichtszunahme sowie der Ausgleich von Flüssigkeits- und Elektrolyt-Defiziten. Außerdem achten wir auf die Beseitigung einer besonders beim Thymom vorkommenden Anaemie (Castaigne u. Mitarb., Büchner u. Gehrmann).

Die Erfüllung dieser Punkte ist die beste Prophylaxe postoperativer Komplikationen einschließlich derer von Seiten des Kreislaufs.

Diese nach den angeführten Grundsätzen durchgeführte Operationsvorbehandlung nimmt viel Zeit, d. h. Wochen und u. U. Monate in Anspruch: *Der Myastheniker muß Zeit haben!*

II. Stufe: Narkose und Operation

Auch am OP-Tag wird die präoperativ festgelegte, minimal auskömmliche Mestinon-Dosis beibehalten mit Ausnahme der 2., gegebenenfalls der 3. Morgendosis.

Narkoseeinleitung und *-führung* bringen in der Regel keine Probleme mit sich. Nach Prämedikation mit Atosil und Atropin leiten wir die Narkose beim tracheotomierten Patienten mit Halothane und Lachgas ein und unterhalten ebenso unter leichter Hyperventilation die Anaesthesie mit einem entsprechend reduzierten Gasgemisch. *Muskelrelaxanzien* sind kontraindiziert; von stark reduzierten Dosen von Succinylcholin zum Zweck der Intubation des Nicht-tracheotomierten haben wir aber bisher keine erkennbaren Nachteile gesehen. Während der Operation sind wir mit dem Blutersatz sehr großzügig. *Prostigmin-Gaben* am Ende des Eingriffes zum Zweck, eine ausreichende Spontanatmung in Gang zu setzen, sind zu unterlassen. In der Regel stellt sich beim Ausleiten der Narkose eine ausreichende Spontanatmung ein.

Bei relativ mestinonresistenten Patienten, die in der präoperativen Phase noch nicht tracheotomiert zu werden brauchten, schließen wir mitunter nach der Thymektomie bei noch liegendem Endotrachealtubus die hohe *Tracheotomie* an.

III. Stufe: Postoperative Phase

Die Operationsbelastung bewirkt erstaunlicherweise in der Regel für 1–2 Tage eine *flüchtige Besserung* der myasthenischen Gesamtsituation. Da aber die Patienten präoperativ auf die auskömmliche Minimaldosis eingestellt sind, ergibt sich aus dieser neuromuskulären Aktivierung keine Notwendigkeit, den Therapieplan zu ändern. Die präoperativ festgelegte Mestinon-Dosis wird meist beibehalten.

Postoperative Aktivierung begünstigt die spontane Ventilation und die spontane Bronchialtoilette.

Die *postoperativ* später auftretenden *Allgemeinreaktionen* wirken sich in einem Teil der Fälle nachteilig auf die myasthenische Gesamtreaktion aus. Dann sind u. U. das Ansteigen der Pulsfrequenz und des Blutdrucks sowie eine psychomotorische Unruhe des Patienten die ersten Warnungszeichen für eine *beginnende Ateminsuffizienz*. Die psychomotorische Unruhe solcher Kranken ist keine neurotische Reaktion, sondern Ausdruck eines psychoorganischen Durchgangssyndroms bei Sauerstoffmangel oder Elektrolytstörungen: Entsprechend finden sich bei EEG-Überwachung leichte bis mittelschwere Allgemeinveränderungen in dieser Situation. Von einer Erhöhung der Mestinon-Dosis ist in diesem Zustand abzuraten. Sie führt erfahrungsgemäß nicht zu einer Rekompensation, erhöht aber das ohnehin postoperativ bestehende Risiko zur cholinergischen Intoxikation mit Hypersekretion und ihren bronchopulmonalen Komplikationen. Exakte Bilanzierung, gezielte Bronchialbaumtoilette und künstliche Beatmung stellen hier den einzig gangbaren Weg dar. Dieses Vorgehen gestattet eine Reduktion der Mestinon-Dosis, macht sie manchmal sogar notwendig. Hier wird ein bisher kaum beachtetes und pathogenetisch noch ungeklärtes Prinzip sichtbar:

O_2-Mangel vermindert die Ansprechbarkeit des Myasthenikers auf Cholinesterase-Hemmstoffe und erhöht zugleich die Gefahr der cholinergischen Intoxikation.

Die Effektivität der eingestellten Mestinon-Dosis wird auch durch Antibiotica, insbesondere durch Streptomycin, Neomycin, Chloramphenicol und alle Tetracycline erheblich beeinträchtigt. Wir verwenden daher in der postoperativen Phase ausschließlich synthetische Penicilline in mittlerer Dosierung.

Aus allen diesen Gründen ist eine mindestens 5tägige postoperative Intensiv-Pflege und Intensiv-Überwachung zu fordern. Dabei ist dem Personal der Grundsatz einzuschärfen: „*Der klagende Myastheniker hat immer Recht*". Mit medikamentöser Sedierung ist Zurückhaltung geboten. Wir geben zur Nacht meist 25 mg Atosil und 1–2 ml Hydergin, ggf. in 2 Portionen.

Operationserfolge

Nach diesem Stufenplan wurden inzwischen 18 Frauen zwischen 17 und 37 Jahren mit überwiegend schweren, krisengefährdeten Myasthenien thymektomiert.

Davon kam es bei 14 Frauen zu einer vollständigen oder weitestgehenden Remission. 2 Patientinnen blieben bei reduzierter Mestinon-Dosis klinisch unverändert. 1 Patientin verschlechterte sich. 1 Patientin verloren wir an Lungenembolie.

Demgegenüber kam es bei 5 nicht-operierten Frauen dieser Altersgruppe nur in einem Fall zur Spontanremission.

Durch diese Ergebnisse ermutigt, stellten wir die Indikation zur Thymektomie altersmäßig weiter und schlossen auch männliche Patienten mit in unseren Therapieplan ein. So überblicken wir aus den letzten 5 Jahren nunmehr 51 Myasthenien, von denen 34 thymektomiert wurden. Dabei ergab sich:

Schwere jugendliche Myastheniker unter 17 Jahren haben mit und ohne Operation eine schlechte Prognose. Bei 3 operierten jugendlichen Patienten erlebten wir 1 Spät-Todesfall, 1 erhebliche Verschlechterung und 1 nur unbedeutende Besserung bei mäßig verringerter Mestinon-Dosis.

Unter 11 Frauen zwischen 37 und 55 Jahren kam es bei einer 50jährigen Patientin mit einer frischen Myasthenie zur Voll-Remission, bei 6 Patientinnen zu einer leichten Besserung mit Reduktion der Mestinon-Dosis. Bei 2 Patientinnen blieb der Status langfristig unverändert. Eine 54jährige Patientin mit Thymom und schwerer generalisierter Myasthenie verloren wir postoperativ, eine 46jährige Patientin verstarb unter Dauer-Beatmung nach 4 Monaten.

Bei den operierten Männern über 37 Jahren sahen wir in beiden Fällen Remissionen (37, 56 Jahre), demgegenüber bei 5 nicht-operierten Männern nur 1 Spontanremission und 1 Todesfall nach einer dringlichen Cholecystektomie.

Im Gegensatz zu der Gruppe der Frauen zwischen 17 und 37 Jahren begrenzt also in der jugendlichen und in der älteren Gruppe der Frauen ein hoher Schweregrad der Myasthenie die Erfolgschancen der Thymektomie. Das gilt vermutlich auch für die Gruppe der Männer.

Das bedeutet im Hinblick auf unseren therapeutischen Stufenplan:

Patienten mit einer schweren Myasthenie, die sich in der präoperativen Phase bei aller Bemühung und Geduld nicht auf eine tägliche Mestinon-Dosis von 360 mg und weniger auskömmlich einstellen lassen, haben trotz aller Maßnahmen ein hohes Operations-Risiko. Die Indikation zur Thymektomie kann dann nur ausnahmsweise (Thymom!) gestellt werden.

Zusammenfassung

Der Gießener Stufenplan zur operativen Myasthenie-Behandlung durch Thymektomie mit langfristiger präoperativer Vorbereitung, Narkoseverfahren und postoperativer Nachbehandlung wird erläutert.

Unter 18 so operierten Frauen zwischen 17 und 37 Jahren sahen wir bei 14 eine Remission; ebenso bei beiden operierten Männern (37, 55 Jahre). Bei Myasthenikern, die sich präoperativ nicht auf ca. 360 mg Mestinon pro die reduzieren lassen, kann wegen des erhöhten Operationsrisikos die Indikation der Thymektomie nur ausnahmsweise gestellt werden.

Summary

A detailed scheme in treatment of myasthenia gravis pseudoparalytica was developed by the Giessen Departments of Neurology and Anesthesiology. It is reported on the gradual proceeding for operative treatment of myasthenia gravis by thymectomy with a longtime preparation during the preoperative phase, method of anesthesia and postoperative treatment.

From the results obtained, it could be seen, that with 18 this way operated female patients between 17 and 37 years, there was a remission in 14 cases; the same result we saw with 2 operated men (37, 55 years). We experienced, that patients who didn't feel better when preoperatively treated with 360 mg Mestinon, should not – or exceptionally only – be led to a surgical treatment, which is a high risk-operation in those cases.

Literatur

BLALOCK, A., MASON, M. F., MORGAN, H. J., RIVEN, S. S.: Myasthenia gravis and tumors of the thymic region. Ann. Surg. 110, 544 (1939).

BÜCHNER, M., GEHRMANN, G.: Besondere Formen des Thymus-Syndroms. Dtsch. med. Wschr. 91, 1105 (1966).

CASTEIGNE, P., LHERMITTE, F., ESCONROLLE, R., MARTIN, Mre., BINET, J.-L.: Myasthénie, tumeur thymique et anémie aplastique. Revue Neurolog. 105, 29 (1961).

ERBSLÖH, F., L'ALLEMAND, H.: Die Thymektomie im Therapieplan schwerer krisengefährdeter Myastheniker. Dtsch. med. Wschr. 90, 800 (1965).

— Gespräch über die Therapie der Myasthenia gravis. In: Progr. Muskeldystrophie, Myotonie, Myasthenie, herausg. von E. KUHN, p. 446. Berlin-Heidelberg-New York: Springer 1966.

KRÄMER, W.: Atmungs- und Lungenfunktionsstörungen bei neuromuskulären Erkrankungen. Paresetyp der Ventilationsstörung. Habilitationsschrift Gießen 1968.

OSSERMAN, K. E.: Myasthenia gravis. New York and London: Grune & Stratton 1958.

Perlo, V. P., Poskanzer, D. C., Schwab, R. S., Viets, H. R., Osserman, K. E., Genkins, G.: Myasthenia gravis: Evaluation of treatment in 1355 patients. Neurology 16, 431 (1959).
Simpson, J. A.: Myasthenia gravis and myasthenic syndromes. In: Walton, J. N. (Edit.) Disorders of voluntary Muscle. London: Churchill 1964, p. 336.
— Gespräch über die Therapie der Myasthenia gravis. In: Progr. Muskeldystrophie, Myotonie, Myasthenie, herausg. von E. Kuhn, p. 446. Berlin-Heidelberg-New York: Springer 1966.
Walker, M. B.: Treatment of myasthenia gravis with prostigmine. Lancet 226, 1200 (1934).

Thymome mit gleichzeitiger Myasthenia gravis pseudoparalytica; Anaesthesie und postoperative Therapie

Von **H. Schmidt, H. Vogel** und **H. Pflüger**

Anaesthesie-Abteilung (Direktor: Prof. Dr. H. Pflüger) am Krankenhaus Nordwest, Frankfurt/M.

Die von Blalock 1936 zur Behandlung der Myasthenia gravis pseudo-paralytica inaugurierte Thymektomie bot erstmalig die Chance zu einer chirurgischen Therapie dieser Erkrankung [1–3, 7, 11, 14, 17, 19, 21]. Weder die Indikation noch der dabei zu erhoffende operative Nutzeffekt sollen hier diskutiert werden. Vielmehr erfordern besondere Probleme der Narkose und der postoperativen Nachsorge in Zusammenhang mit eigenen Erfahrungen eine kritische Betrachtung. Denn die Eigenarten eines meist nicht gesetzmäßig ablaufenden Krankheitsbildes konfrontieren den An-aesthesisten mit vielfältigen und häufig nicht vorhersehbaren Risiken [4, 18]. Unter diesen rangieren Störungen und Beeinträchtigungen der Atmung an erster Stelle:

1. Reduzierte Hustenstoßenergie und partielle Dysfunktionen in der Koordination des Schluckvorganges bedingen oft Aspiration und Sekret-verhaltungen, die sich besonders dann gravierend auf die Effektivität der Ventilation auswirken, wenn sie mit einer Kontraktionsschwäche der Atemmuskulatur einhergehen.

2. Temporär wechselnde Schweregrade im Krankheitsverlauf tragen nicht zur Vereinfachung der pharmakologischen Therapie bei. Sie erschweren die Festlegung der täglichen Anticholinesterase-Medikation, wobei sowohl Unter- als auch Überdosierung fühlbare Einschränkungen der Atemexkur-sionen nach sich ziehen.

3. Da die Operation keine Curatio sondern nur eine Melioratio dar-stellt, muß auch nach der Thymektomie mit dem Wiederauftreten myasthe-nischer und cholinergischer Krisen gerechnet werden [12, 20].

4. Viele in der täglichen Routine zur Prämedikation, während der Allgemeinnarkose, zur postoperativen Schmerzausschaltung und zur In-fektionsprophylaxe applizierte Pharmaka vermögen entweder mittelbar oder

unmittelbar in die neuromuskuläre Reizübertragung einzugreifen oder die Atmung zentral depressorisch zu beeinflussen [6, 8, 10, 12, 13, 15, 23].

Eine tabellarische Zusammenstellung aller bei Myasthenia gravis pseudoparalytica kontraindizierten Medikamente von Osserman und Manz, die wir durch eigene Beobachtungen ergänzt haben, enthält folgende Substanzen (Tab. 1):

Tabelle 1. *Nach* Osserman *und* Manz *; durch eigene Beobachtungen ergänzt*

Bei Myasthenia gravis pseudoparalytica

a) Kontraindizierte Medikamente :	*b) Mit großer Vorsicht zu gebrauchende Medikamente :*
Chloroform	Psychopharmaka mit muskelrelaxierender
Äther	Wirkung
Methoxyfluran	– Phenothiazine, Butyrophenone,
Curare	Chlordiazepoxyd –
Neomycine	„Atemdepressiva"
Polymyxine	ACTH
Streptomycin	Kortikosteroide
Morphin	Schilddrüsenhormonpräparate
Diazepam	
Chinin	*c) In geringen Dosen erlaubte Medikamente*
Chinidin	Sedativa

Unter den Inhalationsnarkotica: Chloroform, Äther und Methoxyfluran; alle nichtdepolarisierenden Muskelrelaxanzien. Aus der Reihe der zur Prämedikation und auch gelegentlich zur Narkoseeinleitung bevorzugten Präparate alle Mittel mit starker atemdepressorischer Komponente; dazu Diazepam, Morphin und einen Teil der Phenothiazinderivate. Schließlich müssen noch das in der Neuroleptanalgesie gebräuchliche Droperidol und einige Antibiotica – wie Neomycine, Polymyxine und Streptomycin – genannt werden.

Unter Berücksichtigung einer ständig drohenden, durch Erkrankung und nicht adäquate Medikation leicht provozierbaren Ateminsuffizienz haben sich uns zur Vorbereitung, zur Narkoseführung und in der postoperativen Nachsorge folgende Schritte bewährt:

Vor der Operation wird in enger Zusammenarbeit mit einem Neurologen die tägliche Anticholinesterase-Dosierung auf ein Ruheminimum reduziert. Der Ruhebedarf läßt sich durch Kontrolle der Lungenfunktion und der Blutgaswerte ermitteln. Veränderungen des Serumkaliumspiegels und Anämien bedürfen der unmittelbaren Korrektur. Lungenübersichtsaufnahme und EKG ergänzen die präoperative Diagnostik [12].

Am Vorabend des Operationstages wird ein barbituratfreies Schlafmittel verabreicht.

Etwa 45 min vor der Einleitung der Narkose werden Atropin und Pethidin als Mischspritze injiziert, wobei wir Atropin mit 0,1 mg/10 kg Körpergewicht bis zu einer Maximaldosis von 0,75 mg und Pethidin mit 0,5–0,7 mg/kg Körpergewicht bis zu einer Gesamtmenge von 75 mg dosieren.

7 unserer 9 Myasthenie-Patienten erhielten zusätzlich 10–15 mg Triflupromazin. Nach dieser Prämedikation haben wir weder eine Ateminsuffizienz noch eine Beeinträchtigung des Schluckreflexes gesehen.

Die letzte präoperative Applikation von Anticholinesterasen wird mit dem Neurologen abgestimmt.

Die Narkose leiten wir mit 300–500 mg Propanidid ein und intubieren nach Relaxation mit 50 mg Succinylcholin. Unter kontrollierter maschineller Beatmung mit einem Stickoxydul-Sauerstoff-Halothane-Gemisch wird die Narkose fortgeführt. Im Bedarfsfall relaxieren wir mit Succinylcholin im 0,2-prozentigen Dauertropf.

In Tabelle 2 ist unser Vorgehen schematisch zusammengestellt.

Tabelle 2. *Narkoseführung bei Myasthenie-Patienten zur Thymektomie*

I. Prämedikation:
  a) Vorabend: Barbituratfreies Schlafmittel
  b) 45 min vor Narkosebeginn: Atropin 0,5 mg i.m.
                                 Pethidin 0,5–0,7 mg/kg KG i.m.
                                 (Triflupromazin 10 mg i.m.)

II. Einleitung der Narkose:
  Propanidid   300–500 mg i.v.
  Succinylcholin   30– 50 mg i.v.
  Intubation

III. Narkoseführung:
  Kontrollierte Beatmung mit einem Stickoxydul-Sauerstoff-Halothane-Gemisch
  (Succinylcholin nach Bedarf im Dauertropf)

IV. Ausleiten der Narkose:
  Drosselung der Halothane- und Relaxanzienzufuhr. Zunächst assistierte Beatmung – Spontanatmung
  (Extubation)

Nur die Beschränkung auf kurzwirkende und gut steuerbare Pharmaka und die Ausschaltung aller Mittel, die die neuromuskuläre Reizübertragung auch über die Narkose hinaus blockieren oder gar zu einer temporären zentralen Atemdepression führen können, gestatten bei Interventionsende eine qualitative Beurteilung der spontanen Atemtätigkeit.

Bei diesem Vorgehen kann die Extubation meist mit dem Narkoseende vorgenommen werden, und die Kontinuität in der Therapie mit Anticholinesterasen – gegebenenfalls nach einem intravenösen Test mit 10 mg Tensilon – erfährt keinerlei Unterbrechung. Ist die Spontanatmung unzureichend oder liegt eine Sekretverhaltung im Bronchialsystem vor, hat man zwischen zwei therapeutischen Möglichkeiten die Wahl: entweder schiebt man die Extubation noch hinaus oder man entschließt sich zur Tracheotomie. Wir bevorzugen zunächst die verzögerte Extubation. Die primäre prophylaktische Tracheotomie scheint uns bei dem nicht nur in den ersten postoperativen Tagen, sondern auch in der Folgezeit wechselhaften Krankheitsverlauf nicht grundsätzlich gerechtfertigt [12, 22, 23]. Sowohl die Sekretverhaltung als auch die muskulär bedingte Ateminsuffizienz können mit Hilfe des noch eingeführten Endotrachealkatheters durch Tracheobronchialtoilette und assistierte Beatmung erfolgreich behandelt werden. Erst wenn nach 12–24 Std eine nicht tolerable Sekretverhaltung fortbesteht oder eine vorliegende muskuläre Ateminsuffizienz mit größeren Dosen von Anticholinesterasen behandelt werden müßte, entschließen wir uns zur Tracheotomie in Inhalationsnarkose. Wir möchten damit der Gefahr erneuter cholinergischer Krisen beizeiten aus dem Wege gehen. Grundsätzlich setzen wir der postoperativen Applikation von Anticholinesterasen in den ersten Stunden geringe Mengen Atropin – etwa 0,1 mg pro dosi – zu.

Wie sich der postoperative Verlauf bei 8 Patienten mit Thymom und gleichzeitiger Myasthenia gravis und bei 1 Patientin mit Myasthenia gravis, die wegen eines Uterus myomatosus operiert werden mußte, gestaltete, ist in Tabelle 3 wiedergegeben:

Obgleich 7 Patienten in der Anamnese und auch kurz vor der Operation Zeichen einer Ateminsuffizienz oder/und Schluckstörungen aufwiesen, bedurften nur 2 von ihnen der Tracheotomie. Einer dieser Tracheotomierten wurde während 12 Std assistiert beatmet. Die unter der Narkose verabreichten Succinylcholindosen riefen keine Beeinträchtigung des postoperativen Verlaufs hervor. 1 Kranker verstarb 2 Tage nach der Thymektomie an den Folgen einer Lungenembolie.

Patienten, die nach der Operation erneut mit myasthenischen oder cholinergischen Krisen belastet sind, werden grundsätzlich tracheotomiert [5].

Zusammenfassung

Insgesamt läßt sich sagen, daß im Rahmen der operativen Behandlung der Myasthenia gravis pseudoparalytica durch Thymektomie der Aufrechterhaltung einer unbeeinträchtigten Atemfunktion vor allen Dingen in der postoperativen Phase eine besonders dominierende Bedeutung zukommt. Medikamente ohne hemmenden Einfluß auf die neuromuskuläre

Tabelle 3. *Postoperativer Verlauf bei 9 Myasthenie-Patienten unter Berücksichtigung der Succinylapplikation und Atem- und/oder Schluck-störungen in der Anamnese*

Lfd. Nr.	Ge-schlecht	Dauer der Erkran-kung (Jahre)	In der Anamnese Ateminsuffi-zienz (li.) und/oder Schluck-störungen (re.)		Succinylverbrauch bei Ein-leitung	Succinylverbrauch während der Nar-kose mg/Std	Ex-tubation bei Narkose-ende	Ex-tubation ver-zögert	Tracheo-stoma Dauer (Tage)	Beat-mung Dauer (Std)	Bemerkungen
1	weibl.	$^1/_2$	–	–	50	160	+	–	–	–	–
2	weibl.	10	–	–	30	–	+	–	–	–	–
3	männl.	3	(+)	+	–	–	+	–	–	–	–
4	männl.	1	(+)	+	–	–	+	–	–	–	–
5	männl.	7	+	+	50	–	–	nach 6 Std	–	–	am 2. Tag p.o. verstorben
6	weibl.	$^3/_4$	+	+	50	240	–	+	4	–	Sekretverhaltg.
7	männl.	$^1/_2$	+	+	50	–	+	–	–	–	–
8	männl.	2	+	+	50	80	–	+	7	12	Sekretverhaltg.
9	weibl.	9	+	+	50	60	+	–	–	–	Operation wegen Uterus myomatosus

Übertragung und gut steuerbare Narkosemittel verdienen den Vorzug. Unter genauer Überwachung der Atmung und Freihaltung der Luftwege werden die Kranken post operationem alsbald auf eine optimale Anticholin-esterase-Dosis eingestellt. Treten Komplikationen auf, dann sprechen die von uns gemachten Erfahrungen zunächst für eine apparative Beatmung über einen Endotrachealkatheter.

Die primäre Tracheotomie ist wegen des schnell eintretenden Wechsels der Erscheinungen zumindest initial nicht immer indiziert.

Summary

For the operative treatment of the myasthenia gravis by thymectomy it is most important to maintain an unaffected respiration, especially during the postoperative period. There are to be prefered medicaments without supressing influence on the neuromuscular transmission and among the anesthetics those which are well to be regulated. Post operationem the patients at once become adapted to an optimal dosis of anticholinesterases. At the same time it is important to control closely the respiration and to keep free the respiratory tract. If complications are observed, a respirator is to be used and the respiration is maintained by an endotracheal tube. The primary tracheotomy is not indicated in every case, because the symptoms of the myasthenia gravis change rapidly.

Literatur

1. Cohn, H. E. et al.: Thymectomy in myasthenia gravis: operative technique and postoperative care. Surg. Clin. N. Amer. **47**, 1265–1273 (1967).
2. Denk, W.: Die Chirurgie der Drüsen mit innerer Sekretion. Langenbecks Arch. klin. Chir. **267**, 496 (1951).
3. Drobner, S.: Die Thymektomie bei Myasthenia gravis. Chirurg **39**, 175–178 (1968).
4. Erbslöh, F.: Muskelkrankheiten. In: Bodechtel, G.: Differentialdiagnose neurologischer Krankheitsbilder, 2. Auflage, Stuttgart: Georg Thieme 1963.
5. — L'Allemand, H.: Die Thymektomie im Therapieplan schwerer krisen-gefährdeter Myasthenien. Dtsch. med. Wschr. **90**, 800 (1965).
6. Gottwald, A.: Untersuchungen über das Inhalationsnarkotikum Methoxy-fluran (Penthrane) unter besonderer Berücksichtigung seiner muskel-relaxierenden Eigenschaft. Inaugural-Dissertation, Mainz 1967.
7. Hale, J. F., Scowen, E. F.: Thymic tumors. London: Lloyd-Luke 1967.
8. De Jong, R., Hershey, W. N., Wagman, I. H.: Measurement of a spinal reflex response (H-Reflex) during general anesthesia in man. Anesthesiology **28**, 382–389 (1967).
9. Karis, J. H., Gissen, A. J., Nastuk, W. L.: The Effect of Volatile Anesthetic Agents on Neuromuscular Transmission. Anesthesiology **28**, 128 (1967).
10. Langrehr, D., Henatsch, H. D.: Wirkungen von Psychopharmaka auf den spinalen Eigenreflexapparat und seine Antriebe (unter besonderer Berücksichtigung von Dehydrobenzperidol). In: Anaesthesiologie und Wiederbelebung Bd. 9, Berlin-Heidelberg-New York: Springer 1966.

11. LE BRIGAND, H.: Apropos of the results of thymectomy in the treatment of myasthenia. Poumon Cœur 23, 1013–1021 (1967).
12. MANZ, F.: Myasthenia gravis und myasthenisches Syndrom. Med. Welt 17, 1047–1056 (1967).
13. MATHEWS, W. A., DERRICK, W. S.: Anesthesia in the patient with myasthenia gravis. Anesthesiology 18, 443 (1957).
14. MEYER, G.: Ergebnisse der neuen Thymusforschung. Med. Welt 15, 872–876 (1964).
15. NGAI, S. H., HANKS, E. C., FARHIE, S. E.: Effects of anesthetics on neuromuscular transmission and somatic reflexes. Anesthesiology 26, 162 (1965).
16. OSSERMAN, K. E.: Myasthenia gravis. New York/London 1958.
17. PRINZ, H.: Über das Problem der Thymektomie bei Myasthenia gravis. Langenbecks Arch. klin. Chir. 321, 284–304 (1968).
18. SCHIMRIGK, K., MERTENS, H.-G., BALZEREIT, F.: Differentialdiagnose und Therapie der funktionellen Myopathien. Internist 7, 187 (1966).
19. SCHMIDT-MENDE, M.: Mediastinaltumoren. Münch. med. Wschr. 8, 405 (1966).
20. SIMPSON, J. A.: An evaluation of thymectomy in myasthenia gravis. Brain 81, 112 (1958).
21. SPATH, F.: Myasthenie und Thymus. Langenbecks Arch. klin. Chir. 267, 545 (1951).
22. STOECKEL, H., BEDUHN, D.: Spätkomplikationen nach Tracheotomie. Langenbecks Arch. klin. Chir. 323, 18 (1968).
23. WIEMERS, K., KERN, E., GÜNTHER, M., BUCHARDI, H.: Postoperative Frühkomplikationen, 2. neubearbeitete Auflage. Stuttgart: Georg Thieme 1969.
24. WYLIE, W. D., CHURCHILL-DAVIDSON, H. C.: A practice of Anesthesia. London: Lloyd Luke 1960.

Narkoseführung und Operationsnachsorge bei benignem und malignem organischen Hyperinsulinismus

Von K. Schultis und H. L'Allemand

Chirurgische Universitätsklinik Gießen (Direktor: Prof. Dr. K. Vossschulte) und Institut für Anaesthesiologie der Universität Gießen (Direktor: Prof. Dr. H. L'Allemand)

Der organische Hyperinsulinismus mit seinen pathophysiologischen Konsequenzen, der Überproduktion an Insulin und den daraus resultierenden hypoglykämischen Zuständen ist bis heute nur durch operative Maßnahmen mit endgültigem Erfolg zu behandeln. Hieran hat auch die Entdeckung blutzuckersteigernder Substanzen, wie z.B. Glucagon, Diazoxide oder Sulfactin, bisher nichts ändern können.

Im Material der Gießener Klinik übersehen wir inzwischen 17 Fälle von operativ behandeltem Hyperinsulinismus. Bei 7 von diesen konnten Insulin-Aktivitäten gemessen werden. 2 dieser 7 Kranken litten an malignen β-Zelltumoren, während bei den restlichen 5 Fällen benigne Adenome vorgelegen haben.

Für das hier zu besprechende Thema ist die Frage der Gut- oder Bösartigkeit erst für die Operationsnachsorge von Bedeutung. Während der Operationsvorbereitung und der Narkoseführung ergeben sich für die beiden Gruppen nach unseren Erfahrungen keinerlei Unterschiede.

Präoperativ ist aus der Sicht des Anaesthesisten als wesentlicher Gesichtspunkt zu beachten, daß die Patienten, die für die Laparotomie durch wenigstens 12stündige Nahrungskarenz und abführende Maßnahmen vorbereitet werden müssen, schon am Tage vor der Operation mit einer sicher liegenden Glucose-Dauertropfinfusion versorgt werden sollten. Wird hierauf verzichtet, muß mit einer reaktiven Hungerhypoglykämie gerechnet werden.

Hypoglykämien stellen auch die wesentlichste intraoperative Gefahr für den Hyperinsulinismus-Patienten dar. Bei nicht ausreichend genauer Überwachung der Narkose können sie übersehen werden und zu möglicherweise irreversiblen cerebralen Schädigungen führen. Bewährte Maßnahmen für ihre Verhütung sind einmal eine möglichst häufige Kontrolle des Blutglucosespiegels und zum anderen die kontinuierliche Infusion glucosehaltiger Lösungen. Diese sollten auch dann verabreicht werden, wenn dem Patienten intraoperativ Bluttransfusionen zugeführt werden müssen.

Die moderne Pharmakologie bietet jedoch weitere Möglichkeiten zur Verhütung des intraoperativen hypoglykämischen Schocks. Zum einen kann präoperativ oder zu Beginn der Narkose eine Injektion von Depot-Glucagon in der Größenordnung von 1–1,5 mg subcutan oder intramuskulär erfolgen. Man muß sich jedoch darüber im klaren sein, daß Glucagon nicht nur eine Anhebung des Blutglucosespiegels durch vermehrte Glykogenolyse in Gang bringt, sondern ebenso einen insulinliberierenden und lipolysesteigernden Effekt hat. Glucagonapplikationen sind also gerade unter den Bedingungen des Operationsstresses keineswegs indifferent. Die Gabe von Diazoxide, einem nicht diuretisch wirkenden Benzothiadiazin-Abkömmling, in einer Dosis von 3–5 mg/kg, ist eine gute Präventivmaßnahme gegen die Hypoglykämie beim Hyperinsulinismus. Sie hat sich als therapeutische Maßnahme mit passagerem Wert ausgewiesen. Gleiches gilt für die Verabreichung von Sulfactin. Wir haben mit beiden Substanzen während der Narkose keine Erfahrungen, auch sind uns in der Literatur über die Verwendung während der Narkose bei Hyperinsulinismus keine Angaben bekannt geworden. Nach FRERICHS u.a. hat sich jedoch die Verwendung von Diazoxide zur Operationsvorbereitung von Patienten mit schlechtem Allgemeinzustand und bei starker Übergewichtigkeit bewährt.

Eine Besonderheit, die der Anaesthesist während der Operation eines Hyperinsulinismus zu beachten hat, ist der regelmäßig auftretende Abfall des systolischen Druckes bei palpatorischer Exploration des Pankreas im Bereich der β-Zelltumoren. Hierbei kommt es infolge mechanischer Reizung zur Ausschüttung von Insulin. Diese führt entsprechend dem physiologischen Zusammenhang von Hypoglykämie und Vagusreizung zu einem extremen Vagotonus mit niedrigen Blutdruckwerten. Der Zustand ist akut zu bessern durch vermehrte Applikation von Glucose, z.B. Injektion von 20 ml 50%iger Lösung.

Wie bereits erwähnt besteht ein wesentlicher Unterschied in der Operationsnachsorge zwischen Patienten, bei denen eine vollständige Beseitigung der vermehrt insulinproduzierenden Zellen möglich war, und solchen, bei denen weiterhin vermehrt Insulin in das Blut abgegeben wird – sei es wegen eines Malignoms mit oder ohne Metastasen oder auch wegen der Unauffindbarkeit eines Adenoms.

Die nach jedem Streß zu beobachtende Neigung zur Hyperglykämie und zum transitorischen Diabetes ist bei den Patienten nach Entfernung eines β-Zelltumors erwartungsgemäß besonders ausgeprägt. Normalerweise klingt jedoch dieser Zustand innerhalb weniger Tage ab. Es empfiehlt sich die regelmäßige Überwachung des Glucosespiegels in 2–3stündigen Abständen während der ersten 8 Tage. Besondere Maßnahmen waren bei unseren Fällen jedoch niemals erforderlich.

Ein zuverlässiges Verfahren zur Prüfung des Erfolgs der Operation ist der Sulfonylharnstofftest. In der Abbildung 1 sind die Ergebnisse eines solchen Tests für Glucose und für Insulin vor und nach der Operation dargestellt. Während bei dieser 42jährigen Patientin mit einem kirschgroßen Inselzelladenom der Test präoperativ bereits nach 10 min wegen eines hypoglykämischen Schocks mit extremer Erhöhung der insulin-like-activity (ILA) abgebrochen werden mußte, verlief schon am 4. postoperativen Tag die Reaktion auf die Sulfonylharnstoffbelastung normal. (Die Bestimmungen der ILA verdanken wir Herrn Prof. Pfeiffer und seinen Mitarbeitern, damals noch Frankfurt.)

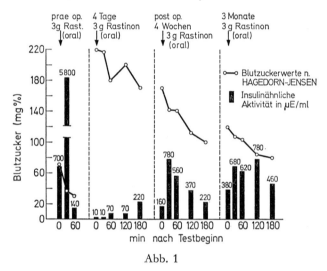

Abb. 1

Ein weiteres Beispiel ergibt die Abbildung 2. Der 26jährige Patient, ebenfalls mit einem Inselzelladenom, zeigte eine Adaptation an die permanent erhöhten Spiegel für radioimmunologisch meßbares Insulin (IMI). Dieses äußerte sich klinisch darin, daß er bei über 1jähriger Anamnese keine Schockzustände erlebt hatte. Entsprechend wurden durch Sulfonylharnstoff keine wesentlichen Steigerungen der IMI-Konzentrationen und damit auch keine hypoglykämischen Schocks ausgelöst (1. Test). Nach 5tägiger Behandlung mit 600 mg Diazoxide pro Tag konnte ein für das Krankheitsbild typischer Testverlauf registriert werden. 2 Tage nach Absetzen des Diazoxides trat der erste Spontan-Schock auf. Die beiden postoperativen Kontrolltests weisen den Erfolg der Operation nach. (Die Bestimmungen der IMI verdanken wir Herrn Dr. Geser, München, einem Mitarbeiter von Herrn Prof. Mehnert.)

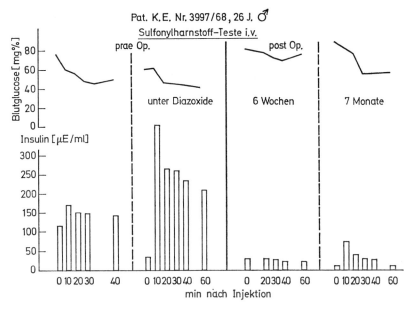

Abb. 2

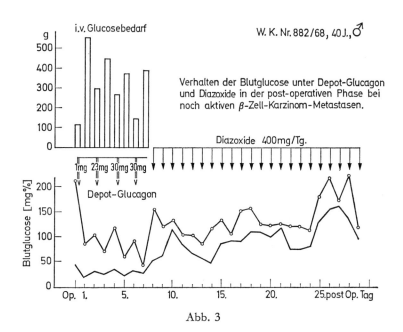

Abb. 3

Die Abbildung 3 zeigt Daten aus dem Verlauf nach Pankreasschwanz-resektion wegen eines β-Zell-Carcinoms und Enukleation einer Leber-metastase bei einem 40jährigen, der am 30. postoperativen Tag an einer Sepsis verstarb. Bei der Sektion wurden eine eitrige Pyelonephritis, eine lokalisierte Peritonitis, zwei weitere Leber- sowie Lymphknotenmetastasen gefunden. Die Abbildung zeigt, daß der Patient während der ersten 7 postoperativen Tage großer Mengen Glucose i.v. bedurfte. Am 2., 4. und 6. Tag post operationem erhielt er Depot-Glucagon, das uns freund-licherweise von der Firma Novo zur Verfügung gestellt wurde. Der Glucose-bedarf ist an diesen 3 Tagen deutlich geringer. Eine Ketoacidose hat sich nicht ausgebildet. Bis zum 7. postoperativen Tag bestand eine metabolische Alkalose. Ab 8. postoperativen Tag erhielt der Patient täglich Diazoxide. Die Glucose im Blut normalisierte sich. Die Blutzucker-anstiege um den 18. und 26. postoperativen Tag sind durch Fieberschübe bis über 40° C verursacht. Eine Erhöhung der Temperatur bestand ab 17. Tag bis zum Exitus.

Wir wissen aus einem weiteren postoperativen Verlauf bei β-Zell-Carcinom eines 59jährigen Patienten, bei dem große Lebermetastasen hatten zurückgelassen werden müssen, daß *ohne* Diazoxide täglich intra-venöse Gaben von Glucose in einer Größenordnung von 400–600 g bei gleichzeitiger oraler Ernährung erforderlich sein können. Durch die Thera-pie mit Diazoxide können derartige Glucosemengen wesentlich verringert werden.

Zusammenfassung

Es ist festzustellen, daß die Schwierigkeiten der Narkose und Operation eines organischen Hyperinsulinismus verringert werden können durch eine dem Kohlenhydratstoffwechsel angepaßte und kontrollierte Therapie, prä-, intra- und postoperativ, die neben Glucose weitere hyperglykämisch wirkende Stoffe (Diazoxide, Glucagon, Sulfactin) einschließt.

Summary

During preparations for operation and during anesthesia there is no difference in preliminary treatment of patients with hyperinsulinism. Glucose-infusions are recommended for the time preceeding the operation and for the time of anesthesia. Patients with remaining organic hyper-insulinism due to an active β-cell-carcinoma metastasis can be treated success-fully with Dioxacide, which has also proved itself in the diagnosis of this sickness.

Spezielle anaesthesiologische Probleme
beim Cushing-Syndrom

Von **H. Stoeckel**

Abteilung für Anaesthesiologie (Vorstand Prof. Dr. O. H. Just), Chirurgische
Universitätsklinik Heidelberg

Die Nebennierenrinde produziert eine Vielzahl von Hormonen mit
glucocorticoider, mineralocorticoider, androgener, östrogener und gesta-
gener Aktivität. Von diesen Hormonen sind die Glucocorticoide mit
einem Tagesbedarf von ca. 20 mg und das Mineralocorticoid Aldosteron
mit einem Tagesbedarf von 0,1–0,3 mg lebensnotwendig [8, 9, 11, 12, 19].
Das physiologische Glucocorticoid Cortisol hat ebenfalls eine mineralo-
corticoide Wirkung – nur in einem etwa 15- bis 20fach geringeren
Ausmaß.

Die Pathogenese des Cushing-Syndroms ist vielgestaltig und umfaßt
bekanntlich – neben dem iatrogenen Cushing und dem paraneoplastischen
Hypercorticismus – die 3 chirurgischen Formen:

1. die beidseitige Hyperplasie,
2. das autonom hormonaktive Rinden-Adenom und
3. das primäre NNR-Carcinom.

Die unterschiedliche endokrine Situation zum Zeitpunkt der Operation
und Anaesthesie ist aus der schematischen Darstellung (Abb. 1) ersicht-
lich.

Die häufigste Form (60%) ist die Hyperplasie, die zugleich operativ-
therapeutisch am wenigsten befriedigt. Diese beruht auf einer Entgleisung
zentraler, noch nicht eindeutig bekannter Regulationsmechanismen im
Bereich Hypothalamus–HVL mit fortlaufender, mäßiggradiger Stimulation
der ACTH-Ausschüttung, die beide Nebennieren zu einer konstanten Mehr-
sekretion von Cortisol anregt. Im Gegensatz zum physiologischen Verhalten wird bei beidseitiger Hyperplasie die ACTH-Produktion nicht
gehemmt [8, 11]. Bei den Tumoren, d.h. Adenomen und Carcinomen der
NNR, funktioniert die exzessive Cortisol-Überproduktion autonom, d.h.
ACTH unabhängig. Die Folge ist eine Inaktivitätsatrophie der kontralateralen NNR.

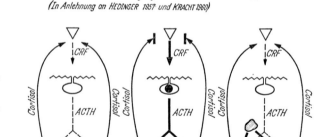

Abb. 1. Ursachen des Cushing-Syndroms [nach Dhom (10)]

Die hauptsächlichen anaesthesiologischen Probleme in der prä-, intra-
und postoperativen Periode resultieren demnach aus

1. den Auswirkungen der permanent erhöhten Cortisol-Konzentra-
tion auf die peripheren Gewebe,

2. dem Ausmaß einer zusätzlichen Überproduktion anderer NNR-
Hormone ohne Glucocorticoid-Wirkung, d.h. vor allem der Mineralo-
corticoide. Das ist der Fall bei Tumoren, insbesondere bei Carcinomen.

3. der postoperativen Restproduktion von Cortisol der verbleibenden
Nebenniere [1, 2, 5, 18].

Die pathologische Cortisol-Produktion führt – im Einzelfall in sehr
unterschiedlichem Ausmaß – in der Hauptsache zur Hypertonie mit evtl.
cardialen Auswirkungen, zur eiweißkatabolen Stoffwechsellage, deren
Folgen Gewebeatrophie, Adynamie, Osteoporose, Wundheilungsstörungen
und Steroid-Diabetes sind. Außerdem kommt es zu Störungen des
Elektrolyt- und Säure-Basenhaushaltes. Die Vor- und Nachbehandlung
dieser Befunde hat deshalb zu berücksichtigen: einen therapiebedürftigen
Myocardschaden, einen Ausgleich des Säure-Basendefizits und die Zufuhr
von Plasma, Albumin, evtl. γ-Globulin und Anabolica, ferner eine Substitution bedrohlicher Hypokaliämien, die jedoch selten sind. Stark ernied-
rigte Serum-Kaliumwerte unter 3 mval/l müssen an das Vorliegen eines
Carcinoms denken lassen, das im Kindesalter relativ häufig vorkommt
[8, 10]. Im eigenen Krankengut von 23 Cushing-Fällen (Abb. 2) traten
nur bei Carcinomen therapiebedürftige Hypokaliämien kombiniert mit metabolischer Alkalose auf. Sie sind der Ausdruck einer gleichzeitig vorliegenden Aldosteron-Überproduktion (wie beim Conn-Syndrom) oder

eines ungewöhnlich hohen Cortisol-Spiegels. Die Therapie besteht demzufolge in der präoperativen Verabreichung von Kalium-Konzentraten
und Aldosteron-Antagonisten [3, 6, 14].

Die Substitutionstherapie mit Glucocorticoiden variiert je nach der endokrinen Ausgangssituation. Sie ist erfahrungsgemäß nicht notwendig bei
der ersten Sitzung der zweizeitigen Adrenalektomie wegen beidseitiger
Hyperplasie. In jedem Fall sollte man jedoch intravenös applizierbares
Hydrocortison bereithalten, um es bei Bedarf verabreichen zu können, insbesondere wenn wider Erwarten ein Rindentumor vorliegt.

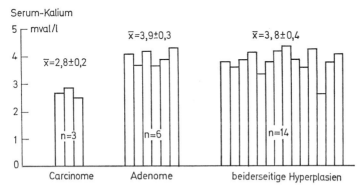

Abb. 2. Präoperative Serum-Kaliumwerte bei 23 Cushing-Patienten

Die einzeitige beiderseitige Nebennieren-Exstirpation, die zweite Sitzung der zweizeitigen Hyperplasie-Operation sowie die Entfernung eines
Cortisol produzierenden Rindentumors – Adenom oder Carcinom – erfordern dagegen eine intensive Substitution. Wird wegen Hyperplasie eine
subtotale Adrenalektomie der zweiten Nebenniere vorgenommen, muß
die Substitution wie bei totaler beidseitiger Entfernung durchgeführt werden, da primär die Funktionstüchtigkeit des Organrestes nicht sicher ist,
wie die relativ häufigen passageren NN-Insuffizienzen zeigen.

Die Auswahl des Präparats hat zu berücksichtigen, daß ein Glucocorticoid
mit gleichzeitiger mineralocorticoider Wirkung, d. h. Cortison-Acetat oder
Hydrocortison, verwendet wird. Bei reinen Glucocorticoiden (Prednison
und Prednisolon) sollte zusätzlich Aldosteron gegeben werden. Über die
Dauer und exakte Dosierung der Substitutionstherapie, die im allgemeinen
nicht in die alleinige Kompetenz des Anaesthesisten fallen wird, kann hier
auf die verschiedenen und unterschiedlichen Behandlungs-Schemata von
LABHART, HARTENBACH, CAHILL sowie FRAHM und SCHILLING verwiesen
werden. Für den Anaesthesisten ist es jedoch wichtig, die erforderliche
Dosierung und Wahl des Präparates am Operationstag zu kennen. Folgendes
Erfahrungsschema hat sich bewährt:

Am Morgen bei Narkosebeginn 100 mg Hydrocortison als Dauertropf-Infusion mit etwa 2 Std Einlaufzeit, bis zum nächsten Morgen weiter 150–200 mg Hydrocortison.

In der postoperativen Periode kommt es gelegentlich, und zwar häufiger bei Carcinomen, zu hypotonen Kreislaufkrisen als Ausdruck einer Neben-nieren-Insuffizienz. Hydrocortison und Vasopressoren können diese Krisen oft nicht kupieren. Eine Hyponatriämie und Hypochlorämie lassen auf einen Mineralocorticoidmangel schließen und erfordern die Anwendung des Kochsalz retinierenden Aldosterons zusammen mit verstärkter Volumen-zufuhr.

Im Gegensatz zu der Bedeutung pathophysiologischer Probleme tritt die Auswahl des Anaesthesie-Verfahrens in den Hintergrund [1, 2, 5, 18]. Mehrere Autoren [1, 2, 17] weisen darauf hin, daß die Ausscheidung von Cortisol, Cortison und Aldosteron durch die Narkose nicht signifikant erhöht ist. Auch wir haben anhand von 23 operierten Cushing-Fällen bei klinischer Beurteilung keine evidenten Unterschiede bei Anwendung von Äther, Barbiturat, Halothan oder Neuroleptanalgesie finden können.

Zusammenfassung

Es wird eine Darstellung der für den Anaesthesisten wichtigen patho-physiologischen und pharmakologischen Kriterien in der prä-, intra- und postoperativen Periode von Cushing-Patienten gegeben. Von besonderer Bedeutung sind die Auswirkungen erhöhter präoperativer Cortisolkonzen-trationen mit evtl. gleichzeitiger Überproduktion an Mineralocorticoiden und das Ausmaß postoperativer Restproduktion an NNR-Hormonen. Klinisch sind präoperativ Myokardschaden, Eiweißkatabolie, Steroid-Diabetes und Störungen des Elektrolyt- und Wasserhaushalts zu beachten. Postoperativ ist die hormonelle Substitutionstherapie nach Art des Ein-griffs und des morphologischen Substrats (Hyperplasie, Adenom, Carci-nom) zu variieren. Gegenüber diesen Problemen treten Fragen der Anaesthe-sietechnik in den Hintergrund.

Summary

This paper describes those pathophysiological and pharmacological criterions of importance to the anesthesiologist in the pre-, intra- and post-operative phases of Cushing-syndrome. Of prime importance are the effects of the preoperatively raised cortisol level and the possible overproduction of mineralocorticoids as well as the amount of the postoperative residual hormonal activity. From the clinical standpoint myocardial damage, protein catabolism, steroid diabetes and disturbances in electrolyte- and water-balance must be watched preoperatively. Postoperatively hormonal sub-stitution therapy must vary according to the type of operation performed and to the histological findings (hyperplasia, adenoma or carcinoma). In comparison to these problems the anesthesiological technique presents no special difficulties.

Literatur

1. CAHILL, G. F., THORN, G. W.: Anesthesiology **24**, 472 (1963).
2. CARNES, M. A.: In: Anesthesia for Patients with Endocrine disease. Ed. JENKINS, M. T. Oxford: Blackwell Scient. Publ. 1963.
3. COPE, O., RAKER, J. W.: New Engl. J. Med. **253**, 119 (1955).
4. DUESBERG, R., HÄNZE, S.: Dtsch. Med. Wschr. **89**, 545 (1964).
5. FRAHM, H., SCHILLING, K.: Anaesthesist **15**, 91 (1966).
6. HARTENBACH, W.: Chirurg **33**, 253 (1962).
7. HENI, F.: Dtsch. med. Wschr. **91**, 174 (1966).
8. JORES, A., NOWAKOWSKI, H.: Praktische Endokrinologie. Stuttgart: Georg Thieme 1968.
9. KARL, H. J.: Internist **5**, 1 (1964).
10. DHOM, G.: Die Nebenniere im Kindesalter. Berlin-Heidelberg-New York: Springer 1965.
11. LABHART, A.: Dtsch. med. Wschr. **94**, 36 (1969).
12. MURISON, P. J.: Med. Clin. N. Amer. **51**, 883 (1967).
13. MUSHIN, W. W.: Anaesthesia **12**, 15 (1957).
14. RAKER, J. W., COPE, O., ACKERMAN, I. P.: Amer. J. Surg. **107**, 153 (1964).
15. SCHMIDT, A.: Anaesthesist **17**, 90 (1968).
16. SCHWEIKERT, C. H., KAPFHAMMER, V.: Med. Klin. **59**, 486 (1964).
17. STARK, G.: Anaesthesist **15**, 4 (1966).
18. STOECKEL, H.: Z. prakt. Anästh. Wiederbeleb. **2**, 83 (1967).
19. TAMM, J.: Dtsch. med. Wschr. **89**, 2381 (1964).

Die Anaesthesie beim Conn-Syndrom

Von **L. Woischwill** und **Alice Schmidt**

Institut für Anaesthesie der Universität des Saarlandes in Homburg (Saar)
(Direktor: Prof. Dr. K. Hutschenreuter)

Die Narkose beim Conn-Syndrom stellt den Anaesthesisten vor einige Probleme, für deren Lösung, soweit wir übersehen, in der Literatur Hinweise fehlen.

Unsere eigenen Erfahrungen basieren auf der Anaesthesie bei insgesamt 12 Patienten, die in den Jahren 1966–1968 an der Chirurgischen Klinik in Homburg operiert wurden.

Voraussetzung für eine adäquate Narkoseführung ist die Kenntnis der Pathophysiologie der Erkrankung.

Ursache des primären Aldosteronismus ist eine unkontrollierte autonome Mineralocorticoid-Produktion durch solitäre und multiple Adenome einer Nebenniere oder durch doppelseitige diffuse Hyperplasie. Maligne Tumoren wurden bis heute nur in 6 Fällen nachgewiesen.

Die *physiologische Aldosteroninkretion* in der Zona glomerulosa wird durch vielschichtige, z.T. noch unbekannte Steuermechanismen und Reglersysteme kontrolliert (Abb. 1).

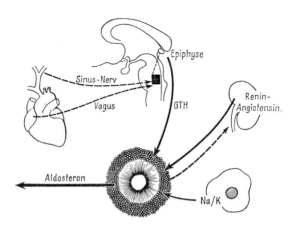

Abb. 1. Steuermechanismus der Aldosteroninkretion

So sollen, außer einem noch hypothetischen adrenoglomerulotropen Hormon (GTH) aus der Epiphyse oder benachbarten Strukturen des Dienzephalon, auch zelluläre Veränderungen des Na/K-Quotienten und der Zellhydratation die Ausschüttung des Mineralocorticoids beeinflussen; sicher aber unterliegt die Aldosteroninkretion der Steuerung des Renin-Angiotensinsystems (Abb. 2): Das Ferment Renin aus juxtaglomerulären Zellen der Niere wird frei bei Abnahme des renalen Natriumangebots oder der renalen Durchblutung, das neben einer direkten Blutdrucksteigerung auch die Aldosteronausschüttung erhöht. Aldosteron aktiviert die renale Na-Rückresorption und damit – über die Erhöhung des osmotischen Druckes im Plasma – Blutvolumenzunahme und Blutdrucksteigerung, durch welche die Reninbildung wieder gehemmt wird.

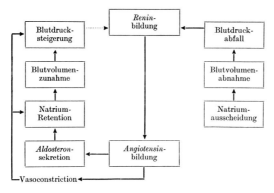

Abb. 2. Rolle des Renin-Angiotensinsystems für Homöostase und Kreislauf. Schematische Darstellung (Nach GILMAN and GOODMAN)

Beim *primären Aldosteronismus* funktioniert dieses Reglersystem nicht: die Hormonproduktion ist entzügelt und unterhält Hypervolämie und Hypertonie, durch welche die Reninbildung konstant unterdrückt wird. Deshalb sind bei erhöhter Aldosteronproduktion Hypertonie und erniedrigtes Plasmarenin die Hauptkriterien des Conn-Syndroms. Eine Hypernatriämie kommt nicht zustande, da mit Natrium immer eine adäquate Flüssigkeitsmenge retiniert wird.

Der erhöhten Natriumrückresorption im Nierentubulus ist eine vermehrte Kalium- und H-Ionen-Ausscheidung korreliert sowie eine gesteigerte Bicarbonatreabsorption. Die Folgen sind Hypokaliämie und metabolische Alkalose, weitere Leitsymptome des primären Aldosteronismus.

Das *klinische Bild* ist geprägt vom Hypokaliämiesyndrom:

Muskelschwäche durch Herabsetzung der neuromuskulären Erregbarkeit und der Muskelkontraktionskraft; aus den gleichen Gründen häufig Herzinsuffizienz und Neigung zur Obstipation, ferner Polyurie, Nykturie und Polydipsie durch Beeinträchtigung der renalen Konzentrationsfähigkeit

und schließlich verminderte Glukosetoleranz durch Störung der Betazellenfunktion des Pankreas.

Der Hypertonus mit systolischen Werten zwischen 200 und 300 mmHg bei diastolischen Drucken über 100 mmHg vervollständigt das klinische Bild mit häufigen Kopfschmerzen und Nachlassen der Konzentrations- und Merkfähigkeit.

Die klinische und endokrinologische Verdachtsdiagnose wird schließlich erhärtet durch die Bestimmung eines erhöhten Blutvolumens und durch die evtl. Seitenlokalisation eines Adenoms durch selektive Nebennieren-Angiographie.

Das anaesthesiologische Vorgehen hat den vielfältigen biochemischen und hämodynamischen Störungen beim Conn-Syndrom Rechnung zu tragen.

Zur Narkose- und Operationsvorbereitung gehört in erster Linie die Korrektur der Hypokaliämie. Die metabolische Alkalose ist meistens kompensiert und nicht behandlungsbedürftig.

Ausgeprägte Hypertonie-Herzen oder Zeichen cardialer Insuffizienz machen Digitalisierung erforderlich.

Bei ängstlichen Patienten ist längere psychische Sedierung, z.B. mit Valium, von Vorteil, da sie eine angstbedingte Katecholaminausschüttung verhindert, die den Hypertonus weiter steigert. Sie ist besonders wichtig am Operationsvorabend, an dem sie evtl. durch ein Barbiturat potenziert werden kann.

Zur *Prämedikation* ist Scopolamin als Vagolyticum dem Atropin vorzuziehen, da es weniger herzwirksam ist. Als Analgeticum geben wir Pethidin.

Die Narkose wurde in 11 Fällen mit Thiopental eingeleitet und durch Lachgas/Sauerstoff im Verhältnis 2:1 und Fluothanezusatz von 0,5–1 Vol.-% unterhalten. In einem Fall haben wir eine Neuroleptanalgesie mit zusätzlicher Inhalation von Lachgas/Sauerstoff durchgeführt.

In der Hälfte unserer Fälle kam es in zeitlichem Zusammenhang mit der Umlagerung des Patienten in Bauchlage zum Blutdruckabfall bis zur Hälfte des Ausgangsdruckes. Er konnte durch Kreislaufmittel und raschere Infusion in allen Fällen schnell behoben werden. Wir stellen zur Diskussion, ob es sich dabei um eine narkosebedingte und durch die Umlagerung verstärkte relative Hypovolämie handelte, die durch den insuffizienten Renin-Angiotensin-Mechanismus nicht sofort abgefangen werden konnte. Als Ursache für eine relative Hypovolämie käme sowohl die vasodilatierende Wirkung von Fluothane als auch der alphablockierende Effekt von Dehydrobenzperidol in Frage.

Zur Intubation und intraoperativen *Muskelrelaxation* wurde Succinylcholin in fraktionierten Dosen oder im Dauertropf gegeben. Einige Patienten klagten postoperativ über Muskelschmerzen, was bei der Schwäche ihrer Muskulatur nicht verwundert, aber zu vorsichtiger Dosierung mahnt. Eine verlängerte Abbauzeit haben wir in keinem Fall beobachtet. Auf nichtdepolarisierende Relaxanzien vom Curaretyp wurde wegen der ohnehin herabgesetzten neuromuskulären Erregbarkeit und der Hypokaliämie bewußt verzichtet. Die Bauchlage der Patienten machte in allen Fällen kontrollierte Beatmung notwendig, wobei jedoch, wegen der Tendenz zur Alkalose, eine Hyperventilation vermieden wurde.

Bei der intraoperativen Flüssigkeitszufuhr wurde das am Operationsmorgen bestimmte Ionogramm berücksichtigt und eine größere Kohlehydratbelastung vermieden.

Das übliche operative Vorgehen mit Exstirpation einer Nebenniere bei solitärem Adenom und einseitiger Adrenalektomie mit $^2/_3$-Resektion der kontralateralen Seite bei diffuser Hyperplasie erfordert im allgemeinen keine *Corticoidsubstitution*. Im Falle einer doppelseitigen Nebennierenexstirpation muß die Substitution schon intraoperativ beginnen, damit bei Entfernung der zweiten Nebenniere ein größerer Blutdruckabfall vermieden wird. Wir geben am Operationstag 300 mg Hydrocortison im Dauertropf entsprechend der physiologischen Inkretion in Streß-Situationen und reduzieren täglich bis zur Erhaltungsdosis von 20–40 mg pro Tag.

Postoperativ steht die Überwachung von Blutdruck und Kaliumspiegel im Vordergrund. In unseren Fällen pendelte sich der Druck innerhalb von 1–2 Wochen auf Werte um 140–170 mmHg systolisch ein, während die diastolischen Werte unter 100 abfielen. Kaliumsubstitution war in den meisten Fällen für mehrere Tage notwendig, konnte dann aber abgesetzt werden, da sich durch Ausscheidung großer Natriummengen der Kaliumspiegel spontan normalisierte.

Die präoperativ begonnene Atemgymnastik wurde noch am Operationstag fortgesetzt; Lungenkomplikationen sahen wir in keinem Fall, obwohl intraoperative Pleuraeröffnung oft unvermeidbar war. Alle Patienten konnten 2–3 Wochen nach der Operation in die Medizinische Klinik zur Weiterbehandlung und -beobachtung zurückverlegt werden.

Zusammenfassung

Es wird kurz auf die Physiologie der Aldosteroninkretion und auf die Pathophysiologie des primären Aldosteronismus (Conn-Syndrom) eingegangen.

Das prä-, intra- und postoperative anaesthesiologische Vorgehen wird anhand von 12 eigenen Fällen beschrieben.

Summary

A short review of pathophysiological processes in primary aldosteronism (Conn's syndrome) is given.

The pre-, intra- and post-operative anaesthetic management is described on the basis of case-reports of 12 own patients.

Literatur

Conn, J. W., Knopf, R. F., Nesbit, R. M.: Clinical characteristics of primary aldosteronism from an analysis of 145 cases. Amer. J. Surg. 107, 159 (1964).

Goodman, L. S., Gilman, A.: The Pharmacological Basis of Therapeutics. New York: The Macmillan Company 1965.

Krück, F.: Hypokaliämische Hypertension. Internist 3, 97 (1968).

Wolff, H. P., Barth, Ch., Dister, A., Düsterdieck, G., Krück, F., Roscher, S., Vecsei, P., Weinges, K. F.: Hypokaliämischer und normokaliämischer primärer Aldosteronismus. DMW 15, 760 (1969).

Klinische Erfahrungen bei Eingriffen an 34 Patienten mit Phaeochromocytom

Von **M. Körner** und **J. Neuhaus**

Medizinische Klinik (Direktor Prof. Dr. H. Sack) und Anaesthesieabteilung
(Leiter Dr. M. Körner) der Städtischen Krankenanstalten in Krefeld

Das Phaeochromocytom, die typische Geschwulst des Nebennieren-
markes, erweckt ein Interesse, das weit über die Bedeutung des Tumors
selbst hinausgeht.

Einmal ist das Phaeochromocytom relativ selten. Zum anderen gehört
es in die große Gruppe der arteriellen Hypertonien, in der diese Geschwulst
den Prototyp der chirurgisch heilbaren Hochdruckkrankheit darstellt. Man
schätzt, daß 5–6% aller Hypertonieformen Phaeochromocytome sind.
Einerseits ist der Tumor hinsichtlich seiner Lokalisation, seiner Histo-
logie, seiner Hormone Adrenalin und Noradrenalin und ihrer Antagonisten, hinsichtlich der therapeutischen Möglichkeiten und zahlreicher
weiterer Details bis ins Einzelne durchforscht. Man denke nur an seine
Beziehungen zum sympathischen Nervensystem. Andererseits steckt das
Krankheitsbild voller Probleme, die bis in beinahe jedes medizinische
Spezialfach hineinreichen.

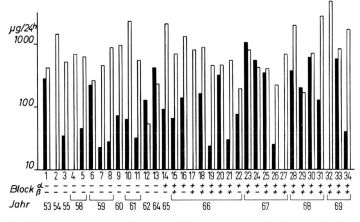

Abb. 1. Katecholaminausscheidung in Microgramm pro 24 Std bei 34 Patienten
mit Phaeochromocytom (links Adrenalin, rechts Noradrenalin)

In den Städt. Krankenanstalten in Krefeld haben wir seit 1953 34 Patienten mit Phaeochromocytom operiert; dabei hatten wir 1 Todesfall. Zusammen mit diagnostischen Eingriffen wurden für diese Patienten insgesamt 53 Narkosen notwendig.

In Abbildung 1 geben wir anhand der Katecholaminausscheidungen einen Überblick über die Patienten in chronologischer Folge. Die Schwankungen sind so groß, daß wir eine logarithmische Darstellung wählen mußten.

Am unteren Bildrand haben wir notiert, welche Patienten adrenerge Blocker erhalten haben.

Wann kommt der Anaesthesist mit dem Phaeochromocytom in Berührung?

Zunächst natürlich bei der Tumorexstirpation selbst; weiterhin bei Eingriffen, bei denen der Tumor zwar bekannt ist, aber belassen wird, wie z.B. bei der Angiographie zur Tumorlokalisation oder bei der Sectio caesarea einer Ph.-Trägerin. Schließlich trifft man unter Umständen auf Patienten mit unerkannten Tumoren.

Hier bei dieser letzten Gruppe hat der Anaesthesist evtl. die Chance, ein bisher unerkanntes Phaeochromocytom zu entdecken oder wenigstens zu vermuten. Es kommt nämlich bei der Narkoseeinleitung fast regelmäßig zu einer sogenannten „Krise" mit entsprechend hohem Blutdruckanstieg, Schweißausbruch und der typischen blaß-marmorierten Hautfärbung. Diese Blutdruckkrise wird in der Literatur meist der Intubation zugeschrieben. Wir sahen sie jedoch auch schon vor der Intubation nach der Succinylinjektion und ebenso einmal nach einer Evipaneinleitung, bevor die Patientin irgend ein anderes Medikament erhalten hatte.

Uns wurden 2 Fälle von Herzstillstand während gynäkologischer Eingriffe bekannt, bei denen die Patientinnen ein unerkanntes Phaeochromocytom hatten. In einem Fall war die Wiederbelebung erfolgreich, und der Tumor wurde später bei uns operiert. Merkwürdigerweise handelte es sich bei den Frauen um Mutter und Tochter, und eine weitere Tochter hatte ebenfalls ein Phaeochromocytom.

Nun komme ich zu den Eingriffen im Zusammenhang mit einem bereits diagnostizierten Phaeochromocytom. Zunächst ein Wort zu den Patienten selbst.

Diese Menschen sind leicht und heftig erregbar, sie ähneln Hyperthyreotikern. Diese Erregbarkeit hat somatische und psychische Ursachen: einerseits die hohen Katecholaminspiegel mit ihren Folgen für die cerebrale Durchblutung und den Stoffwechsel, andererseits die Furcht vor der Krise, die subjektiv äußerst quälend ist und bis zur unverhüllten Todesangst gehen kann, und schließlich die so oft enttäuschte Hoffnung auf Genesung. Diese Patienten haben meist eine lange Odyssee hinter sich mit zahlreichen unangenehmen diagnostischen Prozeduren. Fehldiagnosen sind nicht selten.

Es ist wichtig, die Patienten vor der Anaesthesie ausreichend zu sedieren. Wichtiger ist es noch, ihr Vertrauen zu gewinnen.

Nun kurz zu unserer Narkosetechnik: zur Zeit leiten wir mit Propanidid ein und geben Lachgas-Sauerstoff im Verhältnis 1:1 und Halothan zwischen 0,5 und 1,5 Vol.-% Verdampfereinstellung. Nach der Tumorausschaltung ist kein Halothan mehr erforderlich. Als Muskelrelaxans wird nach der anfänglichen Succinylinjektion Alloferin verwandt. Wichtig sind ausgiebige Ventilation und weitlumige ungehinderte Zugänge zu den Venen. Zur Überwachung genügen Pulsfrequenz, unblutiger arterieller Blutdruck, zentraler Venendruck und ein EKG mit Registrierung.

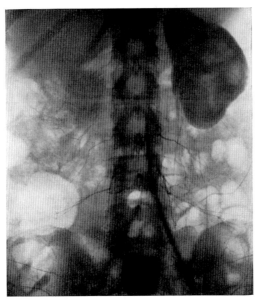

Abb. 2. Angiogramm: Rechtsseitig zwei Phaeochromocytome in der arteriellen Füllungsphase

Im Laufe der 16 Jahre haben wir die verschiedensten Narkotica verwendet, angefangen vom fraktionierten Barbituratschlaf über Äther, Trilen bis zum Halothan und zum Penthrane. Befriedigende Ergebnisse bekommt man, wenn man daran denkt, daß der Eingriff aus 2 Teilen besteht. Dem ersten tumoraktiven Teil der Operation von unbestimmter Dauer folgt eine weitere Phase, in welcher die adrenerge Stimulation durch die Katecholamine fehlt und der Patient mit auffällig wenig Narkotikum auskommt. Die Narkose muß also gut steuerbar sein. Außerdem vermeiden wir alle Stoffe, deren Wirkung u.U. durch Antagonisten aufgehoben werden muß, wie z.B. Fentanyl und d-Tubocurarin.

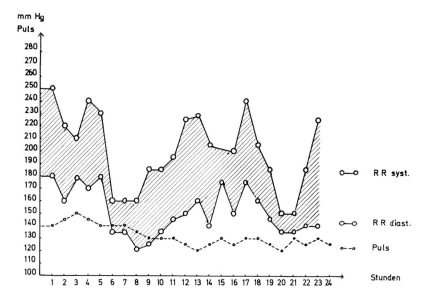

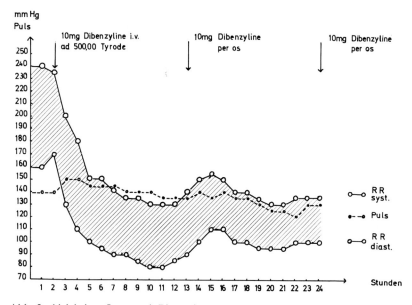

Abb. 3. 11-jähriger Junge mit Phaeochromocytom. Wirkung des Alpha-Blockers Phenoxybenzamin auf den arteriellen Blutdruck, oben vor, unten nach Behandlung

Zwei wesentliche Fortschritte brachten die letzten Jahre: die Angiographie und die Blocker der adrenergen Receptoren. Seit wir die Angiographien machen, haben wir immer bereits vor der Operation eine genaue Tumorlokalisation, die uns nie im Stich gelassen hat. Auf Abbildung 2 sehen Sie ein eindrucksvolles Angiogramm, das rechtsseitig zwei Phaeochromocytome in der arteriellen und kapillären Füllungsphase zeigt. Die rechte Niere wurde früher andernorts exstirpiert. Wir führen die Angiographie jetzt immer in Narkose durch und sehen dabei folgende Vorteile:

1. verlaufen eventuelle Kontrastmittelunverträglichkeiten blander.
2. werden die Röntgen-Aufnahmen durch die absolute Ruhigstellung der Patienten besser.
3. ist die psychische Belastung der labilen Kranken geringer.
4. ist die Narkoseangiographie gewissermaßen die Generalprobe für die Operation. Sie gibt uns Anhaltspunkte für die Verträglichkeit der Narkotica, für die Wirksamkeit der adrenergen Blockade, für die Reaktionen auf Volumenschwankungen und veranlaßt uns zu entsprechenden Korrekturen. Dem Kranken gibt die geglückte Narkoseangiographie, die ja immer auch die endgültige Entscheidung zum Eingriff bringt, das notwendige Vertrauen in den Erfolg der Operation.

Die adrenergen Blocker ermöglichen die Abschirmung der sympathisch innervierten Erfolgsorgane, die durch die Tumorkatecholamine bis zur tausendfachen Dosis der Normwerte stimuliert werden.

Im Hinblick auf die Notwendigkeit vegetativer Reaktionen im Operations- und Narkoseverlauf streben wir kein Maximum dieser Blockade an, sondern ein Optimum, worunter wir eine ausreichende präoperative Dämpfung des Dauerhochdrucks und der Blutdruckkrisen, verbunden mit Beseitigung der subjektiven Beschwerden verstehen. Intraoperativ sollte der Blutdruckanstieg bei der Tumorpalpation erkennbar sein, und postoperativ soll sich die Hypotonie durch kleine Noradrenalingaben beheben lassen. Die Dosen Dibenzyline für eine solche Alpha-Blockade schwanken individuell erheblich. Sie liegen bei unseren Patienten zwischen 40 und 300 mg in 24 Std.

Abbildung 3 zeigt die Dibenzyline-Wirkung auf den Blutdruck.

Wir halten eine internistische Vorbehandlung zur Ermittlung der optimalen Dosis für erforderlich.

Den Beta-Blocker Propranolol geben wir in der Vorbereitungsphase nur testweise, da wir nicht selten unerwünschte Effekte bei der kombinierten Alpha- und Beta-Receptoren-Blockade sahen.

Abbildung 4 zeigt eine solche Störung. Während der Vorbehandlung mit Phenoxybenzamin gingen Hochdruck und Krisen zurück, das Schwitzen hörte auf, und die Patientin fühlte sich wohler. Gaben wir Propranolol, so ging zwar die Pulsfrequenz etwas zurück, aber der Blutdruck stieg wieder an und die charakteristischen Schweißausbrüche traten wieder auf. Durch höhere Phenoxybenzamin-Dosen ließen sich diese Reaktionen beseitigen.

Dagegen hat sich bei uns die orale Gabe von 20 mg Propranolol am Operationsmorgen, $1^1/_2$ Std vor Einleitung der Narkose, bewährt. Dadurch lassen sich in der Regel Tachycardien oder Extrasystolien während der Operation verhüten, die sonst häufig und gelegentlich bedrohlich sind. Nur in Ausnahmefällen ist es erforderlich, intraoperativ zusätzlich Propranolol in fraktionierten Dosen von 2–4 mg i.v. zu injizieren.

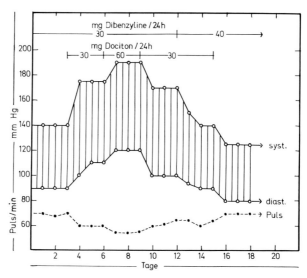

Abb. 4. Patient mit Phaeochromocytom geblockt mit Phenoxybenzamin. Unter Propranolol Wiederanstieg des arteriellen Blutdruckes, der eine höhere Phenoxybenzamin-Dosierung erforderlich macht

Die adrenerge Blockade hat den gesamten Verlauf der Phaeochromocytom-Krankheit leichter und glatter werden lassen. In Abbildung 5a und b soll dies durch 2 Kurven mit und ohne Blocker unterstrichen werden. Die Blutdruck- und Pulsschwankungen sind kleiner geworden. Heterotope Reizbildungsstörungen sind seltener, die Gefäßreaktionen geringer und damit auch ihre Folgen für das extra- und intravasale Volumen, und schließlich werden Hypermetabolismus, Zucker- und Fettstoffwechselstörungen günstig beeinflußt.

Schließlich sei noch auf die erheblichen individuellen Unterschiede zwischen den verschiedenen Patienten hingewiesen. Das Phaeochromocytom gilt mit Recht als „the great mimic" unter den Krankheitsbildern. So

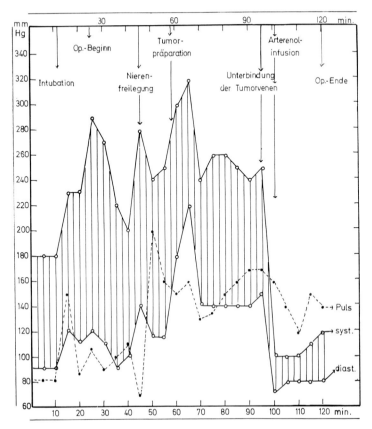

Abb. 5a. Beispiel für eine Phaeochromocytom-Exstirpation ohne adrenerge
Receptoren-Blockade

buntschillernd die Symptomatik ist, so wenig lassen sich bis heute feste
Gesetzmäßigkeiten zwischen Katecholaminspiegeln und -relationen und
den wirksamen Blocker-Dosen erkennen.

Die Dauer des Leidens und die inzwischen manifest gewordenen Organ-
schäden sind wichtig für die individuellen Besonderheiten. Senkten hohe
Dibenzyline-Dosen den Hochdruck nur wenig, so konnte man schon präoperativ eine Arteriosklerose der Nierengefäße vermuten, die dann bi-
optisch immer bestätigt wurde. In solchen Fällen sinkt der Blutdruck auch
nach der Tumorausschaltung nur wenig und steigt bald wieder an. Die
Normalisierung der Katecholaminausscheidung muß dann zeigen, daß nicht
etwa eine zweite oder dritte Geschwulst bei der Operation zurückgelassen
wurde.

Für den Anaesthesisten ist das relativ seltene Phaeochromocytom nicht nur deshalb interessant, weil er gelegentlich einmal Patienten mit solchen Tumoren narkotisieren muß. Viel weitgehender ist die Bedeutung dieser Geschwulst dadurch, daß sie gestattet, am Menschen die Wirkungen endogen erhöhter Katecholaminspiegel zu beobachten und therapeutisch zu beeinflussen.

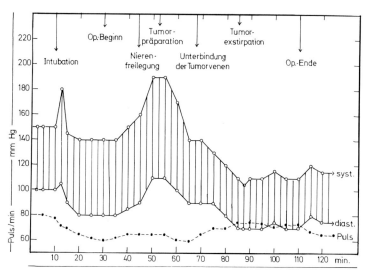

Abb. 5 b. Beispiel für eine Phaeochromocytom-Exstirpation mit adrenerger Receptoren-Blockade

Zusammenfassung

Anhand von 34 Phaeochromocytom-Operationen, die von 1953–1969 in Krefeld gemacht wurden, werden Probleme diskutiert, die den Anaesthesisten betreffen. Das wesentliche Problem ist die bekannte Zweiphasigkeit der Tumorexstirpation, einer ersten Phase mit hohen Katecholaminspiegeln im Blut und einer zweiten nach Ligatur der Tumorvenen, in der die Katecholaminsekretion plötzlich stark vermindert ist. Die Narkosetechnik muß gut steuerbar sein, um sich dem Wechsel anpassen zu können. Der wichtigste Fortschritt der letzten Jahre ist die adrenerge Receptorenblockade, durch die es gelingt, den prä-, intra- und postoperativen Verlauf viel glatter und leichter zu gestalten. Unsere Erfahrungen mit Phenoxybenzamin und Propranolol werden dargestellt.

Summary

34 cases of phaeochromocytoma operated in Krefeld from 1953–1969, let us discuss the problems concerning the anaesthetist. The main problems are the well-known two phases of the exstirpation, the first with high blood-levels of the catecholamines and the second after ligation of the tumor-veins with sudden fall of the catecholaminsecretion. Anaesthetic technic must be able to follow the change between the two parts of the operation. The most important progress in the last years is the adrenergic receptor-blockade. It makes the prae-, intra- and postoperative course much easier. Our experiences with Phenoxybenzamine and Propranolol are commended.

Anaesthesieprobleme
bei Phaeochromocytom-Operationen

Von **G. Hossli, H. Schaer, P. Frey** und **W. H. Ziegler**

Institut für Anaesthesiologie der Universitätskliniken (Direktor: Prof. Dr.
G. Hossli) und Medizinische Universitätsklinik (Direktoren: Prof. A. Labhart
und P. Frick) des Kantonsspitals Zürich

Problematik: Beim Phaeochromocytom führen sowohl der ständig
erhöhte Spiegel von Katecholaminen, d.h. von *Noradrenalin* und *Adrenalin,*
als auch deren schubweise massive Freisetzung zu den bekannten Symptomen. Die allgemeine Vasokonstriktion äußert sich in dauernder oder
paroxysmaler *Hypertonie* und – durch die funktionelle Verminderung der
Gefäßkapazität auch auf der venösen Seite – in der *Abnahme des Blutvolumens.*
Während der Operation drohen einerseits hypertone Krisen bei Streß-
situationen, welche die Katecholaminproduktion steigern wie beispielsweise ungenügende Narkosetiefe, Hypoxie, Hyperkapnie, Acidose, Hämor-

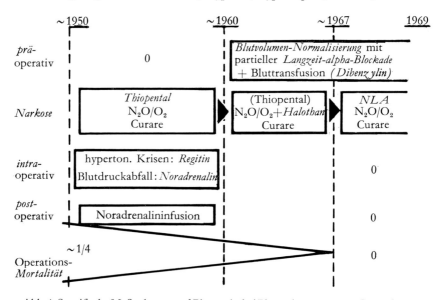

Abb. 1. Spezifische Maßnahmen und Pharmaka bei Phaeochromocytom-Operationen

rhagie und besonders sämtliche Manipulationen am Tumor. Andererseits besteht unmittelbar nach dessen Entfernung die Gefahr des Kreislaufzusammenbruches infolge der nun auftretenden Vasodilatation mit Manifestwerden der bisher maskierten Hypovolämie. Ferner können bei der Narkose verwendete Anaesthetica das Herz gegen die Wirkungen der Katecholamine sensibilisieren. Extremste Blutdruckschwankungen und schwere Arrhythmien waren deshalb früher bei diesem Eingriff die Regel. Er war mit einer hohen intra- und postoperativen Mortalität belastet, als man diese Zusammenhänge noch nicht genauer kannte und vor allem den akuten Blutdruckabfall nicht beherrschen konnte (APGAR u. PAPPER, 1951).

Die *Entwicklung der Anaesthesietechnik für die Phaeochromocytom-Operationen* hat in den letzten 2 Jahrzehnten große Fortschritte gemacht (Abb. 1):

a) Zunächst wurden die erwähnten Komplikationen lediglich *intra- und postoperativ* behandelt: Für die Coupierung von bedrohlichen hypertonen Krisen stand der *kurzwirkende alpha-Blocker* Phentolamin (Regitin) zur Verfügung, und zur Bekämpfung des Blutdruckabfalls nach der Tumor-Resektion hielt man Noradrenalin in großen Mengen zur sofortigen Infusion bereit. Durch häufige Blutdruckmessungen wurden die Schwankungen rasch erkannt und damit die frühzeitige gezielte Therapie möglich. Das Operationsrisiko wurde besonders durch die *kontinuierliche Noradrenalinzufuhr – von der Tumorentfernung an* bis zur Einstellung eines neuen Gleichgewichtes nach einigen Tagen – erheblich vermindert (HEGGLIN u. HOSSLI, 1954).

b) Eine weitere entscheidende Verbesserung erfolgte vor einigen Jahren mit der Einführung der *systematischen präoperativen Behandlung mit einem alpha-Rezeptorenblocker* (VARNER and SHANNON, 1962; ZIEGLER, LABHART u. FRICK, 1965). Da das oft erhebliche Ausmaß der Reduktion des Blutvolumens nun erkannt worden ist, lag es nahe, schon während der internistischen Vorbereitung dessen Normalisierung anzustreben. Dabei wird durch eine *Langzeit-Blockade*, beispielsweise mit Phenoxybenzamin (Dibenzylin), eine protrahierte Vasodilatation herbeigeführt und damit in der Folge eine *Blutvolumen-Zunahme* bewirkt. Naturgemäß sind die Erscheinungen am Beginn dieser etwa 1–2 Wochen benötigenden Behandlung die gleichen wie nach einem akuten Blutverlust, da ja nun das Blutvolumen zunächst der erweiterten Strombahn nicht adäquat ist; sie bestehen u. a. in orthostatischen Kreislaufstörungen, Hämatokritabfall und Reticulocytenkrise. Zur Auffüllung bis zum normalen Blutvolumen ist es meist zweckmäßig, die spontane Blut-Regenerierung in den letzten 24 Std vor dem Eingriff noch durch die Gabe von etwa 500–1000 ml Blut (1–2 Konserven) zu ergänzen.

In der bisher für die Phaeochromocytom-Operationen wohl am häufigsten benützten Kombinations-Narkose mit Lachgas/Sauerstoff nach Thiopental-Einleitung und unter Beatmung bei Muskelerschlaffung mit Curare erschien die zusätzliche Verwendung von *Halothan* allgemein als günstig (Lit. z.B. bei KALFF, 1968), da dieses Anaestheticum die gerade in diesen Fällen erwünschte bludrucksenkende Wirkung aufweist. Andererseits sensibilisiert es aber das Herz gegen die arrhythmogene Wirkung der Katecholamine (RAVENTOS, 1956). Vielerorts wird deshalb die Verwendung des kardial nicht-sensibilisierenden *Methoxyflurans* (Penthrane) als Hauptanaestheticum (JACQUES and HUDON, 1963; BAIN and SPOEREL, 1963; WATSON and HANSEN, 1967; CROUT and BROWN, 1969) oder zur Unterdrückung von Störungen des Herzrhythmus die Gabe eines *beta-Blockers*, wie z.B. Propranolol (Inderal), empfohlen (ROSS et al., 1966; GEBBIE and FINLAYSON, 1967; COOPERMAN et al., 1967; BUCHER et al., 1969). – In den 6 in den Jahren 1965–1966 narkotisierten eigenen Fällen in Halothan/Lachgas-Narkose sind Arrhythmien nicht beobachtet worden, was vielleicht mit der geringen Halothandosierung von $1/_4$–$1/_2$ Vol.-% im Einatemgas zusammenhängt; ETSTEN u. SHIMOSATO (1965) haben übrigens bereits bei einer Halothankonzentration von $1/_2$% eine wesentliche Reduktion der Katecholamin-Freisetzung beim Phaeochromocytom gefunden.

c) Seit dem Jahre 1967 wird nun bei uns jedoch aus folgender Überlegung die *Neuroleptanaesthesie* angewendet (8 Fälle):

Das *Neurolepticum Droperidol* (Dehydrobenzperidol) besitzt zwei Eigenschaften, die in diesem Zusammenhang von besonderem Interesse und nützlich erscheinen, nämlich einerseits die bekannte *blockierende Wirkung auf alpha-adrenergische Receptoren* (Lit. z.B. bei V. ROSSUM, 1964) und andererseits einen *anti-arrhythmischen Effekt* (YELNOSKY et al., 1964; LONG et al., 1967; SCHAER, 1969). Dadurch kann den Gefahren des hohen Katecholaminspiegels sinnvoll begegnet werden.

Bei gleicher Vorbehandlung mit Dibenzylin und Blut wie bisher (siehe unter b) hat sich folgendes *Vorgehen* bewährt:

Neuroleptanalgesie nach HENSCHEL (1966) mit Droperidol und Fentanyl, wobei das Neurolepticum jedoch höher dosiert wurde, d.h. der Patient erhielt bis zum Operationsbeginn bereits etwa 20–35 mg Droperidol. Relaxierung mit Alloferin und Beatmung mit dem Engström-Respirator mit Lachgas/Sauerstoff im Verhältnis 3:1. Zur kontinuierlichen Überwachung des Kreislaufes sowie der respiratorischen und metabolischen Verhältnisse wurden intravasale Katheter (arterielle und zentralvenöse Druckmessung) eingelegt und ein EKG-Apparat angeschlossen.

Verlauf (Abb. 2): Für die rund 90 min dauernden Operationen wurden total meist etwa 50 mg Droperidol und 1,0 mg Fentanyl benötigt. Blutdruck und Puls zeigten vor der Tumor-Resektion beim Präparieren in der Regel nur noch geringe Schwankungen, die als Ausdruck des wechselnden Katecholaminspiegels in dieser Phase aufgefaßt werden können. Nach der Phaeochromocytom-Entfernung stabilisierten sich diese Werte auf einem meist etwas unter den Anfangsmessungen liegenden Niveau. Im Ganzen war der Verlauf in bezug auf die Kreislaufverhältnisse im Vergleich zu den früheren Operationen ausgesprochen ruhig und gleichmäßig. Trotz der relativ hohen Dosierung von Droperidol waren die Patienten nach Absetzen des Lachgases wach und zeigten keine extrapyramidalen Zeichen.

Diskussion

Offenbar läßt sich mit Droperidol die präoperative alpha-Blockade weiterführen, und es kann wegen der vorgängigen Auffüllung des erweiterten Gefäßbettes nach der Tumor-Entfernung auch nicht zu einem wesentlichen Absinken des Blutdruckes kommen. Zugleich wirkt das Neuroleptikum der Entstehung von Arrhythmien entgegen. Akute extreme und gefährliche Kreislaufveränderungen werden bei dieser *partiellen alpha-Blockierung* mit Sicherheit vermieden, aber leichte Blutdruckschwankungen bei Manipulationen am Phaeochromocytom und ein mäßiger Abfall nach der Resektion bleiben als diagnostisches Kriterium (singulärer oder multilokaler Tumor?) erhalten.

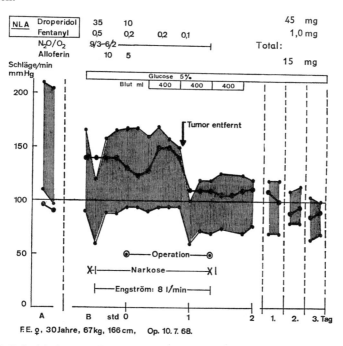

Abb. 2. Beispiel eines *Narkoseverlaufes bei Phaeochromocytom-Resektion in NLA nach präoperativer Blutvolumen-Normalisierung mit alpha-Blockade* und Bluttransfusion. – Blutdruck und Puls vor (A) und nach (B) alpha-Blockade und Blutvolumen-Normalisierung

Somit stellt die Phaeochromocytom-Resektion eine weitere Indikation für die Neuroleptanaesthesie dar, indem dabei wichtige pharmakologische Wirkungen des Neurolepticums spezifisch ausgenützt werden. Die Bedeutung der intern-medizinischen Vorbereitung mit alpha-Blockern zur Normalisierung des Blutvolumens wird dabei aber nicht vermindert.

Zusammenfassung

Die vor 2 Jahrzehnten noch sehr hohe Operationsmortalität der Phaeochromocytom-Resektion konnte zunächst durch die Anwendung des kurzwirkenden alpha-Blockers Phentolamin zur Coupierung von Blutdruckkrisen während der Operation und durch kontinuierliche Noradrenalinzufuhr nach der Tumor-Entfernung gesenkt werden. Seit etwa 8 Jahren wird durch *präoperative Behandlung mit einem langwirkenden alpha-Receptoren-Blocker* (Phenoxybenzamin) eine protrahierte Vasodilatation erzwungen und die in der Folge einsetzende Auffüllung der Strombahn noch durch Blut zur Normovolämie ergänzt. *Halothan* und *Methoxyfluran* sind geeignete Narkosemittel. Besonders günstig scheint jedoch unter der Voraussetzung der guten präoperativen Blutvolumen-Restitution die Neuroleptanaesthesie (Dehydrobenzperidol/Fentanyl/Lachgas) zu sein, indem dabei die beiden wichtigen Wirkungen des besonders *hoch dosierten Neurolepticums*, nämlich seine *alpha-blockierende und anti-arrhythmische Eigenschaft*, spezifisch ausgenützt werden.

Von den 14 eigenen Fällen seit 1965 kam bei 6 Patienten eine Halothan/Lachgas-Narkose und bei den letzten 8 Patienten die Neuroleptanaesthesie zur Anwendung.

Summary

Reduction of surgical mortality in pheochromocytoma has [been achieved, two decades ago by treating crises of hypertension during operation with the short acting adrenergic alpha-receptor blocking agent phentolamine and by continuous administration of noradrenalin after removal of the tumor. For about eight years vasodilatation and restitution of blood volume have been achieved by *preoperative treatment with a long-acting adrenergic alpha-receptor blocking agent* (phenoxybenzamine) and by transfusions. Halothane and methoxyflurane are suitable anaesthetic agents. But on condition of an adequate preoperative blood volume substitution, neuroleptanaesthesia (droperidol/fentanyl/nitrous oxide) seems to offer some advantage because of the *alpha-blocking* and *antiarrhythmic* properties of droperidol, which has to be given in high dosage. Since 1965 halothane/nitrous oxide was used in the first six patients, neuroleptanaesthesia in the following eight cases.

Literatur

BAIN, J. A., SPOEREL, W. E.: Methoxyflurane for the management of pheochromocytoma. Canad. Anaesth. Soc. J. **10**, 481 (1963).

BUCHER, H. W., AEPLI, R., ZENGER, F., STUCKI, P.: Phäochromozytom mit außergewöhnlichen Herzrhythmusstörungen und ihre Behandlung mit alpha- und beta-Rezeptoren-Blockern. Schweiz. med. Wschr. **99**, 956 (1969).

COOPERMAN, L. H., ENGELMAN, K., MANN, P. E. G.: Anesthetic management of pheochromocytoma, employing halothane and beta adrenergic blockade. Anesthesiology **28**, 575 (1967).

CROUT, J. R., BROWN, B. R.: Anesthetic management of pheochromocytoma: the value of phenoxybenzamine and methoxyflurane. Anesthesiology **30**, 29 (1969).

ETSTEN, B. E., SHIMOSATO, S.: Halothane anesthesia and catecholamine levels in a patient with pheochromocytoma. Anesthesiology **26**, 688 (1965).

GEBBIE, D. M., FINLAYSON, D. C.: Use of alpha and beta adrenergic blocking drugs and halothane in the anaesthetic management of pheochromocytoma. Canad. Anaesth. Soc. J. **14**, 39 (1967).

HEGGLIN, R., HOSSLI, G.: Über Phäochromocytome. Schweiz. med. Wschr. **17**, 481 (1954).

JACQUES, A., HUDON, F.: Effect of epinephrine on the human heart during methoxyflurane anaesthesia. Canad. Anaesth. Soc. J. **10**, 53 (1963).

HENSCHEL, W. F.: Die Neuroleptanalgesie, S. 2–15, Berlin-Heidelberg-New York: Springer 1966

KALFF, G.: Anaesthesiologische Probleme bei Patienten mit Phäochromocytom. Der Anaesthesist **17**, 43 (1968).

LONG, G., DRIPPS, R. D., PRICE, H. L.: Measurement of antiarrhythmic potency of drugs in man: effects of dehydrobenzperidol. Anesthesiology **28**, 318 (1967).

RAVENTOS, J.: The action of fluothane: a new volatile anesthetic. Brit. J. Pharmacol. **11**, 394 (1956).

ROSS, E. J., PRICHARD, B. N. C., KAUFMAN, L., ROBERTSON, A. I. G., HARRIES, B. J.: Preoperative and operative management of patients with pheochromocytoma. Brit. med. J. **1**, 191 (1967).

VAN ROSSUM, J. M.: Different types of sympathomimetic-receptors. J. Pharm. Pharmacol. **17**, 202 (1965).

SCHAER, H.: Anaesthesist und Herzrhythmusstörungen. Symposion Saarbrücken 1969, im Druck.

VARNER, J. J., SHANNON, B.: Pheochromocytoma. Amer. J. Cardiol. **9**, 120 (1962).

VIRGINIA, A., PAPPER, E. M.: Pheochromocytoma. Arch. Surg. **62**, 634 (1951).

WATSON, R. L., HANSEN, H. R.: Pheochromocytoma ... cardiac stability during methoxyflurane anaesthesia for surgical removal. Anesth. Analg. Curr. Res. **46**, 324 (1967).

YELNOSKY, J., KATZ, R., DIETRICH, E. V.: A study of some of the pharmacologic actions of droperidol. Toxicol. appl. Pharmacol. **6**, 37 (1964).

ZIEGLER, W., LABHART, A., FRICK, P.: Schockverhütung beim Phaeochromocytom durch präoperative Behandlung mit einem Alpha-Rezeptorenblocker. Bibl. cardiol. **17**, 1966.

Zur Anaesthesie beim Phaeochromocytom

Von **W. Dick, M. Halmágyi** und **H. Kreuscher**

Institut für Anaesthesiologie (Direktor: Prof. Dr. R. Frey) der Johannes-
Gutenberg-Universität Mainz

Die Problematik der Anaesthesie beim Phaeochromocytompatienten
liegt in der Notwendigkeit, hyper- und hypotensive Kreislaufkrisen
sowie kreislaufwirksame Alterationen der elektrischen Herztätigkeit während der hormonaktiven Phase des Tumors und nach seiner Entfernung
zu verhindern.

Der klassische Anaesthesieverlauf bei alleiniger operativer Behandlung
ist gekennzeichnet durch die Kombination von *hypertensiven* Krisen mit
Tachykardie, Arrhythmie, Oligurie und *Hypotension* mit Tachykardie und
Oligurie. Hypertensive Kreislaufreaktionen sind charakteristisch für die
noch hormonaktive Phase, während die Hypotension unmittelbar nach Entfernung des Tumors auftritt. Beta-Receptoren-blockierende Substanzen und
sympathicomimetische Pharmaka können bei ungünstiger Konstellation zu
myokardialer Depression und akut bedrohlichen Dekompensationserscheinungen führen (Abb. 1).

Eine Gegenüberstellung der Symptomatik des noch kompensierten
haemorrhagischen Schocks und der hormonaktiven Phase des Phaeochromocytoms zeigt eine auffällige Konkordanz (Abb. 2). Im Vordergrund
stehen Vasokonstriktion, Tachykardie und Tachyarrhythmie sowie metabolische Störungen bei eingeschränktem zirkulierenden Plasmavolumen
und verminderter Harnausscheidung. Der weitere eigengesetzliche Verlauf
führt in beiden Fällen zu weitgehend gleichartigen Folgen. Fortschreitender
Blutverlust beim schockierten und Entfernung des Tumors beim Phaeochromocytompatienten bewirken ein Mißverhältnis zwischen vorhandener
vasaler Kapazität und zirkulierender Blutmenge. Blutdruckabfall, Tachykardie, metabolische Acidose, unzureichende Gewebsperfusion mit sekun-
därer Hypoxie und Oligo- bis Anurie kennzeichnen diesen Pathomechanis-
mus. Die gleichartige klinische Symptomatik beider Krankheitsbilder legt
die Anwendung gleichartiger therapeutischer Prinzipien nahe.

Die Applikation vasokonstriktorischer Substanzen ist heute bei der
Behandlung des Schockzustandes nicht mehr gebräuchlich, da diese über
eine Verstärkung der Vasokonstriktion, der Hypoxie und der metabolischen
Acidose zur definitiven Zellschädigung führen. Folglich müssen auch

prä- und intraoperative Therapie beim Phaeochromocytom mit Sympathicusblockade zur hormonalen Inaktivierung, Volumensubstitution zur Korrektur des defizitären Plasmavolumens und gegebenenfalls antiacidotischer
Behandlung in der Lage sein, sowohl die hämodynamischen Krisen während
der hormonaktiven Phase als auch die hypovolämischen Reaktionen nach
Entfernung des Tumors zu vermeiden.

Diesem Gedankengang entsprechend wurde beim nächsten Patienten,
allerdings erst mit Anaesthesiebeginn, eine pharmakologische Sympathicusblockade durch Infusion von 1200 mg Panthesin und 1,8 mg Hydergin
vorgenommen. Die unmittelbar nach Exstirpation des Tumors auftretende

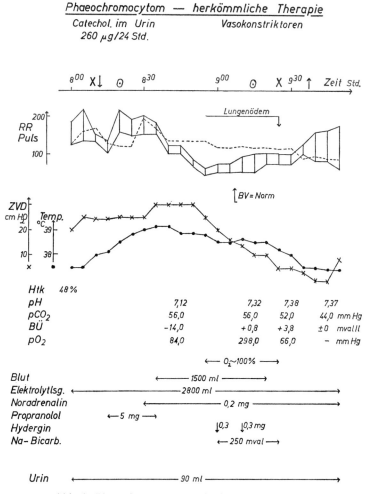

Abb. 1. Phaeochromocytom – herkömmliche Therapie

Hypotension konnte jetzt zwar durch gleichzeitige Volumensubstitution aufgefangen werden; Tachykardie und hypotensive Reaktion ließen jedoch erkennen, daß Sympathicusblockade und Volumensubstitution verspätet durchgeführt worden waren (Abb. 3). Erfolgte dagegen die Infusion von Panthesin-Hydergin bereits in der unmittelbar präoperativen Phase, war der Anaesthesieverlauf durch Kreislaufstabilität, normale elektrische Herztätigkeit und adäquate Harnausscheidung gekennzeichnet (Abb. 4).

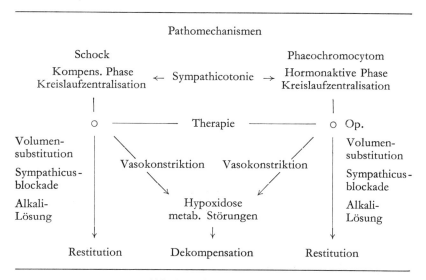

Abb. 2. Pathomechanismen

In allen drei Fällen war die Catecholaminausscheidung im Urin in der präoperativen Phase stark erhöht. Interessanterweise lag dabei die Aktivität des Tumors beim ersten Patienten mit der intensivsten Kreislaufreaktion am niedrigsten, während der letzte Patient die höchste Hormonaktivität aufwies.

Aus der theoretischen Analogie zwischen Schock und Phaeochromocytom einerseits und den daraus resultierenden therapeutischen Konsequenzen andererseits läßt sich folgern, daß die Verwendung vasokonstriktorischer Pharmaka während der operativen Behandlung des Phaeochromocytompatienten mit erheblichen Risiken behaftet ist. An ihre Stelle sollten vielmehr prä- und intraoperative Sympathicusblockade bei gleichzeitiger Volumensubstitution unter Kontrolle des zirkulierenden Blutvolumens und des zentralen Venendrucks sowie die frühzeitige Behandlung metabolischer Störungen treten.

Zur Sympathicusblockade erscheint Panthesin-Hydergin deshalb besonders geeignet, weil sich die frequenzmindernden, antiarrhythmischen und
sympathicusdämpfenden bzw. sympathico-adrenolytischen Eigenschaften
beider Substanzen ergänzen und zur Verbesserung der Organdurchblutung,
Vermeidung extremer hämodynamischer Reaktionen und Normalisierung
der elektrischen und dynamischen Herztätigkeit führen. Panthesin-Hydergin
ist zudem infolge seiner relativ kurzen Wirkung gut steuerbar. Demgegenüber lassen andere Alpha-Blocker wie Phentolamin und Phenoxybenzamin nicht selten eine zuverlässige Sympathicolyse vermissen und
verstärken die ohnehin schon vorhandene Tachykardie. Beta-blockierende
Pharmaka sind zwar in der Lage, die Pulsfrequenz zu normalisieren und
Arrhythmien zu beseitigen, ihre negativ inotrope Wirkung kann jedoch,

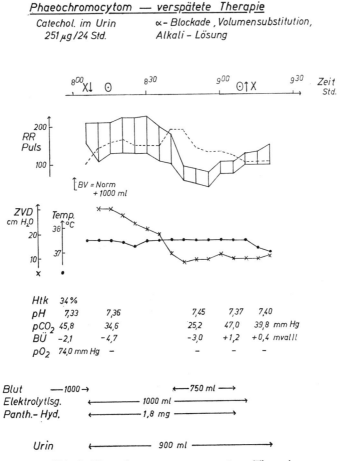

Abb. 3. Phaeochromocytom – verspätete Therapie

wie eingangs gezeigt und mehrfach beschrieben wurde [1, 2, 3], in Anwesenheit erhöhter Catecholaminkonzentrationen zu akut bedrohlichen
cardialen Dekompensationserscheinungen führen.

Abschließend läßt sich aus den dargestellten Zusammenhängen folgern,
daß die pathophysiologische Analogie zwischen Schock und Phaeochromocytom entsprechend analoge therapeutische Konsequenzen erfordert. Die
Anzahl unserer Fälle ist zwar klein. In Anbetracht der therapeutischen
Erfolge halten wir die dargestellte Analogie zwischen beiden Krankheitsbildern jedoch für wichtig genug, um sie zur Diskussion zu stellen.

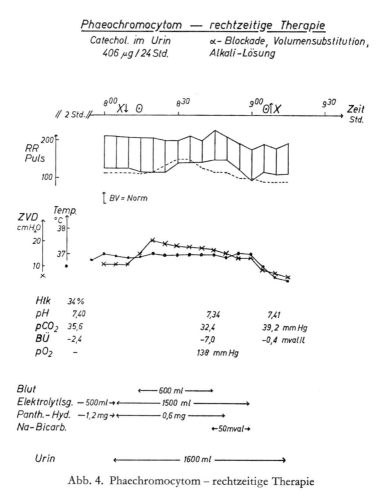

Abb. 4. Phaechromocytom – rechtzeitige Therapie

Zusammenfassung

Die weitgehend analoge Symptomatik bei Patienten mit einem klinisch manifesten Phaeochromocytom einerseits und Patienten im noch kompensierten hämorrhagischen Schock andererseits erfordert gleichartige therapeutische Maßnahmen. Durch Volumensubstitution, Sympathicusblockade (Panthesin-Hydergin) und die exakte Korrektur metabolischer Störungen konnten bei 2 Patienten mit einem gesicherten Phaeochromocytom hyper- bzw. hypotone Krisen vor bzw. nach Entfernung des Tumors, im Gegensatz zu einem 3., in herkömmlicher Weise behandelten Patienten sicher vermieden werden.

Unser Vorgehen erscheint geeignet, die Risiken der Anaesthesie bei Phaeochromocytompatienten wesentlich einzuschränken.

Summary

The largely analogous symptoms of patients with clinically manifest phaeochromocytoma on one hand and patients with compensated hemorrhagic shock on the other call for similar therapeutic measures. Hypertonic and hypotonic crises before, respectively following the removal of the tumor were prevented in 2 patients with true phaeochromocytoma by substitution of blood volume, sympathetic blockade (Panthesin-Hydergin) and exact correction of metabolic disturbances in contrary to a third patient who was treated by the customary method. Our method seems suitable to decrease the anaesthetic risks of patients with phaeochromocytoma significantly.

Literatur

1. KATZ, R. L., EPSTEIN, R. A.: The interaction of anesthetic agents and adrenergic drugs to produce cardiac arrhythmics. Anesthesiology 29, 763 (1968).
2. KRAUPP, O.: Das pharmakodynamische Wirkungsspektrum der Beta-Rezeptorenblocker. Wien. Med. Wschr. 36, 696 (1968).
3. PRICHARD, B. V. C., GILLAM, P. M. S.: Treatment of hypertension with propranolol. Brit. Med. J. 1, 7 (1969).

Medikamentöse Hemmung der Katecholaminsynthese beim Phaeochromocytom

Von **L. Havers** und **J. M. Bayer**

Anaesthesie-Abteilung (Leiter: Prof. Dr. L. Havers) der Chirurgischen Universitäts-Klinik Bonn (Direktor: Prof. Dr. A. Gütgemann)

Die Notwendigkeit einer medikamentösen Vorbehandlung des Phaeochromocytom-Patienten ist heute unbestritten. Denn je näher Blutdruck und Stoffwechsel vor der Operation an den Normbereich gebracht werden können, um so geringer wird das Narkose-Risiko sein (Ross u. Mitarb., Sack u. Mitarb.).

Als Mittel der Wahl zur Vorbereitung hat sich der α-Receptorenblocker Phenoxybenzamin allgemein durchgesetzt. Die Erfahrungsberichte zeigen jedoch, daß Phenoxybenzamin allein – oder auch in Kombination mit Propranolol – nicht immer in der Lage ist, das klinische Erscheinungsbild des Phaeochromocytoms in wenigen Tagen oder Wochen zu unterdrücken.

Es stellt sich daher die Frage, ob in diesen Fällen durch eine gleichzeitige Hemmung der Biosynthese von Adrenalin und Noradrenalin eine intensivere Wirkung erreicht werden kann. Die medikamentösen Voraussetzungen hierzu sind mit dem α-Methyl-p-Tyrosin (α-MPT) gegeben

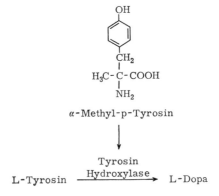

Abb. 1. Angriffspunkt des α-Methyl-p-Tyrosin

das nach den Untersuchungen der Arbeitsgruppe um SJOERDSMA eine 20–80%ige Einschränkung der Katecholamin-Produktion beim Phaeochromocytom bewirken kann.

α-MPT behindert die Hydroxylierung von Tyrosin zu Dopa und blockiert somit den ersten Schritt zur Katecholaminsynthese (Abb. 1). Angriffspunkt des Hemmstoffes ist das Enzym Tyrosin-Hydroxylase, das heute als Schrittmacher für die Biosynthese von Noradrenalin angesehen wird (LEVITT u. Mitarb.).

Da im deutschen Schrifttum noch keine Beobachtungen über α-MPT beim Phaeochromocytom vorliegen, möchten wir anhand eines typischen Beispiels die neuen therapeutischen Möglichkeiten demonstrieren.

Es handelte sich um eine 56 Jahre alte Frau mit einer besonders eindrucksvollen Symptomatik. Neben einem labilen Dauerhochdruck mit vereinzelten krisenhaften Blutdrucksteigerungen bis über 300 mmHg standen vor allem Glucosestoffwechselstörungen im Vordergrund. Der Nüchternblutzucker stieg zeitweise über 300 mg%, während im Urin täglich 80 bis über 100 g Zucker festgestellt wurden. Menge und Ausscheidungsmuster der Katecholamine im 24-Std-Harn sicherten die Diagnose eines sowohl Adrenalin- als auch Noradrenalin-produzierenden Phaeochromocytoms.

Die medikamentöse Behandlung wurde zunächst mit oralen Gaben von 20–100 mg Phenoxybenzamin pro die begonnen. Da die Patientin auf die orale Dosierung nicht ansprach, wurden am 6. Behandlungstag 100 mg Phenoxybenzamin per infusionem zugeführt. Dies bewirkte einen sich langsam entwickelnden Druckabfall auf 165/80 mmHg. Der hypotensive Effekt war aber nur kurzfristig, und nach 3 Std hatte der Blutdruck praktisch wieder die Ausgangswerte erreicht (Abb. 2). Diese geringe Ansprechbarkeit des Hochdruckes auf intravenös gegebenes Phenoxybenzamin ist ungewöhn-

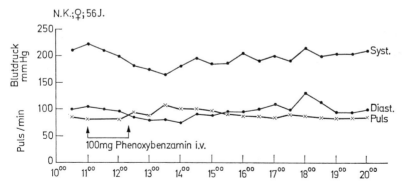

Abb. 2. Blutdrucksenkende Wirkung von 100 mg Phenoxybenzamin i.v. dauerte nur über 3 Std an

lich, da nach Nickerson hier mit einem 12–24 Std anhaltenden Effekt gerechnet werden kann.

Weder durch eine Steigerung der oralen Phenoxybenzamin-Dosis auf 160 mg, noch durch wiederholte intravenöse Verabreichung des α-Receptorenblockers – kombiniert mit Propranolol oral – konnte innerhalb einer 14tägigen Behandlung eine Normalisierung des Hochdruckes oder eine deutliche Beeinflussung des gestörten Zuckerstoffwechsels beobachtet werden (Abb. 3).

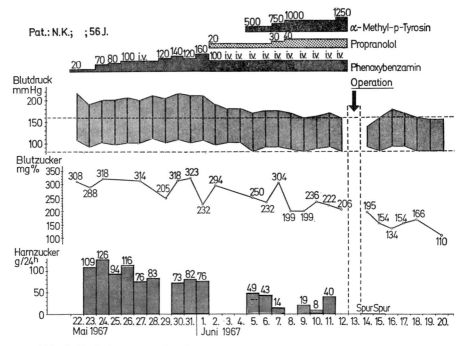

Abb. 3. Verhalten von Blutdruck, Blutzucker und Harnzucker unter prä-operativer Vorbehandlung mit Phenoxybenzamin, Propranolol und α-Methyl-p-Tyrosin. Erst durch Kombination von Receptorenblockade mit Synthese-hemmung wurde eine Normalisierung des Blutdrucks und eine deutliche Besserung der diabetischen Stoffwechsellage erreicht

Erst mit Beginn der eingreifenderen Kombinationsbehandlung von adrenergen Blockern mit α-MPT zeigte sich ein Absinken der durchschnittlichen täglichen Blutdruckwerte auf den altersentsprechenden Druck von 160/80 mmHg. Auch der blutzucker- und harnzuckersenkende Effekt ist jetzt unverkennbar.

Die prompte klinische Besserung korrelierte mit einer nachweisbaren Reduktion der vom Tumor sezernierten Katecholamine. Am Tage vor der Operation lag die vorher stark erhöhte Vanillin-Mandelsäure-Ausscheidung mit 1,8 mg im Normbereich. Es kann daraus geschlossen werden, daß α-MPT und nicht die adrenerge Blockade das entscheidende Agens in der kombinierten Behandlung war.

Der Wert dieser Vorbehandlung zeigte sich während der Operation, die, nach Blockierung der α-Receptoren durch 50 mg Phenoxybenzamin i.v., in leichter Halothan-Hypotension vorgenommen wurde. Im Vergleich zu unseren nur mit Phenoxybenzamin und Propranolol vorbehandelten Patienten waren hier die Kreislaufverhältnisse – bei gleicher Narkoseführung – noch stabiler: kein Blutdruckanstieg nach der Intubation, keine Herzrhythmusstörungen, eine nur geringe Blutdruck- und Pulsfrequenzerhöhung während der Tumor-Präparation und kein Blutdruckabfall nach Entfernung der Geschwulst (Abb. 4).

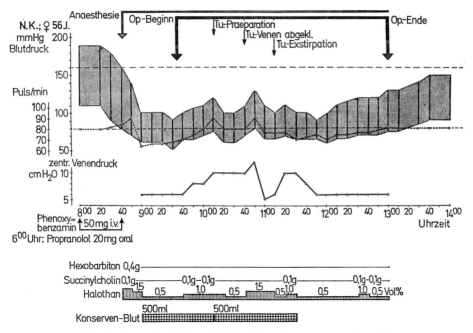

Abb. 4. Anaesthesie-Protokoll der Phaeochromocytom-Operation

Wir halten eine weitgehende adrenerge Blockierung auch nach einer Vorbehandlung mit α-MPT für zweckmäßig, da im Tumor vorher gespeicherte Katecholamine durch die chirurgischen Manipulationen offenbar doch noch ausgeschüttet werden können. So fanden wir bei unserer Patientin im Tumor-Venenblut sehr hohe Adrenalin/Noradrenalin-Konzentrationen, die durch die Blockade hormonell wirkungslos blieben, während

Jones u. Mitarb. über intraoperative Blutdruckkrisen und Herzrhythmusstörungen bei einer nur mit α-MPT therapierten und normalisierten
Patientin berichten.

Als Nebenwirkung der α-MPT-Medikation sahen wir in den beiden
bisher behandelten Fällen lediglich einen anfänglichen sedativen Effekt,
der sich nach einigen Tagen zurückbildete. Nach langfristiger Applikation
mit höheren Dosen (2–4 g täglich) sind nach den Beobachtungen von
Engelman u. Mitarb. die Nebenwirkungen häufiger: Tremor, Ängstlichkeit
sowie Diarrhoe können hier zur Reduzierung oder Unterbrechung der
α-MPT-Behandlung zwingen. Im Tierversuch hat sich auch gezeigt, daß
die Substanz in den ableitenden Harnwegen ausfallen und zu Stein-
bildungen führen kann. Am Menschen wurde diese Komplikation, auch
nach höchster Dosierung, bisher nicht beobachtet.

Aufgrund der anglo-amerikanischen Erfahrungen beim Phaeochromocytom, insbesondere von Sjoerdsma u. Mitarb., besteht kein Zweifel,
daß bei einer nur mit α-MPT durchgeführten Vorbehandlung die erforderliche Dosis oft mit erheblichen Nebenerscheinungen verbunden ist. Nach
unserer Meinung sollte α-MPT daher nur bei einer Nichtansprechbarkeit
auf Phenoxybenzamin angewandt werden und dann unter Fortsetzung
der adrenergen Blockade. Der Vorteil der Kombination liegt einmal
darin, daß durch eine niedrig gehaltene α-MPT-Dosierung die Katecholaminproduktion so weit gehemmt wird, daß Phenoxybenzamin wirksam
werden kann; zum anderen wird in kurzer Zeit ein maximaler therapeutischer Effekt erreicht, wie wir es im eben demonstrierten Fall zeigen
konnten.

Die biochemischen Untersuchungen wurden von Herrn Dr. H. Käser,
Leiter der Stoffwechsel-Abtlg. der Schweizerischen Zentrale für Klinische
Tumorforschung, Bern, durchgeführt.

α-Methyl-p-Tyrosin wurde uns freundlicherweise von der Firma Sharp
& Dohme GmbH überlassen.

Zusammenfassung

In der präoperativen Phase sollte jeder Phaeochromocytom-Patient
zunächst mit adrenergen Receptoren-Blockern behandelt werden. Läßt
sich das Krankheitsbild hierdurch nicht wesentlich beeinflussen, kann eine
zusätzliche Hemmung der Katecholamin-Biosynthese durch α-Methyl-p-
Tyrosin von Nutzen sein. Es wird über erste Erfahrungen mit dieser
Kombinationsbehandlung berichtet. Eine Reduktion der vom Tumor
sezernierten Katecholamine, die mit einer weitgehenden Normalisierung
des Hochdruckes und des Stoffwechsels korrelierte, konnte nachgewiesen werden. Bei der chirurgischen Entfernung des Phaeochromocytoms beeindruckte der ruhige Anaesthesie- und Operationsverlauf.

Summary

The phaeochromocytoma patient should be treated preoperatively with adrenergic receptor-blocking agents, but not all patients respond, and in many cases large doses of these drugs are necessary to obtain adequate control of circulation and metabolism. Under these circumstances, the additional use of α-methyl-p-tyrosine, a new inhibitor of catecholamine biosynthesis, may be indicated. This note is the first report of a phaeochromocytoma removed under cover of both adrenergic receptor-blockade and α-MPT. The production of catecholamines by the tumor was greatly reduced with good control of symptoms. From a clinical viewpoint the operative and postoperative course in this patient was impressively smooth.

Literatur

ENGELMAN, K., HORWITZ, D., JÉQUIER, E., SJOERDSMA, A.: J. clin. Invest. 47, 577 (1968).

JONES, N. F., WALKER, G., RUTHVEN, C. R. J., SANDLER, M.: Lancet 2, 1105 (1968).

LEVITT, M., SPECTOR, S., SJOERDSMA, A., UDENFRIEND, S.: J. Pharmacol. exp. Ther. 148, 1 (1965).

NICKERSON, M.: The Pharmacological Basis of Therapeutics, p. 546. (Herausg. v. GOODMAN, L. S., GILMAN, A.), New York 1966.

ROSS, E. J., PRICHARD, B. N. C., KAUFMAN, L., ROBERTSON, A. I. G., HARRIES, B. J.: Brit. med. J. 1, 191 (1967).

SACK, H., NEUHAUS, J., SCHEGA, W., KÖRNER, M.: Dtsch. med. Wschr. 93, 151 (1968).

SJOERDSMA, A., ENGELMAN, K., SPECTOR, S., UDENFRIEND, S.: Lancet 2, 1092 (1965).

Intraoperative Tachykardie und Hypertension: Differentialdiagnose Phaeochromocytom

Von **H. O. Kleine**

Anaesthesiologisches Zentrum der Medizinischen Hochschule Hannover

Nach unserer Erfahrung tritt in 2% der Fälle während der Narkose die Symptomatik eines Phaeochromocytoms mit Tachykardie und systolisch-diastolischer Hypertension auf.

Abbildung 1, Beispiel 1. Während einer Cholecystektomie entwickelten sich Tachykardie und Hypertension. Es trat eine Arrhythmie auf. Die Vertiefung der Narkose mit Trapanal, Halothan und Atosil und die Injektion von 0,125 mg Strophanthin i.v. führten zur Normalisierung. Die oberflächliche Narkose ist die häufigste Ursache für die Tachykardie mit systolisch-diastolischem Blutdruckanstieg.

Abbildung 1, Beispiel 2. Das nächste Beispiel zeigt eine Atropin-bedingte Tachykardie, die sich durch eine Hypoxie – das Y-Stück hatte ein Leck – bis auf 130 pro min steigerte. Systolischer und diastolischer Druck stiegen in typischer Weise an. Auch hier trat prompt eine Normalisierung ein, nachdem der O_2-Mangel beseitigt war. Die Kreislaufveränderungen entstehen durch die Katecholaminausschüttung als Folge der Hypoxie- und Hyperkapnie-bedingten Acidose (NAHAS).

Abbildung 1, Beispiel 3. Labiler Hypertonus, alter Herzhinterwandinfarkt und gelegentliche absolute Arrhythmie kennzeichnen die Vorgeschichte dieses 66jährigen Patienten. Der Blutdrucksturz durch die Narkose-Einleitung spiegelt die Labilität des Kreislaufs wider. Durch Plasmaexpander wurde eine Stabilisierung versucht, die aber nach 1500 ml noch nicht gegeben war. Wiederholte kleine Kontrastmittelinjektionen dienten der Lokalisierung des Gefäßkatheters. Vor der ersten großen Dosis wurden prophylaktisch 5 mg Effortil injiziert. – Ohne Effekt, wie man sieht. Nach spontaner Erholung führte auch die nächste Kontrastmittelinjektion zum Blutdruckabfall. Unmittelbar danach sollte die Narkose beendet werden. Akut trat eine Tachykardie von 140 pro min auf, systolischer und diastolischer Blutdruck stiegen an. Innerhalb von wenigen Minuten entwickelte sich ein Ödem im Gesicht und an den Schleimhäuten von Mund, Rachen und Epiglottis. Der Beatmungsdruck, der während der Injektion der vielen kleinen Kontrastmitteldosen ständig anstieg – es mußte ungewöhn-

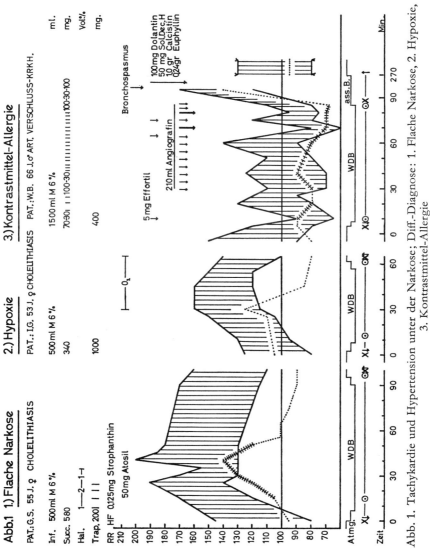

Abb. 1. Tachykardie und Hypertension unter der Narkose; Diff.-Diagnose: 1. Flache Narkose, 2. Hypoxie, 3. Kontrastmittel-Allergie

lich oft Succinylcholin nachinjiziert werden – stieg weiter an. Wir dachten zunächst an einen Bronchospasmus. Retrospektiv muß an eine allergische Reaktion auch der Bronchialschleimhaut mit Kreislaufhypertension gedacht werden (LEWIS), vergleichbar der hypertensiven Reaktion auf Histamin i. v. (DE BLASI). Nach Sedierung, Spasmolyse, antiallergischer Therapie und Beatmung konnte der Patient 3 Std später mit normalen Blutdruck- und Herzfrequenzwerten auf die Station entlassen werden.

Abbildung 2, Beispiel 1. Die starke Empfindlichkeit der Kreislaufregulation bei chronisch niereninsuffizienten Patienten geht aus dem nächsten Beispiel hervor. 10 min nach Einleitung der Narkose trat eine hypertensive Reaktion: 240/150 mmHg mit einer Tachykardie von 120 pro min auf, die sich bis zum Ende der Operation trotz Zugabe von Halothan bis zu 4,0 Vol.-% nicht normalisierte. Der sehr hohe diastolische Druck begegnet uns später beim Phaeochromocytom wieder!

Abbildung 2, Beispiel 2. Unter operationsgerechter Narkose können ähnlich starke Kreislaufalterationen zustandekommen, wenn extreme Reize – hier ein starker Zug am Peritoneum – gesetzt werden. Interessant ist das Nachhinken der Pulsfrequenz. Nach Aufhören des Zugs am Peritoneum setzte die Normalisierung prompt ein, obwohl die Narkose nur unwesentlich vertieft worden war.

Abbildung 2, Beispiel 3. Das letzte Beispiel zeigt den Narkoseverlauf bei einer vorgealterten, sehr kleinen Patientin. Nach flacher Narkose-Einleitung mit 200 mg Trapanal trat eine systolisch-diastolische Hypertension bei normaler Herzfrequenz auf. Mit Beginn der Operation wurden 100 mg Trapanal nachinjiziert und 0,5–1,5 Vol.-% Halothan hinzugegeben. 15 min nach Operationsbeginn hatten sich eine Tachykardie von 135 pro min und eine Hypertension von 210/145 mmHg ausgebildet. Diese Werte, mittelweite, reagierende Pupillen und Abblassen des Hautkolorit ließen an eine beginnende Zentralisation denken. Es wurden 0,9 mg Hydergin verabreicht und 500 ml Macrodex 6% angehängt. Nach vorübergehend rückläufiger Tachykardie bildete sich zum Operationsende hin eine zunehmende Tonisierung des Kreislaufsystems aus, und die Beatmungsdrucke mußten erhöht werden. Schließlich entwickelte sich akut ein Lungenödem. Eine Tachykardie von 165 pro min und Blutdruckwerte von 185/155 mmHg wurden unmittelbar vor Einsetzen der einschlägigen Therapie des Lungenödems ermittelt. 45 min später trat bei systolischen Werten um zunächst 140 mmHg eine zunehmende Bradykardie mit exzessiver Hypotonie auf. Vom Cardiologen wurden Retransfusion des Aderlaßblutes und Alupent verordnet. Nach mehrmaligem Kammerflimmern und trotz unmittelbar einsetzender Herzmassage und Defibrillation verstarb die Patientin unter den Zeichen der totalen Kreislaufdekompensation mit Lungenödem. Die histo-pathologische Diagnose lautete: endokrin-aktives Phaeochromocytom über der linken Niere bei sonst altersentsprechendem Befund.

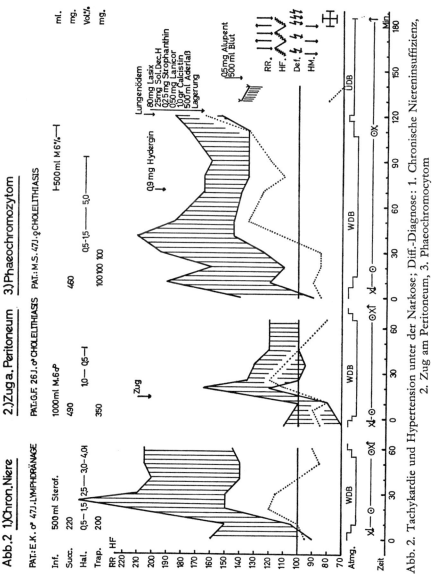

Abb. 2. Tachykardie und Hypertension unter der Narkose; Diff.-Diagnose: 1. Chronische Niereninsuffizienz, 2. Zug am Peritoneum, 3. Phaeochromocytom

Die Diagnose eines bislang stummen Phaeochromocytoms ist außerordentlich schwierig, denn auch beim akuten Lungenödem ohne Phaeochromocytom können als erste Vorzeichen des Lungenödems – infolge akuter venöser Rückstauung – Tachykardie und systolisch-diastolische Hypertension auftreten (HEGGLIN).

Das Phaeochromocytom ist eine Rarität, Tachykardien mit systolisch-diastolischer Hypertension sind es nicht. Wie verhängnisvoll Fehleinschätzung und/oder unzureichende Therapie sein können, zeigte unser letztes Beispiel.

Sorgfältige Anamnese, Untersuchung des Patienten vor der Narkose, aufmerksame Narkoseleitung, Orientierung über den Operationsvorgang und Kenntnis der Haupt- und Nebenwirkungen von Medikamenten lassen die häufigsten Ursachen der Tachykardie mit systolisch-diastolischer Hypertension erkennen. Liegt keine der obengenannten Ursachen vor, so sollte wie beim Phaeochromocytom therapiert werden, unverzüglich insbesondere dann, wenn eine diastolische Hypertension mit Werten über 100–120 mmHg auftritt. Narkosevertiefung, Beta- und Alphareceptoren-Blockade unter Beachtung des Blutvolumens (DE BLASI, MURPHY) und postoperative Diagnostik in diesen unklaren Fällen sind das Vorgehen der Wahl.

Zusammenfassung

Es werden typische Wendungen zu Tachykardie und Hypertension während oberflächlicher Barbiturat-Lachgas-Relaxans-(Halothan)-Narkosen aufgezeigt. Diese werden der Symptomatik des Phaeochromocytoms gegenübergestellt. Am Beispiel eines klinisch unbekannten Phaeochromocytoms wird die Bedeutung des diastolischen Druckes demonstriert. Es wird gefordert, daß ein Anstieg des diastolischen Druckes über 105 bis 120 mmHg unter allen Umständen therapiert werden muß.

Summary

Typical examples of sudden tachycardia and hypertension during low anesthesia using barbiturate, N_2O, relaxation and sometimes halothane are demonstrated and compared with the symptoms in phaeochromocytoma. Such data found during anaesthesia in a case of unknown phaeochromocytoma show the importance of diastolic blood pressure. It is postulated to depress diastolic pressure rising over 100–120 mmHg during anaesthesia.

Literatur

De Blasi: The management of the patient with a phaeochromocytoma. Brit. J. Anaesth. **38**, 740 (1966).

Hegglin, R.: Differential-Diagnose Innerer Krankheiten. S. 342. Stuttgart: Georg Thieme 1963.

Murphy, M., Prior, F. N., Joseph, S.: Halothane and blood transfusion for phaeochromocytoma: a case report. Brit. J. Anaesth. **36**, 813 (1964).

Nahas, G. G., Ligou, J. C., Mehlmann, B.: Effects of pH changes on O_2 uptake and plasma catecholamine levels in the dog. Amer. J. Physiol. **198**, 60.

Lewis, Marvin: J. Physiol. XXX (1927).

Die Bedeutung des Carcinoidsyndroms für die Anaesthesie

Von **G. Hoflehner, H. Grundner** und **W. Mandl**

Institut für Anaesthesiologie (Leiter: Prim. Dr. G. Hoflehner) und Chir. Abtlg.
(Leiter: Prim. Dr. W. Mandl) des Landeskrankenhauses Steyr

Als seltenes Krankheitsbild – verursacht durch endokrine Vorgänge –
bietet sich uns das sog. Carcinoidsyndrom. Kenntnisse über seine Symptomatik sind für uns Anaesthesisten deshalb interessant, weil wir neben
anderen Phänomenen eine Kreislaufsituation vor uns haben, deren Eigentümlichkeit und schwierige Beeinflußbarkeit kaum eine Parallele hat. Es
scheinen mindestens zwei Systeme an dem Krankheitsgeschehen beteiligt
zu sein; besonders der „Kininrummel" bewegt die Geister; aber es wäre
nicht das erste Mal, daß man anonyme Vorgänge mit wissenschaftlichen
Synthesen zu entschleiern versuchte und dabei ganz neue Wege und
Erkenntnisse fand.

In welch kritische Situation ein Organismus durch endokrine Tumoren
geraten kann, sehen wir am eindrucksvollsten beim Phaeochromocytom.
Kleinste Mengen von Wirkstoffen können zur tödlichen Krise führen;
allerdings haben wir in den alpha-Receptorblockern ein wirksames Gegenmittel. Wenn ich in diesem Zusammenhang das Phaeochromocytom mit
der Hochdruckkrise als das eine Extrem erwähne, so mit der bestimmten
Absicht, mit dem Carcinoidsyndrom sozusagen ein negatives Spiegelbild, also einen Zustand mit extremer Hypotonie, gegenüberzustellen. Die Problematik liegt jedoch darin, daß wir die katastrophale
Kreislauflage beim sog. „Flush" kaum therapeutisch zu beeinflussen vermögen, nicht zuletzt durch die noch nicht restlose Abklärung der beteiligten
Wirkstoffe.

Es ist heute allgemein bekannt, daß sich das Carcinoid durch relative
Gutartigkeit vom Carcinom unterscheidet, obgleich das Carcinoid ebenfalls
ein kontinuierliches, infiltrierendes Wachstum zeigen kann. Das Carcinoid
ist anfangs hormoninaktiv und bringt uns narkosemäßig in keine Schwierigkeiten. Erst das ausgereifte Carcinoid mit Metastasen zeigt endokrine
Aktivität, die die verschiedenen Symptome des „Carcinoidsyndroms"
bedingt. Im Vordergrund der Symptomatik steht das vasculäre Hautphänomen, der „Flush". Darunter versteht man eine meist flüchtige,

reversible, anfallsartige Rötung im Gesicht, die sich auf die obere Körperhälfte ausdehnt. Dieses Erythem wird subjektiv als Hitzewallung empfunden und geht allmählich in eine ausgedehnte, fleckige Cyanose über, wobei die Haut auffallend kalt ist (kalte Cyanose). Der Flush beginnt demnach mit einer Erweiterung der Kapillaren und Präkapillaren, es steigt die Herzfrequenz, ebenso der systolische Druck, die Atmung ist vertieft und beschleunigt. Es folgt dann die Kontraktion der Arteriolen mit kapillärer Stase, schließlich kommt es zu einem meist exzessiven Blutdruckabfall bis zum Herzstillstand. Die Atmung ist in diesem Stadium flach und verlangsamt. Im EKG finden sich Hypoxiezeichen und eine Tachykardie. Begleitsymptome sind Schweißausbruch, Bauchkrämpfe mit Übelkeit und Stuhlabgang, Benommenheit bis zur Bewußtlosigkeit, Bronchokonstriktion, Ödemneigung besonders im Gesicht, so daß das ganze Bild am ehesten an eine anaphylaktische Reaktion erinnert.

Neben den flüchtigen Symptomen sieht man auch irreversible Erscheinungen, wie Hyperpigmentierungen an den cranialen Körperabschnitten, und Endocardfibrosen; vielleicht sind sie als Summationseffekt der chronischen schubweisen Irritation durch die endogenen Wirkstoffe aufzufassen.

Auslösende Ursachen können exogener und endogener Natur sein: psychische Erregung, Anstrengung, heiße Speisen, Medikamente wie Reserpin, Histamin, Sympathikomimetica, Kinine.

Als Ursache stehen, biochemisch gesehen, derzeit zwei Systeme im Vordergrund des Interesses, das Serotonin und das Kininsystem. Das *Serotonin* (5-Hydroxytryptamin) oder auch Enteramin ist schon seit längerer Zeit bekannt und vermehrt beim Carcinoidsyndrom nachgewiesen. Es entsteht aus der essentiellen Aminosäure Tryptophan. Diese wird hydroxyliert, und es entsteht 5-Hydroxytryptophan. Durch Decarboxylierung entsteht schließlich das Serotonin. Der Abbau erfolgt durch die Monoaminooxydase zu 5-Hydroxy-Indolessigsäure, die im Harn ausgeschieden wird und quantitativ gemessen werden kann (s. Abb. 1). Der Hormoncharakter dieses Wirkstoffes steht außer Zweifel, da er in kleinen Mengen ein breites Wirkungsspektrum erzeugt. Die vornehmliche Wirkung ist die Erregung der glatten Muskulatur. In der Natur finden wir diesen Körper z.B. in der Brennessel, im Stachelgift von Insekten, bei Amphibien und schließlich bei den Säugetieren in den sog. „hellen Zellen" des Darms und in den Blutplättchen.

Obgleich die ursächliche Wirkung des Serotonins gut in das Krankheitsbild des Carcinoidsyndroms paßt, wurden dennoch durch widersprechende Beobachtungen Zweifel an der alleinigen Verantwortlichkeit laut. Es wurden Flush-Anfälle beschrieben, nach denen es zu keiner vermehrten Ausscheidung von 5-Hydroxy-Indolessigsäure im Harn kam, selbst intravenös injiziertes Serotonin bewirkt nicht immer einen typischen Flush. Auch

gibt es eigentümlicherweise Fälle, bei denen hohe 5-Hydroxy-Indolessig-
säurewerte im Harn nachgewiesen wurden, die aber keine endokrine
Symptomatik bieten. Auch Inhibitoren des 5-Hydroxy-Tryptamins sind nicht
in der Lage, einen Flush zu verhindern. Es lag daher nahe, nach einem

Auf- und Abbau des 5-Hydroxytryptamins
Serotonin

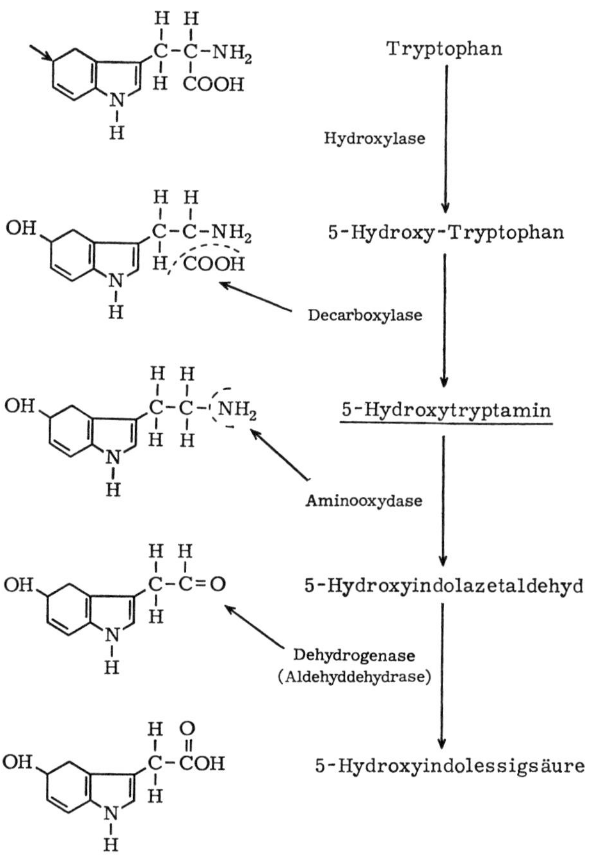

Abb. 1. Abbau des Tryptophan

weiteren vasoaktiven Stoff zu forschen, und es gelang tatsächlich einigen
Autoren, Zusammenhänge mit einem anderen System zu finden, dem
Kininsystem.

Biochemische Untersuchungen von Carcinoidmetastasen ergaben eine
gesteigerte Aktivität des Enzyms Kallikrein. Im Flushanfall wurde im

Lebervenenblut Bradykinin nachgewiesen. Die Vorstufe dieser Reaktionskette, das Kininogen, wird durch Kininogenasen (Kallikrein, Trypsin) zu den biologisch wirksamen Kininen aktiviert, deren Wirkung der des Serotonins sehr ähnlich ist: Kontraktion der glatten Muskulatur, Blutdrucksenkung, Steigerung der Kapillarpermeabilität bis zur Ödembildung, Bronchokonstriktion, Schmerzphänomene. Es besteht also eine weitgehende Übereinstimmung zwischen dem Effekt des Kinins und dem pathophysiologischen Geschehen im Flush. Infolge der Anwesenheit von Kininasen im Blut ist die Verweildauer des Kinins im Kreislauf sehr kurz und sein Nachweis daher äußerst schwierig, die Halblebenszeit beträgt unter 30 sec. Daher nahm man Zuflucht zur quantitativen Bestimmung der Vorstufe, zum Kininogen, das als zirkulierendes Depot aufzufassen ist. Seine Verminderung soll der Menge der liberierten Kinine äquivalent sein. Aus diesen hypothetischen Überlegungen läßt sich auch eine therapeutische Konsequenz ziehen: Antikallikreinstoffe könnten die Aktivatoren kompetitiv verdrängen, wodurch die durch Kinine ausgelösten Anfälle antagonisierbar würden. Ein derartiger Inhibitor ist das Trasylol.

Wir haben nun bei einer Patientin in einem provozierten Flushanfall entsprechende Versuche angestellt. Die Plasmakininogenbestimmungen wurden in dankenswerter Weise von Dr. Blümel, Institut f. experimentelle Chirurgie an der I. Chir. Univ.-Klinik Wien, durchgeführt. Unter Berücksichtigung des Serumeiweißgehalts und des Hämatokrits kam es gleich nach Beginn des Anfalls zu einer beträchtlichen Reduktion des Kininogenspiegels und zu einem auffallenden Anstieg desselben während der Trasylolapplikation. Nach Beendigung der Infusion sank das Kininogen wieder deutlich ab (s. Abb. 2).

Diese eindrucksvollen biochemischen Resultate stehen nun im Widerspruch zum klinischen Verhalten. Eine signifikante Verbesserung des schweren Zustandsbildes trat enttäuschenderweise nicht ein. Lediglich die Kreislaufsituation schien sich früher zu normalisieren. Während nach einem früheren Flush der Blutdruck erst nach 8 Std im Normbereich lag, war diesmal bereits nach 5 Std der Ausgangspunkt erreicht. Löw berichtet über ähnliche Ergebnisse, er konnte aber keinen Kininogenabfall beobachten. Demnach scheinen Rückschlüsse aus Veränderungen des Kininogenspiegels ebenfalls problematisch zu sein. Da weder die Serotoninhypothese, noch die des Kinins voll befriedigen, muß an ein Zusammenwirken noch anderer Faktoren gedacht werden, die uns heute noch nicht bekannt sind.

Die Problematik für den Anaesthesisten wurde bereits angedeutet; sie liegt vorerst einmal im cardiovasculären Phänomen, das kaum beeinflußt werden kann. Die Operation eines Patienten mit ausgeprägtem Carcinoidsyndrom kann aus verschiedenen Gründen unumgänglich sein, so bei einem Ileus, einer intestinalen Perforation, aber auch Rezidiventfernung oder Meta-

stasenausschälung erscheinen gerechtfertigt, weil dadurch die Haupt-
produktionsstätten endokrin aktiver Substanzen entfernt und damit eine
Beschwerdefreiheit für längere Zeit erzielt werden kann. Wir sahen bei
einer Laparotomie gleich nach Beginn der Narkoseeinleitung einen rapiden
Blutdruckabfall, von dem sich die Patientin erst nach Stunden langsam
erholte. Kreislaufmittel sind kontraindiziert, da wir wissen, daß sowohl

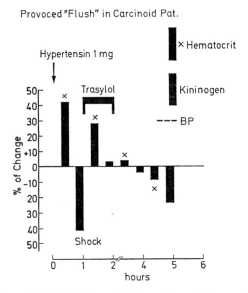

Abb. 2. Schematische Darstellung der Versuchsergebnisse nach Blümel.

Angiotensin als auch Katecholamine Flushanfälle auslösen können. Sero-
toninantagonisten (Lysergsäurediäthylamid, Methylsergid, Cycloheptadin)
und Antihistaminica brachten nicht den gewünschten Erfolg. Mehrere
Autoren haben zwar unter Phenothiazinen eine subjektive Besserung
gesehen; wahrscheinlich wird hierbei durch psychische Dämpfung die
Provokation eines Anfalls erschwert. Da Adrenalin und Noradrenalin
durch Freisetzung von biogenen Polypeptiden (Bradykinin, Kallidin)
einen Flush auslösen können, wurde versucht, den Katecholaminstoffwechsel
zu bremsen. Aber auch dies führte zu keinem Erfolg. Adrenolytica sind
ebenso fraglich, besonders bei schon bestehendem Schock.

W. P. G. Jones empfiehlt zur Vermeidung hypotensiver Krisen Corticoide, da Serotonin als ständiger ACTH-Stimulator eine adrenocorticale
Erschöpfung verursachen kann. Er warnt auch auf aufgrund von Tier-
versuchen vor Barbiturat- und Äthernarkosen und empfiehlt eine leichte
Cyclopropananaesthesie, die eher blutdrucksteigernd wirkt, eine hohe

Sauerstoffkonzentration erlaubt und eine hervorragende Muskelerschlaffung erzielt. Wird dennoch eine Muskelrelaxation erforderlich, bietet sich Curare als Mittel der Wahl an, denn die depolarisierenden Blocker können durch Inhibierung der Plasmacholinesterase durch Serotonin eine verlängerte Apnoe nach sich ziehen. Allerdings kann die neuromuskuläre Blockade mit nicht depolarisierenden Mitteln auch schwer erreicht werden, da sich durch die Cholinesterasehemmung die Acetylcholinmoleküle anhäufen und das Curare von den Receptoren wieder kompetitiv verdrängen. Die Behandlung des asthmatischen Anfalls während der Operation erfolgt mit Atropin i.v. und Phenylephrin, das in den narkotischen Kreislauf gesprüht wird.

Zusammenfassung

Eingriffe an endokrin wirksamen Geschwülsten stellen an den Anaesthesisten besondere Anforderungen und Kenntnisse. Das Carcinoid kann im Spätstadium, wenn es zur Metastasierung oder zum Recidiv kommt, eine wenig bekannte Symptomatik bieten, die als „Carcinoidsyndrom" bezeichnet wurde. Das hervorstechende Merkmal ist eine anfallsweise auftretende vasomotorische Reaktion, der „Flush". Er führt zu excessivem Blutdruckabfall, der mit den uns heute zur Verfügung stehenden Mitteln kaum beeinflußt werden kann. Durch eine pathologische Entgleisung des Tryptophanstoffwechsels kommt es zur erhöhten Ausschüttung von Serotonin. Sein Nachweis kann im Tumor erbracht werden, aber auch durch das im Harn vorkommende Abbauprodukt des Serotonins = die 5-Hydroxy-Indolessigsäure. Widersprechende Beobachtungen lassen jedoch den Schluß zu, daß evtl. auch das Kinin eine Rolle in der endokrinen Symptomatik des Carcinoidsyndroms spielen könnte. Aufgrund dieser Überlegungen führten wir beim provozierten Flushanfall, den wir mit Trasylol zu kupieren versuchten, Kininogenbestimmungen durch und konnten hierbei eine deutliche Verschiebung des Kininogenspiegels beobachten, während die erwartete klinische und subjektive Besserung ausblieb. Verschiedene Hinweise für den Anaesthesisten werden besprochen; vieles ist noch aufklärungsbedürftig, und es hat den Anschein, daß das Geschehen beim Carcinoidsyndrom weder durch die Serotonin- noch durch die Kininhypothese allein hinreichend erklärt werden kann.

Summary

If the socalled "carcinoid" metastasizes or reoccurs it may in a late stage produce symptoms which are little known. The most showing sign of the "carcinoid syndrome" is the "flush" consisting of cutaneous flushing, flushes of heat, sweating and vertigo. In extreme cases unconsciousness, low blood pressure and even pulslessness may occur.

A case like this has been described and a special accent was put on the fatal situation of the cardiovascular system, a problem impossible to cope with the medications known today not being efficient. The anaesthetist then finds himself in a rather helpless situation. Since the presence of large amounts of serotonin does not fully explain the syndrome and the kinin-system may possibly also be of importance we experimented on encyme inhibitors (Trasylol). However, the results were disappointing. Beside of the two hypothesis mentioned above a third system has to be postulated.

(Ausführliche Literatur bei Kähler, H. J.: „Das Karzinoid". Berlin-Heidelberg-New York: Springer 1967.)

TEIL II

Anaesthesist und Herzrhythmusstörungen

Rundgespräch

Vorwort

Das Thema Herzrhythmusstörungen ist besonders aktuell geworden, nicht nur, weil die Kenntnisse über Impulsbildung und Impulsleitung und ihre Störungen erheblich erweitert werden konnten, sondern vor allem deshalb, weil in letzter Zeit große Fortschritte in der Behandlung von Rhythmusstörungen erzielt wurden.

Deshalb wurde während der XI. Gemeinsamen Tagung der Österreichischen, Schweizerischen und Deutschen Anaesthesiegesellschaften in Saarbrücken ein Podiumsgespräch „Anaesthesist und Herzrhythmusstörungen" abgehalten, dessen Referate und Diskussionen in diesem Band zusammengefaßt wurden.

Der Anaesthesist soll über elektrophysiologische und pharmakologische Grundlagen sowie Diagnostik und die Indikationen der jeweiligen Mittel informiert werden. Für den optimalen Einsatz der neuen medikamentösen und elektrischen Behandlungsmethoden müssen ihre Indikationen und Dosierung bekannt sein.

Gerade wegen ihrer Wirksamkeit müssen die neuen Medikamente wie z.B. Lidocain, Iproveratril, Diphenylhydantoin und Ajmalin mit der nötigen Vorsicht eingesetzt werden, da sie auch Myokarddepressionen, Blutdruckabfall und sogar Herzstillstand hervorrufen können.

Es wird erhofft, daß dieses Buch dazu beiträgt, daß der Anaesthesist in seiner täglichen Praxis gezielt und wirksam Herzrhythmusstörungen behandeln kann, besonders dann, wenn die hämodynamischen Auswirkungen eine sofortige Therapie erfordern.

MARTIN ZINDLER

1. Einleitung

Von **M. Zindler**

Düsseldorf

Unser heutiges Rundgespräch, in dem Grundlagen, Diagnose und Therapie der häufigsten Herzrhythmusstörungen diskutiert werden sollen, ist besonders auf die Praxis abgestellt.

Im Vordergrund stehen die gefährlichen Herzrhythmusstörungen, die sofort energisch behandelt werden müssen. Probleme der langfristigen Behandlung von Rhythmusstörungen durch den Internisten werden nicht besprochen.

Ich freue mich, daß für diese Diskussion so hervorragende Experten gewonnen werden konnten, die ich zunächst einmal vorstellen möchte: Prof. KRAUPP, Ordinarius für Pharmakologie, früher Wien und jetzt Bochum, wird uns über elektrophysiologische Grundlagen und die Pharmakodynamik der Hauptgruppen von Medikamenten berichten. Dann 2 Internisten: Prof. BETTE, Kardiologische Abteilung der 1. Med. Univ.-Klinik Homburg/Saar, wird zunächst eine Übersicht über die Diagnostik geben und dann zusammen mit Prof. EFFERT, Ordinarius für Innere Medizin an der TH Aachen, therapeutische Erfahrungen bei den verschiedenen Rhythmusstörungen diskutieren. Herr EFFERT wird außerdem von seinem Spezialgebiet, der Elektrotherapie des Herzens, das Wichtigste für uns referieren.

Anaesthesiologische Gesichtspunkte und Erfahrungen werden von 3 Anaesthesisten beigetragen: Prof. DUDZIAK aus Düsseldorf wird besonders auf die Therapie von Kammerflimmern und Herzstillstand eingehen; von Prof. LAVER vom Massachusetts General Hospital in Boston werden wir über die Ansichten und Erfahrungen in Nordamerika hören. Er wird besonders über die hämodynamischen Auswirkungen der Vorhofarrhythmien referieren; und Dr. SCHAER von der Zürcher Anaesthesieabteilung wird vor allem über die Wirkung der Narkosemittel auf Erregungsbildung und Erregungsleitung berichten. Prof. STOERMER von der Kardiologischen Abteilung der Univ.-Kinderklinik in Göttingen wird die Besonderheiten im Kindesalter behandeln.

Bei dieser Podiumsdiskussion sind zwei Hauptprobleme zu bewältigen. Erstens wissen wir nicht, was schon als bekannt vorausgesetzt werden kann. In dem Bemühen, allen Zuhörern verständlich zu sein, möge man entschuldigen, wenn auch schon Bekanntes wiederholt wird. Das zweite, größere Problem ist, wie das sehr große Gebiet der Herzrhythmusstörungen, das sonst bei Kongressen tagelang abgehandelt wird, in einigen Stunden bewältigt werden kann.

Im ersten Teil sollen in Referaten die Grundlagen behandelt werden: Pharmakologie, Diagnostik, die Wirkungen der Anaesthesiemittel auf Erregungsbildung und Erregungsleitung und hämodynamische Auswirkungen von Rhythmusstörungen.

Im zweiten Teil werden dann die Therapie der einzelnen Rhythmusstörungen diskutiert und zum Schluß einige wichtige Ergänzungen wie Besonderheiten bei Kindern sowie prophylaktische Digitalisgabe, Schnelldigitalisierung und Überdosierung besprochen.

2. Grundlagen

2.1. Anatomie, Physiologie und Pharmakologie
des Reizleitungssystems

Von **O. Kraupp**

Bochum

Anatomie des Reizleitungssystems

Das Reizleitungssystem (RLS) als Träger der Herzautomatik und der
Impulsweiterleitung ist auch morphologisch von den Fasern der übrigen
Herzmuskulatur unterschieden (SCHIEBLER und DOERR). Histologisch sind
die Fasern des RLS durch eine besondere Armut an Fibrillen und histo-
chemisch durch einen hohen Gehalt an Glykogen ausgezeichnet, der den
RLS-Fasern eine besondere Resistenz gegen Anoxie verleiht. Außerdem
ist auch der intrazelluläre Natriumgehalt im RLS signifikant höher als im
umliegenden Myokard.

Rein funktionell beginnt das RLS im *Sinusknoten* (s. Abb. 7), einem
umschriebenen Areal von Schrittmacherzellen, in der Furche zwischen
Vena cava cranialis und rechtem Herzohr, grob morphologisch durch
seinen höheren Gehalt an lockerem Bindegewebe und Fettgewebe erkennbar. Von anatomischer Seite wurden einige distinkte Faserzüge vom Areal
des Sinusknotens in die Vorhofwandmuskulatur ausstrahlend beschrieben.
So der Fasciculus interauricularis (BACHMANN) sowie das Wenckebach-
sche und Thorelsche Bündel. Es ist jedoch bis heute nicht gelungen, eine
funktionelle Bedeutung dieser Faserbündel im Sinne einer lokalisierten
Impulsweiterleitung zum AV-Knoten sicherzustellen, so daß nach wie vor
die gesamte Vorhofmuskulatur als Leitungsorgan angenommen werden
muß.

Eine weitere lokalisierte Anhäufung von Elementen des RLS liegt im
Atrioventrikularknoten (AV-Knoten, ASCHOFF-TAWARA) an der Vorhof-
kammergrenze im Septum atriorum rechts dorsal auf dem Skelett des
Trigonum fibrosum dextrum ruhend vor. Der AV-Knoten liegt dabei in
dreieckiger Form (etwa 5 mm lang und 2–4 mm dick) wenige mm links
von der Mündung des Sinus coronarius.

Von dort aus zieht das RLS in morphologisch und histologisch
distinguierten Faserzügen zunächst in Form der beiden Schenkel des

AV-Bündels (Hissches Bündel) in die Kammermuskulatur. Der linke Schenkel verläuft dabei steil nach links abwärts nahe unter dem Endokard der Kammerscheidewand und ist mit freiem Auge gut am unteren Rande der Pars membranacea erkennbar. Seine fächerförmige Ausbreitung zur Basis der Papillarmuskeln hin verläuft z. T. in Form falscher Sehnenfäden, ebenfalls knapp subendokardial. Der rechte Schenkel verläuft tiefer im Myokard und zieht in 3 Ästen zu den Papillarmuskeln; die feinere Verzweigung der Purkinjefasern erfolgt vom Endokard aus transmyokardial und ist mit freiem Auge nicht mehr sichtbar.

Elektrophysiologische Grundlagen

Das Studium der Vorgänge der automatischen Impulsbildung sowie Impulsweiterleitung erfolgte mittels elektrophysiologischer Methoden vor allem anhand der Veränderungen der elektrischen Grenzflächenpotentiale der Zellen des Sinus- und AV-Knotens sowie des Purkinje-Systems und des Arbeitsmyokards im Verlaufe der verschiedenen Erregungsphasen des Herzens.

Hier muß zunächst zwischen *Ruhe*potentialen und *Aktions*potentialen unterschieden werden. Vorzeichen und Höhe dieser Potentiale sind durch Lage und Größe der K-, Na-, Ca- und Cl-Ionen-Gradienten durch die Zellmembran hindurch sowie durch das wechselseitige Verhältnis der spezifischen Membranpermeabilitäten der einzelnen asymmetrisch zu beiden Seiten der Zellgrenzflächen verteilten Ionen bestimmt. An der Kammermuskulatur liegt der Wert des Ruhepotentials bei —90 mV (innen negativ und außen positiv) und entspricht so dem Kalium-Gradienten bei Überwiegen der Kalium-Permeabilität. Die Ruhepotentialwerte im RLS liegen in den Schrittmacherzellen des Vorhofes bei nur etwa —70 mV und

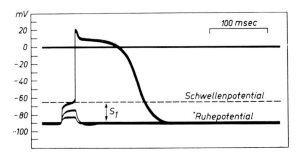

Abb. 1. Ruhepotential, lokale Erregung, Schwellenpotential (S_1) sowie Verlauf eines fortgeleiteten Aktionspotentiales einer Herzmuskelfaser (Nach BROOKS, HOFFMAN, SUCKLING, ORIAS: Excitability of the Heart. New York: Grune & Stratton 1955)

steigen dann abwärts im RLS auf höhere Werte an (WATANABE und DREIFUS). Dieser Unterschied ist durch ein stärkeres Hervortreten der Natrium-Leitfähigkeit in den verschiedenen Anteilen des RLS bedingt.

Im *Erregungsvorgang* kommt es zunächst zu einer graduellen Abnahme des Ruhepotentials (lokale Erregung) bis zur Erreichung des Schwellenpotentials (Abb. 1), von wo aus das Membranpotential nach einem Alles-oder-Nichts-Vorgang zusammenbricht und schließlich durch Vorherrschen der Natrium-Leitfähigkeit und des dadurch hervorgerufenen Natrium-Einstroms eine Umladung des Membranpotentials (Overshoot) erfolgt. Es folgt die Phase der Repolarisation, gekennzeichnet durch ein Wiederzunehmen der Kalium-Permeabilität und damit zunehmendem Kalium-Austritt (Plateauphase, Abb. 1), und schließlich die endgültige Repolarisation durch aktiven Auswärtstransport von Natrium- und Einwärtstransport von Kalium-Ionen bis zur Wiederherstellung der ursprünglichen Gradienten- und Permeabilitätsverhältnisse sowie des Ausgangspotentials.

Abbildung 2 gibt die Zuordnung der einzelnen Abschnitte des hier skizzierten monophasischen, intrazellulär abgeleiteten Aktionspotentials zu den einzelnen Phasen des EKGs in der II. Ableitung wieder. Wesentlich ist, daß die R-Zacke der Depolarisations- und die T-Zacke der Repolarisationsphase der Herzmuskelfasern zuzuordnen ist. Der Potentialverlauf der Abbildungen 1 und 2 ist typisch für das Aktionspotential der Fasern des Arbeitsmyokards.

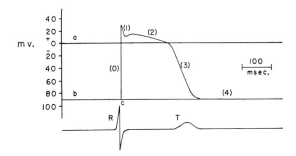

Abb. 2. Diagrammatische Darstellung des Verlaufes eines unipolar abgeleiteten EKGs und des Verlaufes des monophasischen Aktionspotentiales einer isolierten Herzmuskelfaser. (0): Anstiegsphase; (1): Overshoot; (2): langsame Phase der Repolarisation (Plateauphase); (3): rasche Repolarisationsphase; (4): Diastole. [Nach: HOFFMAN and CRANFIELD, Amer. J. Med. **37**, 670 (1964)]

Grundsätzlich davon unterschieden ist das Aktionspotential der Zellen des RLS vor allem im Sinusknoten (Schrittmacherpotential). In Abbildung 3 sind je ein Aktionspotential im Sinusknoten und eines der Myokardfaser übereinander wiedergegeben. Der wesentliche Unterschied ist der zeitlich inkonstante Verlauf des Ruhepotentials der Schrittmacherzelle mit einer

diastolisch zunehmenden Depolarisation bis zur Erreichung des kritischen
Schwellenpotentials.

Dieser Vorgang, der in einer zeitlichen Zunahme der Natrium-Permeabilität gegenüber einer Abnahme der Kalium-Permeabilität begründet
ist, ist der Sitz der *Herzautomatik*. Die diesen Vorgängen zugrundeliegenden Ionenverschiebungen sind für eine Purkinjefaser in Abbildung 4

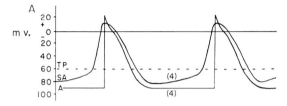

Abb. 3. Aktionspotentiale, intracellulär abgeleitet von einer einzelnen Muskel-
faser des Vorhofs (A) und einer einzelnen Faser des Sinusknotens (SA); (4):
Diastole; TP: Schwellenpotential. [Nach: HOFFMAN and CRANFIELD, Amer. J.
Med. **37**, 670 (1964)]

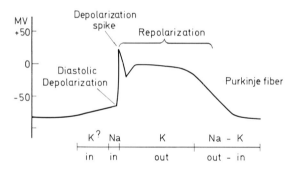

Abb. 4. Normale Membranpotentiale einer Purkinje-Faser mit zeitlicher Zuordnung der während der einzelnen Phasen des Aktionspotentials auftretenden
Richtung der Ionenbewegungen. [Nach: CONN and LUCCHI, Amer. J. Med. **37**,
685 (1964)]

wiedergegeben. In Ergänzung zu den Angaben in Abbildung 4 ist festzustellen, daß der Kalium-Ausstrom in der Plateauphase der Repolarisation
zeitlich zunehmend stärker wird und gegen Ende dieser Phase ein
Maximum erreicht. Etwa bis zu diesem Punkt dauert auch die absolute
Refraktärperiode der Herzerregung, bei der ein weiterer überschwelliger
Reiz unwirksam ist. Dem Zeitpunkt des maximalen Kalium-Ausstroms
entspricht auch die *vulnerable Phase* des Herzmuskels, in der ein Extrareiz
Herzflimmern auslösen kann. In der Endphase der Repolarisation liegt
die relative Refraktärzeit des Herzens, in der bei entsprechender Erhöhung

des normalen Schwellenreizes bereits ein neuerliches Aktionspotential ausgelöst werden kann. Wichtige Parameter der Herzerregungsvorgänge sind somit eng mit dem Ablauf des monophasischen Aktionspotentials korreliert.

Für den ordnungsgemäßen Ablauf der Herzkontraktion ist nun die zeitliche Synchronisierung der Erregungsvorgänge in den Einzelfasern von allergrößter Bedeutung. Diese *Synchronie* wird dadurch hervorgerufen, daß der in einer Schrittmacherzelle entstehende neue Impuls örtlich symmetrisch und zeitlich in Form einer synchronen Welle zunächst von der Kammerbasis zur Ventrikelspitze und von dort rückläufig zur Kammerbasis fortgeleitet wird, wobei die Erregungsfront von einer entsprechenden Refraktärstrecke gefolgt ist, die ein Einbrechen heterotoper und zeitlich asynchroner Reize in das Erregungsgeschehen verhindert.

Grundsätzlich besitzen alle Zellen des RLS Schrittmachereigenschaften, und damit ist auch die Möglichkeit einer heterotopen Impulsbildung in allen Teilen des Herzens grundsätzlich gegeben. Die für die Frequenz der automatischen Impulsbildung entscheidende Steilheit der diastolischen Depolarisation (s. Abb. 3 und 4) nimmt jedoch von den Sinusknotenzellen im weiteren RLS zunehmend ab, so daß die Wahrscheinlichkeit, daß eine der am schnellsten feuernden Sinuszellen nach Ablauf der Refraktärphase des Vorhofes die neue Impulsbildung übernimmt, außerordentlich groß ist. Die erste nach Ablauf der Refraktärzeit feuernde Schrittmacherzelle, im normalen Geschehen immer eine des Sinusknotens, wird somit zum Schrittmacher einer neuen Herzerregung.

An den Vorgängen der diastolischen Depolarisation liegt auch der Angriffspunkt der Wirkung des *autonomen Nervensystems* auf die *Herzfrequenz.*

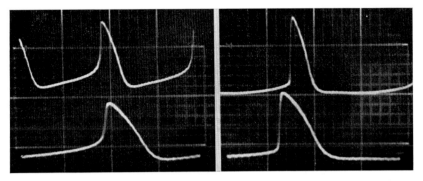

Abb. 5. Aktionspotentiale bei langsamer (untere Kurve) und rascher (obere Kurve) Registriergeschwindigkeit einer Einzelfaser des Sinusknotens eines isolierten Kaninchen-Herzens; linke Hälfte: normaler Verlauf; rechte Hälfte: unter der Einwirkung von Acetylcholin. [Nach: Hoffman and Cranfield, Amer. J. Med. 37, 670 (1964)]

Dies soll am Beispiel der negativ chronotropen Wirkung des Acetyl-cholins erläutert werden. In Abbildung 5 ist der Potentialverlauf einer Sinusknotenfaser einmal unbehandelt (linke Hälfte) und einmal nach Vor-behandlung mit Acetylcholin (rechte Hälfte) wiedergegeben. Aus der Ab-bildung 5 ist zu ersehen, daß unter Acetylcholin das Ruhepotential erhöht ist (zu mehr negativen Werten verschoben) und außerdem die diasto-lische Depolarisation wesentlich flacher verläuft und dadurch das kritische Schwellenpotential später erreicht wird, so daß die nächste Impulsbildung erst nach einer längeren Zeitpause erfolgt. Diese Wirkungen werden durch eine Steigerung der Kalium-Permeabilität erreicht, wobei der Wert des Ruhepotentials nunmehr weitgehend durch den Kalium-Gradienten (intra-zu extrazellulär) bestimmt wird.

Genau gegensätzlich erfolgt die β-sympathomimetische Wirkung (Adre-nalin, Isoproterenol) auf die Herzfrequenz. Unter der Einwirkung der-artiger Substanzen wird die diastolische Depolarisation von Schrittmacher-zellen steiler und dadurch das kritische Schwellenpotential früher erreicht.

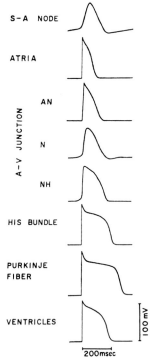

Abb. 6. Charakteristischer Verlauf des Aktionspotentials in verschiedenen Faser-typen. Die Dauer des Aktionspotentials nimmt vom Vorhof bis zu den peripheren Purkinje-Fasern progressiv zu. [Nach: WATANABE and DREIFUS, Amer. Heart J. **76**, 114 (1968)]

Diese letztgenannte Wirkung betrifft nicht nur die Schrittmacherzellen des Sinusknotens, sondern auch alle anderen Zellen des RLS im AV-Knoten und in der Verzweigung der Purkinjefasern. Es ist klar, daß sich daraus die prinzipielle Möglichkeit einer heterotopen Reizbildung unter der Einwirkung von Adrenalin oder Isoproterenol (Aludrin) ableitet.

Für die synchrone Fortleitung der Erregungswelle und für den Schutz des Herzens vor einer ektopischen Reizbildung bzw. einem Reizeinbruch ist das Verhalten der *Refraktärzeiten* der einzelnen Herzabschnitte von großer Bedeutung. Hier ist die Feststellung wichtig, daß die Refraktärzeiten in der Richtung vom Sinusknoten über den AV-Knoten zur Endverzweigung hin ständig zunehmen und damit die Schutzwirkung mit Fortschreiten der Erregungswelle wächst. Dieses Verhalten ist durch die Zunahme der Plateaudauer des Aktionspotentials vor allem in den Zellen des AV-Knotens aber auch der peripheren Purkinjefasern gegenüber den Zellen des

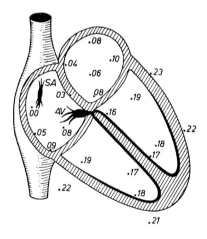

Abb. 7. Erregungsausbreitung im Herzen; die Leitungszeiten zwischen Sinus-Knoten und einzelnen Punkten des RLS bzw. der Vorhof- und Kammermuskulatur sind in Sekunden angegeben. (Nach: BAUEREISEN, Normale Physiologie des Herzens. In: Das Herz des Menschen, Bd. 1, Stuttgart: Georg Thieme 1963)

Sinusknotens bedingt (s. Abb. 6). Auch die sog. „Siebwirkung" des AV-Knotens liegt in dem längeren Verlauf des Einzelaktionspotentials begründet. Das synchrone Fortschreiten der Erregungswelle und die dabei auftretenden Reizleitungszeiten sind noch einmal schematisch in der Abbildung 7 zusammengefaßt.

Pharmakologische Beeinflussung von Störungen
der Erregungsbildung bzw. -ausbreitung

Jeder pharmakodynamischen Betrachtung liegt ein Dosis-Wirkungs-Problem zugrunde. Im vorliegenden Falle ist das Objekt der Wirkung, die Herzarrhythmie, ein sehr komplexes Geschehen, und es ist daher zur Auffindung geeigneter Wirkungsparameter zuerst notwendig, auf den Mechanismus der einzelnen Rhythmusstörungen näher einzugehen.

Die klinische Unterteilung entweder nach dem Impulsursprung (supraventriculär, ventriculär) oder nach der Erscheinungsart (prämature Systolen, Tachyarrhythmien, Herzflimmern und -flattern) genügt für diesen Zweck nicht. Hier muß wieder auf die elektrophysiologischen Grundlagen zurückgegriffen werden. Aus den elektrophysiologischen Vorgängen heraus ergibt sich eine Unterteilung in I. Störungen der Impulsbildung und II. Störungen der Impulsweiterleitung, wobei klinisch auch eine Kombination beider Typen zur Beobachtung kommen kann. Diese Zweiteilung ist auch für die pharmakologische Beeinflußbarkeit, ja sogar für die Indikationsstellung in der klinischen Arrhythmiebehandlung von großer Bedeutung.

Störungen der Impulsbildung

Folgende Störungen der Impulsbildung sind für die weiteren Betrachtungen von grundsätzlicher Bedeutung: 1. Das Auftreten einer *heterotopen Automatik* durch Abschwächung oder Sistieren des Einflusses der Schrittmachertätigkeit des Sinusknotens auf das nachgeordnete RLS.

Zwei typische Beispiele sind in der Abbildung 8 hinsichtlich des elektrophysiologischen Mechanismus schematisch dargestellt. Im oberen Teil der Abbildung 8 ist der Potentialverlauf einer normalen Schrittmachertätigkeit im Sinus mit dem normal weitergeleiteten, dazugehörigen Potentialverlauf im AV-Knoten korreliert. Im unteren Teil der Abbildung wird gezeigt, wie durch die Einwirkung von Acetylcholin bzw. durch Vaguserregung der Potentialverlauf in den Sinuszellen verändert und dadurch das Auftreten einer extremen Bradykardie bewirkt wird. In der dadurch bedingten langen Pause zwischen zwei fortgeleiteten normalen Schrittmacherpotentialen erreicht jedoch die diastolische Depolarisation in der AV-Knotenzelle ihr kritisches Schwellenpotential, so daß es nunmehr zur ektopischen Reizbildung kommt. Das gleiche Ergebnis tritt ein, wenn eines der Sinuspotentiale durch einen Weiterleitungsblock nicht bis zum AV-Knoten fortgeleitet wird. In beiden Fällen findet ein latenter Schrittmacher genügend Zeit, um das diastolische Schwellenpotential zu erreichen, und es kommt zu einer Knoten-Extrasystole. Solche Störungen können vereinzelt auftreten oder aber bei längerem Andauern eines Überleitungsblockes zu einer heterotop gesteuerten Herzautomatik führen, die wegen

der Abnahme der diastolischen Depolarisation im Verlaufe des RLS stets
eine langsamere Frequenz als die normale Sinusautomatie haben muß.

Als 2. Punkt ist das Auftreten einer *ektopischen Impulsbildung* als Folge
verstärkter Automatizität auf allen Ebenen des RLS unter bestimmten
pharmakodynamischen oder toxischen Einwirkungen zu erwähnen.

Unter den Faktoren, die zu einer verstärkten Automatizität im RLS
führen können, ist zunächst die *Hypokaliämie* anzuführen. Durch die damit
verbundene Abnahme der Kalium-Permeabilität kommt es zu einem
relativen Überwiegen der Natrium-Leitfähigkeit und dadurch zu einem
Anstieg der Steilheit der diastolischen Depolarisation.

Ferner führen *Digitalisglykoside* in toxischen Konzentrationen zu einer
Hemmung des aktiven Kalium-Einwärts- sowie Natrium-Auswärtstrans-

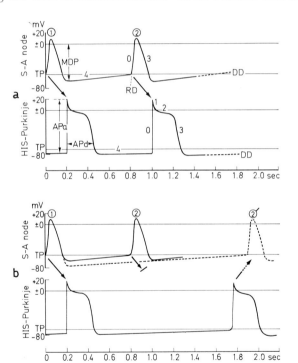

Abb. 8. Membranpotentiale des Sinusknotens und von His-Purkinje-Fasern in
schematischer Darstellung. *In A :* Vorgänge bei normaler Schrittmachertätigkeit
und Überleitungsverhältnissen. *In B :* Vorgänge unter der Einwirkung von
Acetylcholin (strichlierte Linie des diastolischen Potentialverlaufes der Sinusknotenfaser) oder bei Auftreten von AV-Block (Pfeil mit Querstrich). (DD)
diastolische Depolarisation; (TP) Schwellenpotential; (APa) Aktionspotentialam-
plitude; (APd) Aktionspotentialdauer; (MDP) maximales diastolisches Potential;
(RD) Depolarisationsgeschwindigkeit (Anstiegssteilheit). [Nach: WATANABE and
DREIFUS, Amer. Heart J. **76**, 114 (1968)]

portes. Dies führt vor allem an den Purkinjefasern zum Auftreten einer steileren diastolischen Depolarisation und damit zur verstärkten Gefahr einer heterotopen Reizbildung.

Klinisch bekannt ist die gefährliche Wirkung einer *Kombination* beider Faktoren (Digitalisierung bei gleichzeitigem Kalium-Entzug), da unter diesen Bedingungen auch peripher im RLS liegende Fasern zu rasch depolarisierenden, automatischen Zellen werden können und damit die Gefahr einer multifokalen Reizbildung gegeben ist.

Auch unter der Einwirkung *β-sympathomimetischer* Substanzen (Aludrin, Alupent, Adrenalin) wird die Steilheit der diastolischen Depolarisation von Schrittmacherzellen nicht nur im Sinus- und AV-Knoten, sondern bei entsprechender Dosierung auch in den Schrittmacherzellen des übrigen RLS steiler, so daß auch hier prinzipiell jederzeit eine heterotope Impulsbildung zum Auftreten von Herzrhythmusstörungen führen kann. Auch in gewöhnlichen und nicht dem RLS angehörigen Vorhof- und Kammermyokardfasern kann unter bestimmten Bedingungen, wie z.B. im isolierten Herz bei Durchströmung mit kalium- und calciumfreien Lösungen oder unter höheren Konzentrationen von Katecholaminen, ein dem Schrittmacherpotential ähnlicher Aktionspotentialverlauf auftreten.

Schließlich muß auch in diesem Abschnitt die Möglichkeit der Entstehung von depolarisierenden *Kurzschlußströmen* erwähnt werden, die, wie etwa bei der lokalen Anoxie des Herzmuskels, auch quer zur Faserrichtung ein elektrisches Feld aufbauen und somit zur Entstehung von fortgeleiteten Aktionspotentialen sowohl in den Purkinjefasern wie auch in den Fasern des Arbeitsmyokards führen können. Ursache solcher lokal entstehender Potentialdifferenzen ist die aus anoxischen Bezirken erfolgende Kalium-Ausdiffusion, die eine gewisse Zeit lang einen Kalium-Konzentrations-Gradienten quer durch die anliegenden Fasern und damit entsprechende Differenzen in den einzelnen Membranpotentialen aufrichten kann.

Abnorme Potentialdifferenzen innerhalb des Myokards können auch unter *toxischen Digitalisdosen* auftreten. Unter Digitalisglykosiden in höherer Dosierung wird der Verlauf des Aktionspotentials zeitlich abgekürzt, wobei diese Veränderungen in den einzelnen Fasern sehr oft nicht im gleichen Ausmaß erfolgen, so daß bei ungleichem zeitlichen Potentialverlauf zweier aneinanderliegender Myokardfasern erhebliche Unterschiede im Repolarisationsgrad auftreten und damit zur Ursache einer Potentialdifferenz zwischen beiden Fasern werden können.

Alle die hier angeführten Möglichkeiten einer ektopischen Erregungsbildung können entweder zeitlich vorübergehend auftreten und dann zu vereinzelten Kammerextrasystolen führen, sie können aber auch zeitlich persistieren und dann das Bild einer tachykarden Kammerextrasystolie hervorrufen.

Störungen der Impulsweiterleitung

Von den Störungen der normalen Impulsbildung müssen als zweite große Gruppe der Ursachen einer Herzarrhythmie die Störungen der Impulsweiterleitung unterschieden werden.

Hier muß zunächst der einfache *Leitungsblock* erwähnt werden, der häufig an Verbindungsstellen zweier Herzpartien mit verschieden langen Refraktärzeiten (typisches Beispiel: AV-Block) auftritt und dessen Folgen für die Herzrhythmik bereits anhand der Abbildung 8 besprochen wurden.

Besonderer Erwähnung bedarf hier der sog. *unidirektionale Leitungsblock*, der auf der Basis einer kontinuierlich abnehmenden Weiterleitungs-Amplitude und -Geschwindigkeit (decremental conduction) innerhalb einzelner Anteile des RLS auftreten kann. Physiologisch ist eine derartige Erscheinung schon beim Wechsel zwischen einzelnen Abschnitten des RLS (vom Vorhof zum AV-Knoten, zwischen AV-Bündel und Purkinje-fasern) angelegt, da an solchen Stellen signifikante Änderungen im Verlaufe des Aktionspotentials und damit auch in den Refraktärzeiten und Weiterleitungsparametern nachgewiesen werden konnten (s. Abb. 6). Auch die sog. „Siebwirkung" des AV-Knotens ist einem solchen Phänomen zuzuordnen. Die physiologisch auftretende einseitig gerichtete Leitungsbehinderung tritt jedoch synchron und in der topischen Ausbreitung symmetrisch auf und bleibt somit ohne Wirkungen auf die Herzrhythmik. Zu Rückwirkungen auf den normalen Ablauf des Herzrhythmus kommt es nur dann, wenn ein unidirektionaler Block auf der Basis einer decremental

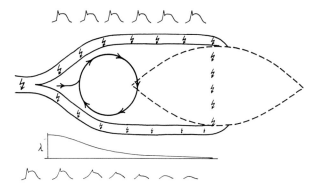

Abb. 9. Schematische Darstellung einer „decremental conduction" mit Entwicklung eines unidirektionalen Blockes in einer gabelförmigen Verzweigung einer Purkinje-Faser mit symmetrischen Übertrittstellen in eine dazwischen liegende Myokardfaser. Schematische Wiedergabe des Aktionspotentialverlaufes in oberem (normalem) und unterem (unidirektional geblocktem) Ast der Purkinje-Faser. Wiedergabe des Verlaufes der Leitungsgeschwindigkeit (λ) im unteren Ast. In der Mitte der Abbildung schematische Wiedergabe der Richtung des auftretenden Kreisprozesses der Erregung

conduction lokalisiert in einzelnen Fasern des RLS bzw. des Vorhof- und
Kammermyokards auftritt.

Unter diesen Voraussetzungen kann es zu sog. „*Wiedereintritts-(Re-
entry)Phänomenen*" auf engstem Raum (Microreentry) kommen, die zum
Generator einer ektopischen Impulsbildung werden können. Das Auftreten solcher periodischer Kreisprozesse der Herzerregung soll anhand
der Abbildung 9 veranschaulicht werden. In Abbildung 9 ist schematisch
die Aufzweigung einer Purkinjefaser dargestellt, wobei Äste in Kontakt
zu einer Herzmuskelfaser treten. In der unteren Verzweigung wurde eine
decremental conduction mit Leitungsverzögerung bis zum unidirektionalen
Block angenommen. In diesem Falle erfolgt der Übertritt der Erregung von
der oberen Faser auf die Muskelzelle zu einem Zeitpunkt, wo in der
unteren Faser die Erregung bereits steckengeblieben ist. In einem solchen
Fall kann nun die Erregung von der Muskelzelle in die untere Faser
einbrechen und antidrom weitergeleitet werden. Diese antidrome Erregung
kann sowohl aufwärts konvergent in das RLS wie auch rückläufig in die
obere Faser einbrechen und auf diese Weise über eine neuerliche Erregung
der Muskelfaser (Wiedereintritt) zu einem persistierenden Erregungskreis-
prozeß führen. Eine solche Situation kann sich jederzeit an der Peripherie
von Infarktbezirken durch Auftreten eines Kalium-Gradienten entlang
einer Purkinjefaser und damit abnehmendem Membranpotential mit abnehmender Steilheit der Anstiegsphase des Aktionspotentials (s. Abb. 9
unten) und damit abnehmender Reizleitungsgeschwindigkeit ausbilden.

Klinisch sind vor allem zwei Typen solcher Reentry-Phänomene auf der
Basis eines unidirektionalen Blockes von Bedeutung:

1. Reentry-Vorgänge zwischen parallelliegenden Purkinjefasern, vor
allem bei Auftreten von lokalisiertem, longitudinalem, unidirektionalem
Block in Fasern des AV-Knotens mit reziproken Extrasystolen und Auftreten von Echoerscheinungen und

2. Reentry-Phänomene in den Purkinjefasern und Myokardfasern als
Ursache des Auftretens von Kammersystolen, ektopischen Kammertachy-
kardien sowie -flimmern und -flattern. Tatsächlich wurden Microreentry-
Vorgänge sowohl bei Einzelextrasystolen als auch als ein sich selbst
aufrecht erhaltender Erregungsmechanismus bei Kammerflimmern nachgewiesen.

Pharmakodynamische Wirkungsmöglichkeiten

Was nun die pharmakodynamischen Einwirkungsmöglichkeiten auf
die hier skizzierten Grundmechanismen von Rhythmusstörungen anbe-
trifft, so begegnet man auch hier einer deutlichen Zweiteilung:

1. Wirkungen auf Störungen der Impulsbildung und
2. Wirkungen auf Störungen der Impulsweiterleitung.

Die charakteristische Wirkung der erstgenannten Kategorie besteht in einer Herabsetzung der Automatizität von Schrittmacherzellen und damit der Wahrscheinlichkeit des Entstehens ektopischer Erregungsherde. Dies kann durch eine generelle Herabsetzung der Natrium-Leitfähigkeit bzw. Abschwächung des Natrium-Einstromes, elektrophysiologisch kenntlich an einer Abnahme der Anstiegssteilheit des Aktionspotentials, erreicht werden. Damit verbunden tritt auch eine Verlängerung der Aktionspotentialdauer sowie der Refraktärzeit in Erscheinung.

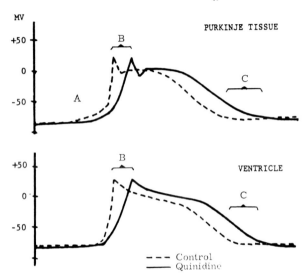

Abb. 10. Die drei Früheffekte von Chinidin auf die Membranpotentiale von Purkinje- und Ventrikelfasern: *A*, teilweise Hemmung der diastolischen Depolarisation in den Purkinje-Fasern, *B*, Abnahme der Anstiegssteilheit in der Depolarisationsphase, *C*, Verlängerung der Dauer des gesamten Aktionspotentiales. [Nach: CONN and LUCCHI, Amer. J. Med. **37**, 685 (1964)]

Dieser Wirkungstyp wird als *chinidinartige* Wirkung klassifiziert und ist neben Chinidin auch den meisten zur Zeit klinisch verwendeten Antifibrillantien wie Procainamid, Xylocain, Antihistaminica, Ajmalin und den β-Blockern zu eigen. Die typische Wirkung von Chinidin auf das Aktionspotential von Purkinje- und Ventrikelfasern ist in Abbildung 10 schematisch wiedergegeben. Unter hohen Dosen chinidinartiger Substanzen tritt eine zunehmende Abschwächung der Depolarisation bis zum schließlichen Sistieren der Erregbarkeit der Fasern ein (Abb. 11).

Klinisch manifestiert sich diese Wirkung in einer Abnahme der Schrittmacherfrequenz, in einer Verlangsamung der atrio-ventrikulären sowie intraventrikulären Reizleitung, sowie in einer Verlängerung der absoluten und relativen Refraktärzeiten. Gleichzeitig mit diesen Wirkungen auf die

Natrium-Permeabilität kommt es auch zu einer zunehmenden Veränderung des Calcium-Einstroms und damit zu einer Beeinflussung der Vorgänge der elektromechanischen Koppelung, was im Auftreten einer negativ inotropen Wirkung zum Ausdruck kommen kann. Ähnliche Phänomene dürften auch an der glatten Gefäßmuskulatur auftreten und ursächlich an der nachgewiesenen peripheren vasodilatatorischen Wirkung chinidinartig wirkender Substanzen beteiligt sein.

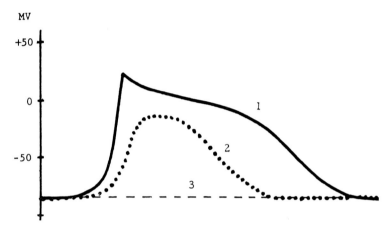

Abb. 11. Verschiedene Stadien der Chinidin-Wirkung auf das Membranpotential von Ventrikelmuskelfasern: 1. Frühstadium mit Abnahme der Anstiegssteilheit und verlängerter Dauer des Aktionspotentiales; 2. späteres Stadium mit unvollständiger Depolarisation; 3. Endstadium mit Sistieren der Erregbarkeit. [Nach: CONN and LUCCHI, Amer. J. Med. **37**, 685 (1964)]

Die antiarrhythmische Wirkung chinidinartig wirkender Substanzen besteht nun zunächst einmal darin, daß es bei Vorliegen ektopischer Erregungsherde vor allem im Vorhof zu einer Herabsetzung der Feuerrate bis zur völligen Unterdrückung der Impulsbildung kommen kann. Gleichzeitig wird durch die chinidinartige Wirkung eine Verlängerung der Refraktärzeit des umliegenden Gewebes hervorgerufen, wobei dann im Endeffekt ektopische Foci mit immer langsamerer Frequenz, umgeben von einem immer mehr refraktär werdenden Gewebe, gebildet werden.

Ein wichtiger Sonderfall dieser dämpfenden chinidinartigen Wirkungen ist die *Erhöhung* der oben angeführten „*Siebwirkung*" des *AV-Knotens*. Hier gibt es Stoffe, die eine sehr spezifische Wirkung entfalten, zu denen neben den typisch chinidinartig wirkenden Stoffen vor allem Vagomimetica und die Digitalisglykoside zu zählen sind. Durch Herabsetzung der Leitfähigkeit wird der physiologische unidirektionale Block im AV-Knoten verstärkt und damit eine spezielle Siebwirkung gegenüber ektopischen tachykarden Vorhofserregungen erreicht. Es ist fraglich, ob hier eine direkte Wirkung der Digitalisglykoside auf die AV-Überleitung vorliegt oder ob diese Wirkung über einen zentralen Mechanismus verläuft.

Es soll hier darauf hingewiesen werden, daß Digitalisglykoside auch bei direkter Einbringung in den IV. Ventrikel das Auftreten von Änderungen der Erregungsparameter des Herzens ja sogar ein Auftreten von Rhythmusstörungen hervorrufen können (LUCCHESI). Dies muß als ein Beweis gewertet werden, daß auch Änderungen im zentralen nervösen Ausstrom zu einer Beeinflussung und Störung der Herzrhythmik Anlaß geben können, wobei hier auch an die arrhythmische Wirkung des Antiepileptikums Dilantin gedacht werden muß.

Unabhängig vom Mechanismus ist aber auf jeden Fall eine pharmakodynamisch bedingte Erhöhung der „Siebwirkung" im AV-Knoten für die klinische Wirksamkeit der Digitalisglykoside, aber auch einer vagalen Erregung, bei supraventrikulären Arrhythmien von großer Bedeutung, da auf diese Weise die Kammer vor dem Einbruch einer ektopischen Erregungsbildung im Vorhof geschützt werden kann.

Zum Teil grundsätzlich andere pharmakodynamische Wirkungsmechanismen müssen bei der Beeinflussung der durch *Leitungsstörungen* hervorgerufenen Herzarrhythmien diskutiert werden. Im Falle des einfachen partiellen oder totalen Blocks tritt die Gefahr einer Rhythmusstörung durch Anklingen der peripher vom Block gelegenen Automatik auf. Rein theoretisch könnte einer solchen Gefahr zunächst einmal durch Beseitigung des Blockes begegnet werden. Im weiteren Sinne muß aber prinzipiell jede Verbesserung oder Wiederherstellung einer gestörten Impulsweiterleitung den dominierenden Schrittmacher in Richtung höher geordneter Reizbildungszentren verschieben und damit zu einer besseren Synchronisierung und höhergradigen Symmetrie der Reizausbreitung führen.

Diese Überlegungen stellen die Basis für die klinisch erfolgreiche Anwendung von *β-sympathomimetisch* wirkenden Substanzen, wie Aludrin und Alupent, bei inkomplettem und komplettem AV-Block, aber auch beim Auftreten von mechanisch hervorgerufenen Reizleitungsstörungen in der Kammermuskulatur im Rahmen herzchirurgischer Maßnahmen dar. Auch bei Rhythmusstörungen auf der Basis von lokalisiertem, unidirektionalem Block und Reentry-Vorgängen ist eine Durchbrechung der Erregungsprozesse durch Verbesserung der Impulsweiterleitung im gestörten Schenkel und damit unter Umständen Durchbrechung des unidirektionalen Blockes, z.B. unter der Einwirkung von β-Sympathomimetica, durchaus denkbar.

Es sei überdies darauf hingewiesen, daß FLECKENSTEIN eine Schutzwirkung von sympathomimetisch wirkenden Stoffen, darunter auch Noradrenalin, gegenüber den Rückwirkungen einer erhöhten extracellulären

Kalium-Konzentration (eine der Hauptursachen des Auftretens von uni-direktionalem Block) auf den Ablauf des Aktionspotentials von Schritt-macherzellen nachweisen konnte.

Hingegen erscheint eine chinidinartige Wirkung bei Reentry-Vorgängen von fraglichem Wert, da der positive Effekt einer Verlängerung der Refrak-tärzeit durch eine weitere Erniedrigung der Leitfähigkeit aufgehoben und ein Reentry-Mechanismus u. U. bei Vorliegen eines nur unvollständigen unidirektionalen Blockes durch extreme Herabsetzung der Leitungs-geschwindigkeit durch hohe Dosen von chinidinartig wirkenden Substanzen sogar ausgelöst werden kann. Tatsächlich wurde auch immer wieder gele-gentlich sowohl tierexperimentell wie auch klinisch das Auftreten von Kammerflimmern nach Verabreichung chinidinartig wirkender Sub-stanzen als „paradoxe Reaktion" beobachtet.

Von theoretischer Sicht aus wäre demnach bei der klinischen Indikation der Anwendung antifibrillatorischer Substanzen im Idealfall zu fordern, daß vorher der der Rhythmusstörung zugrunde liegende Mechanismus weitgehend aufgeklärt oder zumindest einer der beiden hier angeführten Grundtypen (Rhythmusstörung auf der Basis einer gestörten Impulsbildung oder auf der Basis einer Störung der Impulsweiterleitung) zugeordnet werden sollte

Über einen neuartigen Typ einer antifibrillatorischen, pharmako-dynamischen Wirkung wurde in letzter Zeit von BACANER berichtet: Es ist dies die Wirkung von *Bretylium*, einer Substanz, die die postsynaptische Erregungsweiterleitung nach vorheriger Freisetzung von Noradrenalin im sympathischen Nervensystem blockiert. Bei Austestung an elektrisch hervorgerufenem Kammerflimmern, wobei der elektrische Reiz durch eine besondere Anordnung in der vulnerablen Phase der Herzerregung gesetzt wurde, führte die parenterale Verabreichung von Bretylium zu einer deut-lichen Erhöhung des Schwellenreizes. Zum Unterschied von den chinidin-artig wirkenden Substanzen besitzt Bretylium jedoch eine positiv inotrope Wirkung bei Fehlen jeglicher sonstiger Wirkungen auf die Erregungs- und Leitungsparameter des Herzens. Aufgrund der chemischen Struktur der Substanz (quartäre Ammoniumbase) könnte hier noch am ehesten auf eine curareartige Wirkungskomponente im Sinne einer Herabsetzung der Ka-liumleitfähigkeit bzw. Stabilisierung der Membran zum Zeitpunkt der vulnerablen Phase rückgeschlossen werden. Klinisch wurden günstige Resultate bei Auftreten von Herzarrhythmien im Rahmen herzchirurgischer Eingriffe berichtet.

Zusammenfassung

Es werden zuerst die Anatomie des Reizleitungssystems erwähnt und dann die elektrophysiologischen Grundlagen der Impulsbildung und Impuls-leitung des Herzens besprochen.

Die Diskussion der pharmakodynamischen Beeinflussung der Herz-arrhythmien beginnt mit einer Übersicht über die gegenwärtigen Kennt-nisse der Störungen der Impulsbildung und -leitung des Herzens.

Die pharmakologischen Wirkungen auf Rhythmusstörungen des Herzens werden unterteilt in 1. chinidinähnliche Effekte auf die Impulsbildung und die Erregbarkeit des Herzmuskels mit besonderer Betonung der Hemmung der ektopischen Impulsbildung und 2. fördernde und hemmende Einflüsse auf die Impulsleitung mit einer speziellen Besprechung des Mechanismus der antiarrhythmischen Aktion von β-sympathomimetischen Substanzen.

Summary

A short review is given on the anatomy of the specialized heart muscle fibre system and on the basic facts of the electrophysiology of cardiac impulse generation and conduction. The discussion of the pharmaco-dynamical effects on cardiac arrhythmias was introduced by a short review about the present knowledge of the basic mechanism of disturbances of impulse generation and impuls conduction within the heart. Pharmacodynam-ical effects on cardiac arrhythmias were subdivided in 1. quinidine-like effects on the impulse generation and general excitability of heart muscle fibres with a special stress on the supression of ectopical automaticity and 2. stimulatory and inhibitory effects on cardiac impulse conduction with a special discussion of the mechanism of the antiarrhythmic action of β-sympathomimetic substances.

Literatur

BACANER, M. B.: Treatment of Ventricular Fibrillation and Other Acute Arrhythmias with Bretylium Tosylate. Amer. J. Cardiol. 21, 530 (1968).

BAUEREISEN, E.: Normale Physiologie des Herzens. In: Das Herz des Menschen, Bd. 1, S. 313. Stuttgart: Georg Thieme 1963.

BROOKS, CH. MC. C., HOFFMAN, B. F., SUCKLING, E. E., ORIAS, O.: Excitability of the Heart. New York: Grune & Stratton 1955.

CONN, H. L., LUCHI, R. J.: Some Cellular and Metabolic Considerations Relating to the Action of Quinidine as a Prototype Antiarrhythmic Agent. Amer. J. Med. 37, 685 (1964).

FLECKENSTEIN, A.: Physiologie und Pathophysiologie des Myokard-Stoff-wechsels im Zusammenspiel mit den bioelektrischen und mechanischen Fundamentalprozessen. In: Das Herz des Menschen, Bd. 1, S. 355. Stuttgart: Georg Thieme 1963.

HOFFMAN, B. F., CRANFIELD, P. F.: The Physiological Basis of Cardiac Arrhyth-mias. Amer. J. Med. 37, 670 (1964).

SCHIEBLER, T. H., DOERR, W.: Orthologie des Reizleitungssystems. In: Das Herz des Menschen, Bd. 1, S. 165. Stuttgart: Georg Thieme 1963.

STICKNEY, J. L., LUCCHESI, B. R.: The effect of sympatholytic agents on the cardiac vascular responses produced by the injection of acetylstrophanthidin into the cerebral ventricles, Europ. J. Pharmacol.6, 1 (1969).

WATANABE, Y., DREIFUS, L. S.: Newes concepts in the genesis of cardiac arrhythmias. Amer. Heart J. 76, 114 (1968).

2.2. Wirkungen von Narkosemitteln auf Erregungsbildung und Erregungsleitung

Von H. Schaer

Zürich

Die unter klinischen Bedingungen beobachteten Wirkungen von Anaesthetica auf das Herz stellen die Resultante einer Reihe von verschiedenen Einzelwirkungen dar. Neben einem direkten Angriffspunkt dieser Medikamente am Herzen spielen aber vor allem auch Effekte, die durch einen veränderten Tonus des sympathischen und parasympathischen Nervensystems zustande kommen, eine Rolle. Durch den chirurgischen Streß und die dadurch ausgelösten vegetativen Reaktionen werden die Verhältnisse noch weiter kompliziert. Eine Analyse von direkten cardialen Wirkungen ist deshalb nur am isolierten Organpräparat möglich. In neuerer Zeit sind die direkten Wirkungen einiger Anaesthetica auf die elektrischen Vorgänge bei der Erregung des Herzens durch Untersuchungen mit intrazellulären Mikroelektroden weiter erforscht worden.

Am *Sinusknoten* ist die Wirkung von *Halothan* mit intrazellulären Mikroelektroden untersucht worden (HAUSWIRTH u. SCHAER, 1967) (Abb. 1). Unter der Wirkung von Halothan kommt es zu einer deutlichen Veränderung der Konfiguration der Aktionspotentiale des Sinusknotens. Es kommt zu einer Abnahme der langsamen diastolischen Depolarisation, ein Effekt, der für sich allein zu einer Frequenzabnahme führen würde. Gleichzeitig findet man aber auch eine Abnahme des maximalen diastolischen Potentials, womit sich die Potentialdifferenz bis zum Schwellen-

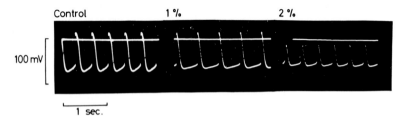

Abb. 1. Wirkung von Halothan auf Aktionspotentiale des Sinusknotens [nach HAUSWIRTH und SCHAER, J. Pharmacol. **158**, 36 (1967)]

potential vermindert. Dieser Effekt für sich allein würde die Entladungs-
frequenz beschleunigen. Die tatsächlich beobachtete Frequenzveränderung
hängt davon ab, welcher dieser Mechanismen im gegebenen Fall über-
wiegt.

Wenn wir nun noch den wechselnden Tonus des vegetativen Nervensystems in Betracht ziehen, wird ohne weiteres verständlich, daß Frequenz-
veränderungen in Narkose in einem sehr weiten Bereich schwanken
können, ohne daß abnorme Verhältnisse vorzuliegen brauchen.

Den Wirkungen von Anaesthetica auf das *Reizleitungssystem* scheint
eine besondere Bedeutung zuzukommen, da die durch Adrenalin und
sensibilisierende Anaesthetica (Cyclopropan, Halothan) ausgelösten Arrhythmien davon auszugehen scheinen (MOORE et al., 1964). Abbildung 2
zeigt die Wirkung von *Halothan* auf Purkinje-Fasern des Schafherzens.
Es kommt zu einer Hyperpolarisation, zu einer Abnahme der Anstiegssteilheit des Aktionspotentials, zu einer Abnahme des „Overshoot", zu
einer Verkürzung der Dauer des Aktionspotentials. Im weiteren findet
man eine Abnahme der Leitungsgeschwindigkeit und eine Verkürzung
der Refraktärzeit (HAUSWIRTH, 1969). Die Wirkungen von *Droperidol*

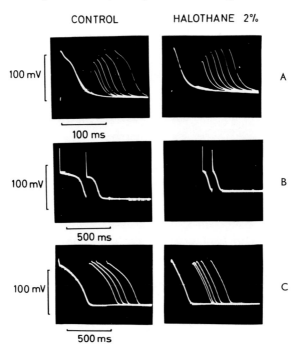

Abb. 2. Aktionspotential und Refraktärzeit unter Kontrollbedingungen (links)
und unter 2% Halothan (rechts). A: Kaninchenvorhof, B: Schafs-Purkinje-
Fasern, C: Schafs-Ventrikel [nach HAUSWIRTH, Circulat. Res. **24**, 745 (1969)]

sind teilweise ähnlich, teilweise aber gegenteilig (Abb. 3). Es kommt ebenfalls zu einer Abnahme der Anstiegsgeschwindigkeit des Aktionspotentials, zu einer Verminderung des „Overshoot" und zu einer Verkürzung der Dauer des Aktionspotentials. Im Gegensatz zur Halothanwirkung findet man aber eine beträchtliche Verlängerung der Refraktärzeit (HAUSWIRTH, 1968).

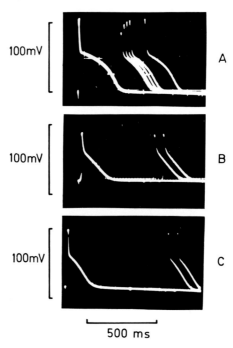

Abb. 3. Aktionspotential und Refraktärzeit von Purkinje-Fasern des Schafes unter Wirkung von Chinidin ($1,6 \times 10^{-5}$ M) und Droperidol (5×10^{-5} M). A: Kontrollen, B: Chinidin, C: Droperidol [nach HAUSWIRTH, Arch. exp. Path. Pharmak. **261**, 133 (1968)]

Aufgrund dieser Befunde bieten sich neue Möglichkeiten zur Erklärung des bis dahin ungelösten Problems der sensibilisierenden Wirkung gewisser Anaesthetica. Unter normalen Verhältnissen verhindert das Verhältnis zwischen Leitungsgeschwindigkeit und Refraktärzeit das Wiedereintreten einer über das Herz abgelaufenen Erregung durch nicht mehr refraktäre Bezirke mit Sicherheit (Reentry-Phänomen). Die durch Halothan hervorgerufenen Veränderungen, die Abnahme der Leitungsgeschwindigkeit bei stark verminderter Refraktärzeit in Purkinje-Fasern und nur geringgradig verkürzter Refraktärzeit in ventrikulären Fasern, würden das Auftreten von Reentry-Phänomenen begünstigen und könnten zusammen mit weiteren arrhythmogenen Faktoren, wie z. B. Adrenalin, zu Arrhythmien führen (HAUSWIRTH, 1969). Ganz im Gegensatz dazu stehen die mit Droperidol erhobenen Befunde, die der Wirkung von Chinidin gleichen und aus denen man auf eine antiarrhythmische Wirkung schließen würde. Bemerkenswerterweise hat sich eine antiarrhythmische Wirkung von Droperidol in klinischer Dosierung am Menschen nachweisen lassen (LONG et al., 1967).

VAUGHAN WILLIAMS u. SZEKERES (1961) haben gezeigt, daß die *maximale Frequenz*, mit welcher sich isolierte Vorhöfe stimulieren lassen, ein gutes Maß zur Beurteilung einer *antifibrillatorischen* Wirkung darstellt.

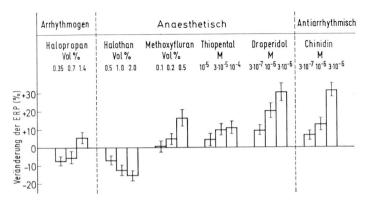

Abb. 4. Wirkung verschiedener Anaesthetica auf die effektive Refraktärzeit von isolierten Meerschweinchenvorhöfen

Bei Bestimmung der maximalen Frequenz oder der daraus berechneten *effektiven Refraktärzeit* erfaßt man nicht einen einzelnen Parameter, sondern gewissermaßen die Veränderungen des Schwellenpotentials, der Anstiegsgeschwindigkeit, der Repolarisation und der Refraktärzeit in ihrem natürlichen Zusammenwirken. Es ist dies ein sehr einfach durchzuführender Test, und wir haben damit die Wirkungen verschiedener Anaesthetica untersucht (Abb. 4). Halothan verkürzt die effektive Refraktärzeit und gleicht damit der Wirkung von Halopropan, einer Substanz, die zur experimentellen Erzeugung von Arrhythmien verwendet wird. Droperidol gleicht auch hier qualitativ und quantitativ der Wirkung von Chinidin, während Methoxyfluran und Thiopental die effektive Refraktärzeit nicht in nennenswertem Maße verlängern. Die Wirkungen der untersuchten Anaesthetica umfassen demnach den ganzen Bereich von arrhythmogener (Halothan) bis zu antiarrhythmischer Wirkung (Droperidol). Die indifferente Wirkung von Methoxyfluran und von Thiopental scheint den klinischen Erfahrungen zu entsprechen.

Zusammenfassung

Diese hier zusammenfassend beschriebenen elektrophysiologischen Untersuchungen haben uns bei Erklärungsversuchen von in der Klinik beobachteten Erscheinungen sicher einen Schritt weiter gebracht. Es ging aber vor allem auch darum zu zeigen, in welchem Maße Anaesthetica die elektrischen Vorgänge am Herzen beeinflussen können. Die Effekte werden aber meistens solange unerkannt bleiben, bis man durch das plötzliche Auftreten einer Arrhythmie alarmiert wird.

Summary

Drugs used in anesthesia may have effects on cardiac impulse-generation and -conduction.

The influence of halothane and droperidol on the action potentials of the sinus node is described.

The effects of halothane and adrenalin on the impulse conduction may produce arrhythmias whereas droperidol has an antiarrhythmic effect similar to quinidine.

For evaluation of the antifibrillatory effect the maximal frequency of stimulation of the isolated atrium has been tested and the "effective refractory time,, calculated. Halothane shortens the effective refractory time, droperidol prolongs it like quinidine, and methoxyflurane and thiopental have no remarkable effect.

Literatur

1. HAUSWIRTH, O.: Effects of Droperidol on sheep purkinje fibres. Arch. exp. Path. Pharmak. **261**, 133 (1968).
2. — Effects of halothane on single atrial, ventricular and Purkinje fibres. Circulat. Res. **24**, 745 (1969).
3. — SCHAER, H.: Effects of halothane on the sino-atrial node. J. Pharmacol. exp. Ther. **158**, 36 (1967).
4. LONG, G., DRIPPS, R. D., PRICE, H. L.: Measurement of antiarrhythmic potency of drugs in man. Effects of dehydrobenzperidol. Anesthesiology **28**, 318 (1967).
5. MOORE, E. N., MORSE, H. T., PRICE, H. L.: Cardiac arrhythmias produced by catecholamines in anesthetized dogs. Circulat. Res. **15**, 77 (1964).
6. VAUGHAN WILLIAMS, E. M., SZEKERES, L.: A comparison of test for antifibrillatory action. Brit. J. Pharmacol. **17**, 424 (1961).

2.3. Übersicht über die Diagnose von Herzrhythmusstörungen

Von **L. Bette**

Homburg/Saar

Die Häufigkeit des Auftretens bedrohlicher Herzrhythmusstörungen ist sicherlich lange Zeit unterschätzt worden. Durch die Entwicklung verschiedener neuer Medikamente und die zunehmende Anwendung der Elektrotherapie sind wir heute gezwungen, eine möglichst exakte Diagnose zu stellen.

Allgemeine Diagnostik

Die Elektrokardiographie spielt bei der Diagnose von Rhythmusstörungen eine entscheidende Rolle.

Ist die QRS-Dauer nicht verlängert, so handelt es sich höchstwahrscheinlich um eine supraventrikuläre Tachykardie. Liegt die QRS-Dauer aber über 0,12 sec oder mehr, so ist die Tachykardie entweder ventrikulären oder supraventrikulären Ursprungs, denn während eines Anfalls ist eine supraventrikuläre Tachykardie gar nicht so selten mit einem Schenkelblock kombiniert.

Der Nachweis von P-Zacken kann oft schwierig oder unmöglich sein. Sie lassen sich am besten in Ableitung II oder V_1 erkennen. Bei einer Vorhoftachykardie schwankt die Vorhoffrequenz zwischen 150 und 240/min, bei Vorhofflattern zwischen 200 und 400/min.

Bei einer Kammertachykardie findet man eine Verbreiterung der QRS-Komplexe ohne sichere Beziehung der P-Zacken zu den Kammerkomplexen. Hat man ältere EKG-Aufnahmen, die gehäuft die gleichen Kammerextrasystolen wie im Anfall zeigen, ist die Diagnose leichter. Schwierigkeiten können entstehen, wenn ein Schenkelblock mit Vorhofflimmern oder -flattern und einer hohen Kammerfrequenz kombiniert ist und die Diagnose einer Kammertachykardie gestellt wird. Die genaue Analyse kann dann aber eine supraventrikuläre heterotope Reizbildung mit Schenkelblock ergeben.

Nicht immer ist es möglich, ein EKG zu registrieren, besonders bei bedrohlichen Situationen in der Praxis. Eine genaue *Anamnese* und eine sorgfältige *klinische Untersuchung* können dann zur richtigen Diagnose führen.

Handelt es sich um ein Kind oder einen jungen Menschen, der keine Herzanamnese hat, so sollte man an eine Vorhoftachykardie oder an ein WPW-Syndrom denken. Bei Patienten über 40 Jahren mit einer Herzanamnese kann Vorhofflattern, Vorhofflimmern oder eine ventrikuläre Tachykardie bestehen. Lag ein Herzinfarkt vor mit gehäuften ektopischen ventrikulären Extrasystolen, so muß man eine ventrikuläre Tachykardie in Betracht ziehen. Hat der Patient in hohen Dosen Digitalis eingenommen, so kann sich entweder ein Knotenrhythmus oder eine ventrikuläre Tachykardie entwickeln.

Bei der Untersuchung sollte man den Jugularvenenpuls genau beobachten. Bei einer AV-Dissoziation kann man Pfropfungswellen erkennen. Die wechselnde Lautstärke des 1. Herztones, ein gespaltener 2. Herzton sowie pathologische Zusatztöne können wichtige Hinweise geben. Ein konstanter systolischer Blutdruck weist auf eine supraventrikuläre Tachykardie hin.

Einteilung der Rhythmusstörungen

Wir unterscheiden Störungen der Reiz*bildung* von Störungen der Reiz*leitung*. Die erste Gruppe ist in nomotope und heterotope Störungen zu unterteilen. Zu den *nomotopen* Reizbildungsstörungen zählen die Sinustachykardie, die Sinusbradykardie, die Sinusarrhythmie und die Sinusextrasystolen; zu den *heterotopen* die Extrasystolie, die paroxysmale Tachykardie, Flattern und Flimmern sowie Ersatzschläge und -rhythmen.

Die Störungen der Reizleitung kann man in *sinuauriculäre* und *atrioventrikuläre* aufgliedern.

Differentialdiagnose der Rhythmusstörungen

Die differentialdiagnostischen Möglichkeiten der einzelnen tachykarden Herzrhythmusstörungen sind aus der Tabelle 1 zu ersehen.

Vorhoftachykardien. Die *paroxysmale Vorhoftachykardie* oder *supraventrikuläre Tachykardie* ist durch einen schnellen regelmäßigen Rhythmus gekennzeichnet, dessen Frequenz zwischen 140 und 240/min liegt und die dem Patienten verschiedenartige Beschwerden wie Angstgefühl, Schwindel und Kollapsneigung verursacht. Charakteristisch sind der plötzliche Beginn des Anfalls und das plötzliche Ende. Bei länger dauernden Anfällen können Dekompensationszeichen auftreten. Die Ursache der supraventrikulären Tachykardie bleibt in den meisten Fällen ungeklärt. Nicht selten ist sie Folge einer Hyperthyreose. In der Mehrzahl der Fälle tritt sie nicht mit organischen Herzerkrankungen auf und ist deshalb prognostisch günstig. Oft kommt es nach dem Anfall zu einer massiven Urinausscheidung (Urina spastica). Seltener tritt die paroxysmale Tachykardie mit organischen Herzerkrankungen wie z.B. Herzinfarkt oder Klappenfehler auf.

Tabelle 1. *Differentialdiagnose der Tachykardien (modifiziert nach* LEVINE: *Vagal Stimulation in the presence of supraventricular mechanisms, Cardiac Arrhythmias 167–172, New York and London; Grune & Stratton 1966*

Typ	Beginn Ende	Dauer	Vorhoffrequenz	Vorhofrhythmus	Kammerfrequenz	Kammerrhythmus	Einfluß der Karotissinusmassage	Wirkung einer Arbeitsbelastung
Sinustachykardie	allmählich	stark wechselnd	>100 >120	regelmäßig, aber variabel	wie Vorhof	wie Vorhof	keiner oder vorübergehende unbedeutende Frequenzabnahme	keine oder Beschleunigung
Klassische PVT	plötzlich	Minuten bis Tage	140–240	regelmäßig (mit Ausnahmen)	wie Vorhof	wie Vorhof	keiner oder plötzlicher Umschlag	keine
Vorhofflattern	plötzlich	Tage bis Monate	250–350	rein: regelm. unrein: unregelm.	gewöhnlich niedriger infolge AV-Block	regelm. oder „regelm. unregelm."	keiner oder vorübergehende Änderung	keine oder deutliche Zunahme
Vorhofflimmern	plötzlich	Tage bis Monate	500–600	unregelmäßig	niedriger infolge AV-Block	meistens unregelmäßig	keiner oder Verlangsamung aber unregelmäßig	keine oder Beschleunigung
PVT mit Block	allmählich oder plötzlich	Minuten bis Tage	150–200–250	regelmäßig oder unregelmäßig	gleich oder tiefer als Vorhoffrequenz	regelmäßig oder unregelmäßig	keiner oder Verlangsamung	
PKT	plötzlich	Minuten bis Tage	unterschiedlich	unterschiedlich	130–200	allgemein sehr geringe Schwankung	keiner	keine

Tabelle 1a. *Medikamente zur Behandlung von Herzrhythmusstörungen (Antiepileptica, Reserpin, Antihistamine, Lokalanaesthetica, Sympathicolytica, Chinidin-Ajmalin, andere Antiarrhythmica, Spartein, Sympathicomimetica). Modifiziert nach* M. Büchner, Effert, S., Grosse-Brockhoff, F., *DMW 745, 15 (1969).*

Präparat	Indikation	Applikation	Dosis	Kontraindikation	Antidot
Phenytoin (Phenhydan oral, i.m., i.v., Zentropil oral, Epanutin)	Supraventriculäre u. ventriculäre Extrasystolen, Digitalisbedingte Arrhythmien	per os i.m. i.v. nur im Notfall	1–3×100–200 mg/ 24 Std 6 mg/kg als einmalige Gabe 1 mg/kg alle 10 bis 15 min bis max. 1000 mg	AV-Block III. Grades	Molares Natriumlactat, Alupent, Akrinor
Reserpin (Serpasil)	Sinustachykardie	per os i.m.	0,5–2,0 mg in 24 Std 0,5–1,0 mg pro Injektion	Depression, Kollaps, Vorsicht bei Asthma bronchiale und Ulcus ventriculi	Dosis reduzieren
Antazolin (Antistin)	Ventriculäre Tachykardien, Rezidivprophylaxe	i.v. Infusion per os	400–600 mg pro Infusion 100 mg in 10 min 100–200 mg 3 × tägl.	Vorsicht bei Neigung zu cerebralen Krampfanfällen	bei epileptischen Anfällen kurzwirkendes Barbiturat i.v.
Lidocain (Xylocain)	Kammerarrhythmien und Kammertachykardien	i.v. i.v. Infusion	1 mg/kg in 2 bis 3 min, kann man nach 10 min wiederholen; 500 mg/500 ml 20–40–(80) Tropfen/ min = 1–2–4 mg/min	Xylocainüberempfindlichkeit, Bradykardie, AV-Block III. Grades, Hypotonie, schwere Überleitungsstörungen	Alupent, Akrinor, evtl. Atropin 0,5–1,0 mg i.v. Bei starker Erregung kurzwirkendes Barbiturat i.v.
Beta-Rezeptorenblocker (Aptin, Dociton, Inderal)	Ventriculäre Tachyarrhythmien. Supraventriculäre Tachykardien, ventriculäre Extrasystolen, hyperkinetisches Herzsyndrom	per os Nur im Notfall langsam i.v. (Klinik)	10–40 mg 3–4 × tägl. mit kleinen Dosen beginnen 2 bis max. 5 mg	Herzinsuffizienz, AV-Überleitungsstörungen. Frischer Herzinfarkt. Bronchialasthma. Kollaps. Acidotische Stoffwechsellage	Alupent i.v. oder als Infusion

Präparat	Indikation	Applikation	Dosis	Kontraindikation	Antidot
Chinidin-bisulfat (Chinidin-Duriles) Chinidin polygalact-uronat (Cardioliquin Galactoquin)	Vorhofflimmern, Vorhofflattern, Rezidivprophylaxe, paroxysmale supraventriculäre Tachykardie, Extrasystolen, Kammertachykardie	per os	0,25–0,5 g alle 6–12 Std, max. 2,0 g/24 Std	Chinidinüberempfindlichkeit. Ausgeprägte AV-Blockierungen. Entzündliche Herzerkrankungen. Kollaps, Digitalisintoxikation. Stärkere intraventriculäre Leitungsstörungen	Molares Natriumlactat, Alupent, Akrinor
Ajmalin (Gilurytmal)	Paroxysmale supraventriculäre und ventriculäre Tachykardien. WPW-Syndrom	i.v. langsam i.v. Infusion i.m.	50 mg in 5–10 min, 30 mg/10 kg in 500 ml, 60 Tropfen/min 3–4 Amp. a 2 ml über 24 Std	Bradykardie. Reizleitungsstörungen. Kollaps AV-Block. Vorsicht bei Hyperkaliämie u. Überdigitalisierung	Molares Natriumlactat, Akrinor
Spartein-sulfuricum (Depasan)	Sinustachykardie Supraventriculäre Tachykardien und Extrasystolen	i.v. per os	100 mg in 3 min, kann nach 10 min wiederholt werden Initial: 3–4 mal 1 Tabl. (300–400 mg)	Gravidität, Rhythmusstörungen bei Herzinsuffizienz ohne vorherige Digitalisierung	Calcium i.v.
Procainamid (Novocamid)	Ventriculäre Tachykardie. Ventriculäre Extrasystolie	per os i.m. i.v. nur im Notfall	0,25–0,5 g alle 5 Std 0,5–1,0 g alle 5 Std 0,5–1,0 g 1 ml = 0,1 g in der Minute	AV-Block, Schenkelblock, Kollaps	Molares Natriumlactat, Akrinor
Iproveratril (Isoptin)	Paroxysmale supraventriculäre und ventriculäre Tachykardien bei Vorhofflimmern u. -flattern. Rezidivprophylaxe	i.v. langsam per os	5–10 mg pro Injektion, kann nach 30 min wiederholt werden. 40–80 mg alle 6 Std bis 240 mg/24 Std	Kardiogener Schock. Frischer Herzinfarkt. Schwere intraventriculäre Leitungsstörung	Dosis reduzieren. Evtl. Akrinor i.v.
Meta-proterenol (Alupent)	Ausgeprägte Bradykardien. Reizleitungsstörungen. Digitalisintoxikation	i.v. Infusion per os	10–40 mg in 250 ml langsam, nach Wirkung richten 10–20 mg je nach Effekt alle 2–6 Std	Tachykardien	Dosis reduzieren

Man muß daran denken, daß eine Vorhoftachykardie bei einem *WPW-Syndrom* bestehen kann. Bis zu 80% der Patienten mit einem WPW-Syndrom neigen zu einer Tachykardie, die selten ventrikulären Ursprungs ist. Etwa 25% der Patienten zeigen Vorhofflattern oder -flimmern. Es ist beschrieben, daß durch eine Vorhofextrasystole Kammerflimmern ausgelöst werden kann, wenn diese in die vulnerable Phase der Kammern fällt.

Relativ selten ist die *Vorhoftachykardie* mit einem *atrioventrikulären Block*. Sie steht zwischen der klassischen paroxysmalen Vorhoftachykardie auf der einen und dem Vorhofflattern auf der anderen Seite. Sie unterscheidet sich von der paroxysmalen Vorhoftachykardie dadurch, daß eine reflektorische Vagusreizung keine plötzliche Frequenzminderung herbeiführt, sondern eine zeitliche Verstärkung des Blockgrades.

Es kann also eine 1:1-Überleitung vorliegen und nach einer Massage des Karotissinus eine 2:1- oder sogar 3:1-Überleitung auftreten. Die Vorhoffrequenz liegt um 180/min. In ungefähr 70% der Fälle ist eine Digitalisintoxikation Ursache dieser Rhythmusstörung, meistens bei Vorliegen von Elektrolytstörungen.

Das *Vorhofflattern* kann auch zu paroxysmalen Tachykardien führen. Ein heterotoper Reizherd im Vorhof gibt regelmäßige, schnelle Impulse ab. In den meisten Fällen ist das Vorhofflattern mit einem organischen Herzfehler verbunden und muß deshalb behandelt werden. Die Vorhoffrequenz liegt zwischen 200 und 300/min. Das Vorhofflattern setzt meist plötzlich ein und kann Tage bis Monate andauern. Der Vorhofrhythmus kann regelmäßig oder unregelmäßig sein. Die Kammerfrequenz liegt gewöhnlich niedriger infolge einer AV-Blockierung. Die Karotissinusmassage führt zu keiner oder nur zu einer vorübergehenden Änderung der Frequenz.

Unter den supraventrikulären Arrhythmieformen kommt das *Vorhofflimmern* am häufigsten vor. Charakteristisch ist eine schnelle und unregelmäßige Vorhoftätigkeit. Im Gegensatz zu den anderen Vorhofarrhythmien kommt es hier zu keiner geordneten Vorhofkontraktion.

Vorhofflimmern tritt am häufigsten bei rheumatischen Klappenfehlern, Hypertonie, Coronarverschluß oder degenerativen Herzmuskelerkrankungen auf. Bei älteren Leuten ist es manchmal das einzige Zeichen einer Hyperthyreose. Zwischen den Vorhöfen und den Kammern besteht eine unregelmäßige Blockierung. Bei unbehandelten Patienten kann deshalb die Kammerfrequenz sehr hoch und von einem Pulsdefizit begleitet sein. Es treten dann die Symptome der Herzinsuffizienz auf. Die Prognose des Vorhofflimmerns hängt von der zugrundeliegenden Herzerkrankung ab. Vorhofflimmern ist immer zu behandeln, da sich in den Vorhöfen Thromben bilden, die zu Embolien führen können. Das Vorhofflimmern tritt auch meist plötzlich auf, es kann über Tage bis Monate oder Jahre bestehen. Die Vorhoffrequenz liegt zwischen 500–800/min. Der Vorhofrhythmus ist unregelmäßig, die Kammerfrequenz liegt infolge der AV-Blockierung wie beim Vorhofflattern ebenfalls niedriger. Meistens ist der Kammerrhythmus unregelmäßig, wir sprechen von einer absoluten Arrhythmie.

Kammertachykardie. Die schwerste Form aller anfallsweise auftretenden Rhythmusstörungen ist die paroxysmale Kammertachykardie. Sie kann plötzlich beginnen und enden. Die Herzfrequenz liegt zwischen 150–200/min. Die paroxysmale Kammertachykardie tritt fast immer bei schweren Herzmuskelerkrankungen auf. Die zugrundeliegenden Erkrankungen sind meist ein Coronarverschluß oder entzündliche und schwere degenerative Herzerkrankungen. Die Patienten befinden sich gewöhnlich in einem sehr schlechten Allgemeinzustand. Oft besteht ein Schock oder eine schwere Linksinsuffizienz. Die genaue Diagnose ist nur elektrokardiographisch zu sichern.

Bradykarde Herzrhythmusstörungen. Supraventrikulär kann eine ausgeprägte *Sinusbradykardie*, die unter Umständen therapiebedürftig ist, insbesondere bei Vorliegen einer Herzinsuffizienz, oder ein *sinuauriculärer Block* auftreten.

Da die Sinuserregung sich im EKG nicht darstellt, kann ein sinuauriculärer Block I. Grades im EKG nicht erkannt und ein Block II. Grades nicht direkt erkannt, sondern nur vermutet werden. Beim totalen sinuauriculären Block, d. h. ständiger Unterbrechung der Reizleitung vom Sinusknoten auf die Vorhöfe, muß es zum Eintreten eines sekundären oder tertiären Ersatzrhythmus kommen.

Den seltenen totalen sinuauriculären Block findet man bei degenerativen Herzerkrankungen und einer Hyperkaliämie. Einen sinuauriculären Block mit Ausfall einzelner Überleitungen sehen wir vorwiegend bei vegetativer Labilität, aber auch bei infektiös-toxischen oder degenerativen Herzerkrankungen.

Während der Pausen kommt es häufiger zum Auftreten von Ersatzsystolen, meistens aus dem AV-Knoten, nur ausnahmsweise aus den Kammern. Eine Abgrenzung des sinuauriculären Blockes II. Grades gegenüber blockierten nicht übergeleiteten Sinusextrasystolen ist nicht möglich. Der totale sinuauriculäre Block ist von der Sinuslähmung nicht zu unterscheiden. Zur Abgrenzung gegenüber einer respiratorischen Arrhythmie sollte im Zweifelsfall ein EKG bei Atemstillstand geschrieben werden.

Neben den Störungen der Sinustätigkeit und der sinuatrialen Überleitung stellen eine große Gruppe die *atrioventrikulären Überleitungsstörungen* dar. Ist die Überleitung von den Vorhöfen auf die Kammern lediglich verzögert (PQ-Verlängerung), so spricht man von einem AV-Block I. Grades. Kommt es zum Ausfall einzelner Überleitungen, so handelt es sich um einen AV-Block II. Grades. Ein AV-Block III. Grades liegt dann vor, wenn die blockierten Vorhoferregungen häufiger als die übergeleiteten sind. Im Extremfall liegt ein totaler AV-Block mit nur einzelnen

Überleitungen vor. Ursachen sind infektiös-toxische Einwirkungen, degenerative Herzerkrankungen oder eine Digitalisbehandlung.

Die Pausen zwischen den einzelnen QRS-Komplexen können zum Auftreten von Ersatzsystolen führen, meistens aus dem AV-Knoten, nur ausnahmsweise aus den Kammern. Die Vorhöfe werden dabei entweder vom
Sinusknoten oder selten retrograd vom AV-Knoten erregt, wobei Vorhof-
kombinationssystolen durch Interferenz beider Erregungen im Vorhof
auftreten können. Meistens weisen die AV-Ersatzschläge aber keine
P-Zacke auf. Es können sich mehrere Ersatzschläge bis zu einem Ersatzrhythmus aneinanderreihen.

2.4. Ursächliche Faktoren für die Entstehung von Herzrhythmusstörungen

Von H. Schaer

Zürich

Bei der Analyse von ursächlichen Faktoren für Rhythmusstörungen sind kardiale und extrakardiale Faktoren auseinanderzuhalten.

Kardiale Faktoren

Dazu sind sämtliche kardialen Affektionen, die zu Arrhythmien führen können, wie z.B. Coronarsklerose, Myokarditis und Mitralstenose zu zählen. Bei leicht vorgeschädigten Herzen können Arrhythmien unter dem Einfluß des veränderten Tonus des sympathischen und des parasympathischen Nervensystems, sowie unter dem spezifisch pharmakologischen Einfluß von zur Narkose verwendeten Medikamenten auftreten. Ebensogut können vorbestehende Arrhythmien in Narkose aber verschwinden.

Extrakardiale Faktoren

1. Metabolische Faktoren : Darunter fallen in erster Linie Hypoxie, Acidose und Elektrolytstörungen. Im weiteren kommen noch zwei Erkrankungen, die zu Rhythmusstörungen führen können in Frage: die Hyperthyreose und das Phaeochromocytom.

Während beim wachen Patienten respiratorisch bedingte schwere hypoxische Zustände in der Regel mit einer Hyperkapnie vergesellschaftet sind, kann es in Narkose, wo die Zusammensetzung des Atemgases und die Ventilation frei wählbar sind, zu rein hypoxämischen als auch rein hyperkapnischen Zustandsbildern kommen.

Hypoxie : Als ursächlicher Faktor für eine reine Hypoxie kommt in erster Linie die Verwendung eines hypoxischen Gasgemisches in Frage. Die daraus resultierende Schädigung des Herzens betrifft gleichzeitig die Erregbarkeit und den kontraktilen Apparat. Terminal kommt es meistens zu einer Asystolie (HARRIS, 1948). Im ischämischen Hundeherzen ist die Erregbarkeit diejenige Funktion, die am wenigsten lang überlebt (KARDESCH et al., 1958).

Acidose : Eine respiratorische Acidose ist in Narkose häufig, wird aber
wegen der Verwendung von sauerstoffreichen Gasgemischen und der
damit fehlenden Hypoxämie und Cyanose nicht erkannt. Wichtig ist vor
allem das beim wachen und narkotisierten Patienten verschiedene klinische
Bild der Hyperkapnie. Während beim Wachen Tachykardie und Hypertension auf eine Hyperkapnie hinweisen, sind diese Symptome beim
narkotisierten Patienten stark abgeschwächt oder fehlen, und das Auftreten von Arrhythmien ist oft das einzige Zeichen einer Kohlensäure-
stauung (PRICE et al., 1960). Dies mag wohl am ehesten mit der in Hyperkapnie auftretenden Freisetzung von Katecholaminen (TENNEY, 1956) und
der kardial sensibilisierenden Wirkung der verwendeten Anaesthetica in
Zusammenhang stehen.

Bei hyperkapnischen Zuständen, und in vermehrtem Maß noch bei
Asphyxie, muß noch mit der gesteigerten Empfindlichkeit des Herzens
auf Vagus-Reflexe gerechnet werden (SLOAN, 1950; LINDEN u. NORMAN,
1969). Leicht kann in einer solchen Situation bei der Intubation, bei Manipulationen am Hals oder am Hilus ein Herzstillstand auftreten.

Eine metabolische Acidose steigert die Flimmerbereitschaft des Herzens
(GERST et al., 1966). Mit diesem Zustand werden wir vor allem im Rahmen
der Kreislaufwiederbelebung zu tun haben.

Kaliummangel (Literatur bei FISCH et al., 1966): Dieser wird sich in
den meisten Fällen an einer Hypokaliämie manifestieren. Es ist allerdings
möglich, daß es zu beträchtlichen Kaliummangelzuständen und dadurch
hervorgerufenen Arrhythmien kommen kann, ohne daß eine Hypokaliämie vorzuliegen braucht. Therapie mit *Salidiuretica* ohne zusätzliche Kalium-
verabreichung wird wohl eine der Hauptursachen für präoperative hypokaliämische Zustände darstellen. Den Anaesthesisten wird aber vor allem
die Situation beim Ileus oder ähnlichen Erkrankungen interessieren, wo
Patienten mit beträchtlichen Elektrolytstörungen notfallmäßig operiert
werden müssen.

Bei Behandlung der meist bedeutenden Hypovolämie mit Plasma-
und Ringerinfusionen kann als reiner Verdünnungseffekt eine beträchtliche
Hypokaliämie auftreten, selbst wenn ursprünglich normale Blut-Kalium-
werte vorgelegen haben.

Hypokaliämie führt zu einer gesteigerten Automatie von Vorhofs- und
ventrikulären Schrittmacherzellen und somit zu ektopischer Impulsbildung
in Form von Extrasystolien oder von Bigeminien. Bei gleichzeitiger Behandlung mit Digitalispräparaten führen Kaliummangelzustände früher zu
Arrhythmien und bei bestehendem Kaliummangel kann durch Verabreichung von Digitalis eine Arrhythmie ausgelöst werden.

Patienten mit *Verbrennung* disponieren zu Arrhythmien nach Gabe
von Succinylcholin. Die Ätiologie dieser Überempfindlichkeit ist nicht
gesichert, doch wird vermutet, daß eine Hyperkaliämie und durch Succinyl-

cholin zusätzlich freigesetztes Kalium dafür verantwortlich seien (TOLMIE et al., 1967).

Hyperthyreose und Phaeochromocytom : Diese zwei Krankheiten seien hier nur am Rande wegen der dabei recht häufig auftretenden Rhythmusstörungen als Folge der erhöhten Thyroxin- und Katecholaminspiegel erwähnt. Auf die ganze übrige Problematik dieser Affektionen kann nicht eingegangen werden.

2. Nervöse Faktoren : Vago-vagale Reflexe, auftretend vor allem in oberflächlicher Narkose bei Intubation und chirurgischen Manipulationen, können zu Arrhythmien führen.

3. Medikamentöse Faktoren : Unter den medikamentösen arrhythmogenen Faktoren sind für den Anaesthesisten die folgenden von Bedeutung: gewisse Anaesthetica (Halothan, Cyclopropan), vor allem zusammen mit Adrenalin, und Succinylcholin, das vor allem bei Verbrennungen, bei Kindern und bei wiederholter Gabe (SCHOENSTADT u. WHITCHER, 1963) zu Arrhythmien führt.

Zusammenfassung

Bei Feststellung einer präoperativ bestehenden oder einer intraoperativ auftretenden Arrhythmie muß in erster Linie entschieden werden, ob diese ganz oder teilweise durch extrakardiale Ursachen hervorgerufen ist. Die Arrhythmie wäre in diesem Fall nur das Symptom einer generalisierten Störung. Extrakardiale metabolische Ursachen sind kausal zu behandeln durch Erhöhung der O_2-Konzentration, Verbesserung der Ventilation, durch Natriumbicarbonat oder durch Kalium-Therapie. Antiarrhythmica sind in diesen Fällen nicht oder nur bei ganz bedrohlichen Situationen angezeigt. Arrhythmien bei Hyperthyreosen und beim Phaeochromocytom sprechen gut auf eine Behandlung mit Beta-Blockern an. Nervös oder medikamentös ausgelöste Arrhythmien sind, wenn nicht durch gleichzeitig bestehende metabolische Störungen kompliziert, meistens nur kurz andauernd und bedürfen im allgemeinen keiner besonderen Behandlung. Kardiale Ursachen können einer kardialen Therapie bedürfen. Die Diskussion dieser Frage möchte ich hingegen unseren Kardiologen überlassen.

Summary

Disturbances of the rhythm of the heart may be caused by cardiac or extracardiac factors. Extracardiac factors like hypoxia, acidosis, hypokalemia have to be corrected in treating arrhythmias.

Literatur

FISCH, C., KNOEBEL, S. B., FEIGENBAUM, H., GREENSPAN, K.: Potassium and the monophasic action potential, electrocardiogram, conduction and arrhythmias. Progr. Cardiovasc. Dis. **8**, 387 (1966).

GERST, P. H., FLEMING, W. H., MALM, J. R.: Increased susceptibility of the heart to ventricular fibrillation during metabolic acidosis. Circulat. Res. **19**, 63 (1966).

HARRIS, A. S.: Terminal electrocardiographic patterns in experimental anoxia, coronary occlusion, and hemorrhagic shock. Amer. Heart J. **35**, 895 (1948).

KARDESCH, M., HOGANCAMP, C. E., BING, R. J.: The survival of excitability, energy production and energy utilization of the heart. Circulation **18**, 935 (1958).

LINDEN, R. J., NORMAN, J.: The effect of acidaemia on the response to stimulation of the autonomic nerves to the heart. Amer. J. Physiol. **200**, 51 (1969).

PRICE, H. L., LURIE, A. A., BLACK, G. W., SECHZER, P. H., LINDE, H. W., PRICE, M. L.: Modification by general anesthetics (cyclopropane and halothane) of circulatory and sympathoadrenal responses to respiratory acidosis. Ann. Surg. **152**, 1071 (1960).

SCHOENSTADT, D. A., WHITCHER, C. E.: Observations on the mechanism of succinyldicholine-induced cardiac arrhythmias. Anesthesiology **24**, 358 (1963).

SLOAN, H. E.: The vagus nerve in cardiac arrest. Surg. Gynec. Obstet. **91**, 257 (1950).

TENNEY, S. M.: Sympatho-adrenal stimulation by carbon dioxide and the inhibitory effect of carbonic acid on epinephrine response. Amer. J. Physiol. **187**, 341 (1956).

TOLMIE, J. D., JOYCE, T. H., MITCHELL, G. D.: Succinylcholine danger in the burned patient. Anesthesiology **28**, 467 (1967).

2.5. Hemodynamic Consequences
of Abnormal Atrial Activity

Von **M. B. Laver**

Boston

Atrial arrhythmias are a common form of disturbed cardiac function during anesthesia in man [1]. Some causes of abnormal atrial activity are listed in table 1. Their recognition is important as they may lead to significant changes in arterial blood pressure in the presence or absence of clinically demonstrable heart disease.

Table 1. *Frequent causes of abnormal atrial activity during anesthesia and surgery*

1. Hypoxemia.
2. Acidosis – respiratory or metabolic.
3. Low total body potassium.
4. Intrinsic coronary artery disease.
5. Prolonged hypotension with diminished coronary perfusion.

Changes in atrioventricular contractile synchrony do affect cardiac output in the absence of changes in heart rate [4]. The most common form is *AV nodal rhythm*. It may occur under general anesthesia with several inhalation agents, it causes a drop in arterial pressure proportional to the level of mean pressure, it does not alter heart rate and can be diagnosed either from the electrocardiogram or from the characteristic pulsatile changes produced in the central venous pressure pattern [2].

The studies relating AV nodal rhythm and systemic blood pressure arose from an accidental finding of spontaneous, unexplained changes in arterial pressure during induction of hypothermia for a neurosurgical procedure in a young woman anesthetized with halothane-oxygen, and paralyzed with d-tubocurare (see Fig. 1) [4]. Study of the electrocardiogram during these transient variations in blood pressure revealed a close relationship between the duration of the P-R interval, mean arterial pressure and the pulsatile pattern of the central venous pressure. Figure 2 shows a typical transition from nodal to normal sinus rhythm recorded during anesthesia. As the P-wave moved out of the QRS complex there was a

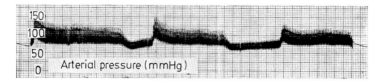

Fig. 1. Direct recording of arterial blood pressure from a patient undergoing general anesthesia with halothane-oxygen, using controlled ventilation and muscle paralysis with d-tubocurare. There appeared to be no obvious explanation for the spontaneus changes in blood pressure. Subsequent analysis of the simultaneous pressure and ECG recording at higher paper speed revealed a transition to AV nodal rhythm from normal sinus rhythm (NSR) when the arterial pressure fell and a reversal of the pattern with the onset of NSR. [Reproduced with permission from LAVER, M. B.: Atrial activity and anesthesia. Internat. Anesth. Clin. 2, 67–78 (1963)]

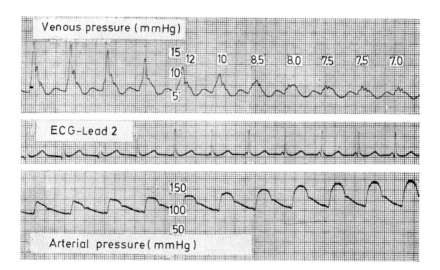

Fig. 2. A spontaneous change from AV nodal rhythm to NSR during anesthesia in man. Note that the appearence of the P wave before the QRS, and prolongation of the PR interval, was associated with a higher systolic pressure on a beat-to-beat basis. This is secondary to an increase in end-diastolic volume produced by atrial contraction and the tall spikes in the venous pressure tracing (left) probably represent brief, early tricuspid regurgitation due to inappropriate valve closure. The venous pressure tracing resumes its normal appearance as the P-R interval returns to normal values. [Reproduced with permission from LAVER, M. B., TURNDORF, H.: Atrial activity during anesthesia in man. Circulation 28, 63–71 (1963)]

rapid change in the venous pressure tracing and the arterial blood pressure rose on a beat-to-beat basis as the P-R interval increased to normal values.

Two mechanisms may be invoked to explain the *hemodynamic alterations.* One relies on the clinical and experimental evidence which suggests that atrial contraction adds a significant volume of blood to the ventricles during the diastolic filling period. Lack of this added enddiastolic distention is reflected by a decreased stroke volume during the following ejection [4]. Second, it is likely that proper timing of sequential atrioventricular contraction is mandatory for complete closure of the tricuspid and mitral valves during the ensuing ventricular systole. Valve closure is effected by initiation of ventricular contraction but the final impetus provided by the atrial "kick" increases flow through the valves and the Venturi-like effect brings the cusps into close apposition in preparation for final closure. Loss of the latter enhances brief tricuspid regurgitation during early systole and is characterized by the tall peak in the venous pressure tracing of Figure 3. One can argue that this initial spike is due to contraction of the atrium on the closed AV valve ("Cannon waves"). This explanation appears unlikely. We see in Figure 3 a tracing obtained during nodal rhythm compared to the central venous pressure recorded during manual cardiac massage in ventricular fibrillation. Atrial contraction was lacking in the latter case, yet the venous pressure tracings are difficult to distinguish. The minimal rise in arterial pressure effected by ventricular massage is partially related to the extensive tricuspid regurgitation. These remarks are not intended to exclude the classical "Cannon waves", due to atrial contraction against closed AV valves as a source of change in the central venous pressure pattern. However, their presence is characterized by greater delay in onset and are represented by a taller second spike seen in Figure 3.

Therapeutic Measures

Benefits to be accrued from sequential atrioventricular contraction are now well recognized and reflected by the popularity of electrical *cardioversion* in the presence of atrial fibrillation and the use of sequential pacemakers in patients with complete heart block. Figure 4 demonstrates the salutary hemodynamic effect of electrical cardioversion in a patient coming off cardiopulmonary bypass following aortic valve replacement. A single shock succeeded in converting atrial fibrillation to normal sinus rhythm and despite the minimal change in heart rate there was a striking rise in arterial blood pressure. This phenomenon is particularly impressive in patients with an acute loss of atrial function and less dramatic with long standing atrial fibrillation or severe mitral regurgitation where the dilated fibrotic atrium cannot be expected to provide a significant contribution to mechanical performance of the ventricle despite electrical synchrony.

It is of some interest that established tricuspid regurgitation seen during atrial fibrillation can be intensified when the supporting function of the pericardium is removed. Figure 5 was obtained during open-heart surgery in a patient with severe mitral and tricuspid insufficiency. Opening of the pericardium removes all structural support provided to

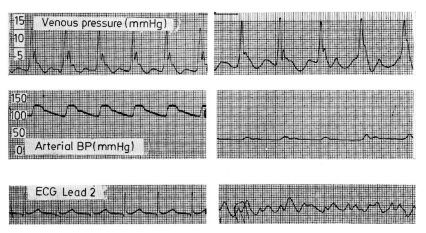

Fig. 3. A comparison between central venous pressure tracings during AV nodal rhythm (left) and during manual cardiac massage (right) is shown in the top panel. The similarity between these two tracings is striking and suggests that the major spike recorded during AV nodal rhythm is due to tricuspid regurgitation, similar to the pattern seen during cardiac massage when atrial contraction was absent. [Reproduced with permission from Laver, M. B.: Atrial activity and anesthesia. Internat. Anesth. Clin. 2, 67–78 (1963)]

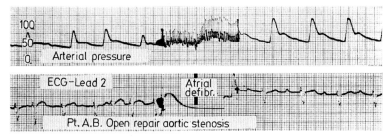

Fig. 4. Effect of electrical cardioversion (atrial fibrillation to normal sinus rhythm) on arterial blood pressure following cardio-pulmonary bypass for aortic valve replacement. [Reproduced with permission from Laver, M. B.: Atrial activity and anesthesia. Internat. Anesth. Clin. 2, 67–78 (1963)]

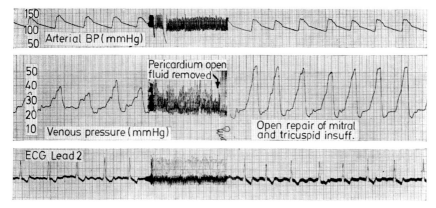

Fig. 5. An intact pericardium lessens valvular regurgitation by preventing excessive distention of a fibrillating, fibrotic atrium. Once the pericardium is opened, regurgitation is intensified but the effect on systemic arterial pressure is less obvious (increase in peak central venous pressure from +40 mmHg to +55 mmHg) because the initial regurgitant flow is large

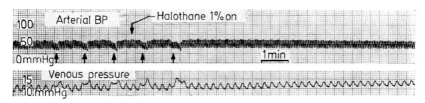

Fig. 6. Depth of anesthesia correlates with the appearence of a wandering pacemaker. Addition of 1 per cent halothane to the inspired gas during controlled ventilation resulted in prompt, uninterrupted resumption of normal sinus rhythm in this patient having surgery for an intracranial lesion. The arrows indicate the appearance of nodal rhythm. Systemic arterial pressure was maintained purposely at a low level in order to provide minimal bleeding from the surgical field. [Reproduced with permission from LAVER, M. B.: Atrial activity and anesthesia. Internat. Anesth. Clin. 2, 67–78 (1963)]

a dilated flaccid atrium and the regurgitant blood flow is intensified; yet the effect on systemic blood pressure is less obvious because the additional regurgitant volume is small.

The precise mechanism for the spontaneously wandering pacemaker has not been defined. Undoubtedly, a balance of sympathetic and vagal influences must play a role. Clinically AV nodal rhythm and the accompanying drop in blood pressure can be treated with intravenous *atropine* but conversion to normal sinus rhythm is not always successful. As shown in Figure 6, deepening of anesthesia reduces the automaticity of the AV node and allows the sinus node to resume pacemaker function. Unfortunately, intractable cases of AV nodal rhythm have occurred that failed to respond to either measure. In such cases, automaticity of the sinus node can be increased by an intravenous infusion of dilute *isoproterenol* or an *atrial pacemaker* inserted via a major vein. A brief, not necessarily complete, list of measures, most effective in the clinical situation is given in Table 2.

Table 2. *Therapeutic measures for correction of abnormal atrial activity (AV nodal rhythm, atrial fibrillation or a prolonged P-R interval)*

A. Pharmacological increase in heart rate (intravenous atropine or isoprotorenol)
B. Electrical cardioversion.
C. Sequential (A-V) pacing.
D. K+ administration in the digitalized patient.

Summary

Because of their frequency and the marked influence on cardiac output, atrial arrhythmias must be recognized and treated early. Failure to do so, usually progresses to the appearance of serious ventricular arrhythmias, particularly when the hemodynamic changes lead to a low perfusion pressure. This is particularly true in patient with a history of heart disease but their importance during anesthesia in the patient with a normal heart must not be minimized.

Zusammenfassung

Die regelmäßige Kontraktion der Vorhöfe vermehrt die Füllung der Kammern vor der Systole und trägt zum Schluß der Trikuspidal- und Mitralklappen bei.

Da Vorhofarrhythmien nicht selten sind und das Herzzeitvolumen und auch den arteriellen Blutdruck ungünstig beeinflussen, sollten sie frühzeitig behandelt werden. Als therapeutische Maßnahmen werden erwähnt bei Vorhofflimmern die Kardioversion, bei Knotenrhythmus Atropin und Vertiefung der Narkose sowie Isoproterenol.

Bibliography

1. Dodd, R. B., Sims, W. A., Bone, D. J.: Cardiac arrhythmias observed during anesthesia and surgery. Surgery **51**, 440–447 (1962).
2. Laver, M. B.: Atrial activity and anesthesia. Internat. Anesth. Clin. **2**, 67 (1963).
3. — Turndorf, H.: Atrial activity during anesthesia in man. Circulation **28**, 63–71 (1963).
4. Sarnoff, S. J., Brockman, S. K., Gilmore, J. P., Linden, R. J., Mitchell, J. H.: Regulation of ventricular contraction. Influence of cardiac sympathetic and vagal nerve stimulation on atrial and ventricular dynamics. Circulat. Res. **8**, 1108–1122 (1960).

Diskussion

Effert: Ich möchte auch meinerseits, wie Herr Laver, auf die Bedeutung der sukzessiven Folge von Vorhof- und Kammersystole hinweisen. Wir haben dieses Problem bei Patienten anläßlich der Implantation von Schrittmachern dadurch geprüft, daß wir die Kammern einmal starr, d. h. unabhängig von der Vorhofaktion, das andere Mal „synchronisiert", d. h. gesteuert von der P-Welle mit einem PQ-Intervall im Normbereich von etwa 0,18 sec elektrisch stimuliert haben. Dabei zeigte sich, daß bei „starrer" Stimulation periodische Druckschwankungen im rechten Vorhof und in der Arteria brachialis auftreten. Immer dann, wenn die Vorhöfe gegen die geschlossenen AV-Klappen schlagen, entstehen Pfropfungswellen. In dieser Zeit sinkt der Druck in der Arteria brachialis. Bei der vorhofgesteuerten Stimulation ist die Druckentwicklung völlig gleichmäßig. Im akuten Versuch sank das Herzzeitvolumen im Mittel von 4,22 l pro Minute mit dem Übergang auf „starre", vorhofunabhängige Stimulation auf 2,95 l pro Minute ab und stieg beim Übergang auf die vorhofgesteuerte Stimulation wieder auf den Ausgangswert an. Natürlich zeigt ein solcher instanter Meßwert lediglich das prinzipielle, nicht das quantitative Verhalten richtig an. Man kann sagen, daß der Einfluß der Vorhofsystole auf das Herzzeitvolumen etwa 20–30% ausmacht (Bostroem u. Mitarb., 1964[1], Kreuzer u. Mitarb., 1964[2]).

---

[1] Bostroem, B., Effert, S., Kreuzer, H., Sykosch, J.: Réanimation et Organes artificielles **1**, 69–75 (1964).

[2] Kreuzer, H., Bostroem, B., Effert, S., Sykosch, J.: Verh. Dtsch. Ges. Kreislauffschg. **30**, 235–238 (1964).

3. Klinik der Herzrhythmusstörungen

3.1. Tachykardie

3.1.1. Sinustachykardie

Bette: Bei einer Sinustachykardie, die eine hohe Frequenz von 160–180 haben kann, sieht man immer in regelmäßigen Abständen vor den QRS-Komplexen die P-Zacken, die fast in die T-Wellen hereinreichen.

Zur Sinustachykardie muß man allgemein sagen, daß sie im internen Fachgebiet in den meisten Fällen nicht behandlungsbedürftig ist. Liegt eine Notfallsituation vor, ist die Herzfrequenz sehr hoch und besteht u. U. eine Herzinsuffizienz, so wird man eine Schnelldigitalisierung vornehmen, meistens mit Strophanthin oder mit Digoxin.

Andere Medikamente zur Behandlung der Sinustachykardie sind das Spartein (Depasan), das wir in einer Größenordnung von 100–200 mg i. v. in 3–4 min geben, oder das Reserpin (Serpasil) 0,5–1 mg i. m. Serpasil sollte man nicht beim chronischen Cor pulmonale, Depressionen und Ulcus ventriculi geben. Man muß bei einer Sinustachykardie auch an einen Volumenmangel oder an eine Hyperthyreose denken.

Effert: Sinustachykardien sind ganz in der Regel hormonal oder nervös bewirkte Reaktionen auf eine herzferne Ursache und nicht Symptom einer Herzerkrankung. Eine evtl. erforderliche Therapie wird am Grundleiden, also kausal, anzugreifen haben. Eine symptomatische Behandlung durch den Anaesthesisten wird nur ausnahmsweise in Frage kommen. Warnen möchte ich aber vor der nach wie vor verbreiteten Ansicht, daß eine Sinustachykardie wirksam mit Digitalisglykosiden behandelt werden könne. Die negativ chronotrope Wirkung der Digitalisglykoside bezieht sich in der Klinik ganz in der Regel auf die Senkung der Kammerfrequenz bei Vorhofflimmern. Nur wenn eine Herzinsuffizienz besteht, kann damit gerechnet werden, daß eine Sinustachykardie durch Digitalisglykoside günstig beeinflußt wird. Es besteht aber auf der anderen Seite die Gefahr, durch hohe Digitalisdosen eine digitalisinduzierte, sog. AV-Tachykardie mit Block auszulösen.

Zindler: Bei der Sinustachykardie muß nochmals betont werden, daß die Ursache in der Regel extrakardial ist. Zum Beispiel könnte eine nicht bekannte innere Blutung, eine Hyperthyreose, ein Phaeochromocytom oder auch ein Dünndarm-Carcinoid die Ursache sein. Man muß also immer bei diesen Patienten sehen, ob irgendwelche Allgemeinerkrankungen hierbei eine Rolle spielen.

Eine Frage an Herrn LAVER: Ab welcher Frequenz wäre eine Sinustachykardie bei Erwachsenen behandlungsbedürftig?

Laver: Ja, das kommt darauf an, ob man eine Tachykardie vor oder während der Operation behandeln müßte. Vor der Anaesthesie würde ich eine Pulsfrequenz von 120 als maximal halten und eine Erklärung wenigstens suchen, warum der Patient eine Tachykardie hat. Normalerweise haben erwachsene Patienten nach einer ausreichenden Prämedikation keine so hohe Pulsfrequenz. Während der Anaesthesie gibt es gar keine Regel, und dann muß man auf die hämodynamischen Auswirkungen achten, wenn die Frequenz steigt, und ob das tatsächlich auf den Blutdruck oder auf die metabolische Situation einen Einfluß hat.

Zindler: Ab wann wäre dann eine Tachykardie unökonomisch und gefährlich? Würden Sie sagen, beim Erwachsenen ab 160?

Laver: Ein normales Herz kann ein genügendes Herzzeitvolumen selbst bei hohen Frequenzen von 160–180 aufrechterhalten. Bei Klappenfehlern können aber langsamere Frequenzen schon schwerwiegende hämodynamische Folgen haben. Zum Beispiel kann bei einem Patienten mit hochgradiger Mitralstenose eine kleine Dosis Atropin einen Anstieg der Herzfrequenz auf 120/min auslösen und einen erheblichen Blutdruckabfall verursachen.

Zindler: Wie steht es bei Säuglingen und Kleinkindern? Welche Frequenzen werden beobachtet und sind noch als normal zu betrachten und ab wann behandlungsbedürftig?

Stoermer: Beim herzgesunden Säugling oder Kleinkind sind die Herzfrequenzen außerordentlich variabel. Wir erreichen im allgemeinen beim jungen Säugling Grenzwerte bis zu 150, 160; sie können aber beim schreienden Kind auf über 200 ansteigen.

Beim Kleinkind, d.h. also im 2. und 3. Lebensjahr, rechnen wir etwa mit Frequenzen von 130, maximal 140. Und es gilt hier, hinsichtlich der Behandlungsbedürftigkeit, eigentlich dasselbe wie für den Erwachsenen: wir behandeln eine Sinustachykardie im allgemeinen im Säuglings- und Kindesalter nicht, sofern es sich nicht um eine paroxysmale Tachykardie handelt.

3.1.2. Vorhofflattern

Effert: Bei einem Blockierungsverhältnis von 2:1 bestehen oft Schwierigkeiten, die Flatterwellen zu erkennen, denn sie überlagern sich mit ST-

T-Abschnitten der Kammergruppen. Durch Vagusreizung mit ein- oder doppelseitigem Carotisdruckversuch gelingt es, das Überleitungsverhältnis zu erhöhen. Die Flatterwellen sind dann deutlich sichtbar (Abb. 1).

Allgemein gilt für die Analyse von Arrhythmien, daß die Vorhofaktion am besten in einer der Brustwandableitungen von den Sternalrändern (V_1, V_2) zu erkennen ist.

Die Therapie des Vorhofflatterns erfolgt in zwei Schritten:

1. Schritt Drosselung der Kammerfrequenz,
2. Schritt evtl. Wiederherstellung des Sinusrhythmus.

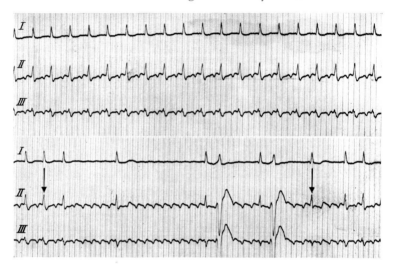

Abb. 1. Vorhofflattern. Oberes Kurvenstück: 2:1 Blockierung. Die Differenzierung der Flatterwellen stößt auf Schwierigkeiten. Unteres Kurvenstück: bei der Pfeilmarkierung ↓ Carotisdruck rechts. Plötzliche Erhöhung des Blockierungsverhältnisses. Die Flatterwellen sind jetzt eindeutig

Die Therapie der Wahl ist die intravenöse Digitalis- bzw. Strophanthinanwendung in hoher Dosis (z.B. 1 mg Digitoxin i.v. bzw. $^1/_2$ mg Strophanthin i.v.). Nicht ganz selten kommt es unter der Digitalisgabe bereits zur Wiederherstellung des Sinusrhythmus.

In seltenen, akut lebensbedrohlichen Situationen kann die elektrische Wiederherstellung des Sinusrhythmus in Betracht gezogen werden. Abbildung 2 zeigt ein Beispiel.

Ausdrücklich zu warnen ist vor der Chinidin-Anwendung bei Vorhofflattern, solange ein Blockierungsverhältnis 2:1 besteht. Die Frequenz des Vorhofflatterns liegt in der Regel bei 280 pro Minute, die Kammerfrequenz also bei 140 pro Minute. Durch Chinidin sinkt die Flattergefahr in den Bereich von etwa 240 pro Minute, mit der Gefahr des Übergangs in 1:1 Überleitung und akuter Notsituation, wenn die Kammerfrequenz plötzlich auf 240 pro Minute mit der Deblockierung heraufgeht. Vor der Chinidin-Anwendung ist also in jedem Falle das Blockierungsverhältnis durch Digitalisglykoside auf einen höheren Wert als 2:1 heraufzusetzen.

Bette: Tabelle 1 faßt die wesentlichen Punkte bei der Behandlung des Vorhofflatterns zusammen, zuerst die intravenöse Digitalisierung, die etwa in 25% schon erfolgreich ist. Kommt man hiermit nicht zum Ziel, wird eine Chinidin-Behandlung angeschlossen. Wir verwenden dabei

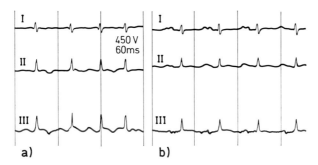

Abb. 2. Elektrische Unterbrechung von Vorhofflattern als Notfallsmaßnahme. 32 Jahre alte Frau mit Mitralstenose Grad III. 5 Tage nach Laparatomie wegen Mesenterialarterienembolie Übergang aus Sinusrhythmus in Vorhofflattern mit 2:1 AV-Block. Mittlere Kammerfrequenz um 158 pro Minute (Abb. 2a). Akut bedrohliches Lungenödem. Nach externer elektrischer Defibrillation (b) Übergang in Sinusrhythmus. Sofortige Rückbildung des Lungenödems

Tabelle 1. *Behandlung des Vorhofflatterns*

A *Anfall*
1. Intravenöse Digitalisierung (Schnellsättigung)
2. Wenn unter Digitalisierung Vorhofflimmern auftritt, Regularisierungsversuch mit Chinidin
3. Elektroschock, wenn Digitalis und Chinidin erfolglos sind

B *Nachbehandlung oder Prophylaxe*
1. Digitalistherapie oder Chinidinbehandlung fortsetzen, z.B. Chinidin 4×0,4 g tgl.
2. Drei Monate nach erfolgreicher Regularisierung Chinidindosis langsam reduzieren

Chinidin Duriles in einer Dosierung bis maximal 2,0 (s. Tab. 2). Liegt eine Notfallsituation vor, wenden wir den Elektroschock an und haben hiermit eine Erfolgsquote von über 90%. Nachbehandlung oder Prophylaxe ist meist nicht notwendig, aber bei Vorliegen einer Herzinsuffizienz sollte mit Digitalis oder Chinidin zur Erhaltung des Sinusrhythmus behandelt werden. Nach 3 Monaten kann die Chinidin-Dosis reduziert werden.

Zindler: Bitte beachten Sie immer bei unseren Diskussionen den Unterschied zwischen der Sofortbehandlung – der Akutsituation, z.B. während der Narkose – und der Behandlung des Internisten, die sich über einige Tage oder länger hinzieht, z.B. die Chinidin-Behandlung.

Insgesamt ist Vorhofflattern nicht so ungünstig, wenn die Kammerfrequenz nicht zu schnell wird. Bei 2:1-Überleitung ist sie meistens zu schnell und dann versucht man durch die Behandlung die Kammerfrequenz zu reduzieren. Da Vorhofflattern immer Ausdruck einer Herzerkrankung ist, sollte es behandelt werden. Das kann u.U. schwierig sein; als letztes und wirkungsvollstes Mittel wäre dann der Elektroschock einzusetzen.

Tabelle 2. *Chinidinbehandlung*

Tag	Chinidinsulfat Tabletten 0,2 g	Chinidin-Duriles Tabletten 0,25 g
Testdosis	0,2 g	0,25 g
1.–3.	6 × 0,4 g mit 2 Std-Intervall	3 × 1,0 g mit 6 Std-Intervall
4.–5.	6 × 0,5 g mit 2 Std-Intervall Erhaltungsdosis	3 × 1,5 g mit 6 Std-Intervall

Nur in Ausnahmefällen über 3 g Chinidin täglich.

Blutentnahmen zur Konzentrationsbestimmung im Serum vor der Morgendosis und 2 bzw. 4 Std nach der Abenddosis.

Unterbrechung der Chinidintherapie

1. Thrombozytopenie, Urtikaria, Fieber. Übelkeit, Erbrechen, Durchfälle stellen keine absolute Indikation dar (Opiumtinktur)
2. Verlängerung der QRS-Dauer um mehr als 25 %
3. Auftreten heterotoper, gekoppelter Kammerextrasystolen
4. AV-Knotenrhythmus
5. Vorhofflattern mit 2:1 Überleitung und hoher Kammerfrequenz (über 120/min)

3.1.3. Vorhofflimmern

Bette: Die Therapie des Vorhofflimmerns lehnt sich sehr stark an die des Vorhofflatterns an (Tab. 3). Besteht eine Notfallsituation, so ist die Wiederherstellung des Sinusrhythmus durch die herzphasengesteuerte Defibrillation zu erzielen. Ist dies nicht der Fall, so erfolgt die Behandlung in 2 Phasen. Als erstes sollte man eine Senkung der Kammerfrequenz und zweitens eine Wiederherstellung des Sinusrhythmus zu erreichen versuchen.

Die *Senkung der Kammerfrequenz* wird nach wie vor durch eine Digitalisierung vorgenommen. Welches Glykosid, einschließlich des Strophanthins, man nimmt, spielt keine Rolle. Man kann auch bei einer hohen Kammerfrequenz die Kombination des Glykosids mit einem Beta-Receptorenblocker anwenden. Gelingt es nicht, die Kammerfrequenz zu senken, so muß man an eine Hyperthyreose, einen entzündlichen Prozeß am Herzen, z.B. an eine Myokarditis, oder an multiple kleine Lungenembolien denken.

Die *Wiederherstellung des Sinusrhythmus* in der Behandlung des Vorhofflimmerns nehmen wir zunächst mit einem Depot-Chinidin-Präparat vor. Wir geben Dosen bis zu 2,0 g und haben mit dieser Therapie in etwa zwei Drittel aller Fälle Erfolg. Man kann auch sofort eine elektrische Defibrillation durchführen, die den Vorteil eines Soforteffektes und einer hohen Erfolgsquote hat. Die Defibrillation sollte aber nur dann vorgenommen werden und ist erfolgversprechend, wenn keine schweren organischen Veränderungen am Herzen vorliegen. Hierbei spielt die Dauer des Vorhofflimmerns eine große Rolle. Bei einer zu großzügigen Indikationsstellung liegt die Rezidivquote fast genauso hoch wie die Erfolgsquote. Umstritten ist noch, ob man vor der Defibrillation Antikoagulantien geben soll. Wir selbst führen die Antikoagulantientherapie noch durch, wenn genügend Zeit vorhanden ist. Als Rezidivprophylaxe geben wir Chinidin-Duriles in einer Dosierung von 1,5–2,0 g.

Anfälle von paroxysmalem Vorhofflimmern behandeln wir mit Isoptin und geben 5–10 mg pro Injektion.

Zindler: Wann sollte man eine Kardioversion *während* der Operation versuchen? Sie wissen, daß eine Zeitlang der Standpunkt vertreten worden ist, daß man jede Mitralstenose mit Vorhofflimmern nach der intrakardialen Operation elektrisch defibrillieren sollte. Es kommt aber erfahrungsgemäß in diesen Fällen bald nach der Operation zum Rezidiv. Außerdem sind die Kammern bei einer gesprengten Mitralstenose ohnehin akut belastet. Jetzt kommt die elektrische Defibrillation hinzu.

Bei Patienten, die digitalisiert sind, können nach der Elektroversion, besonders bei niedrigem Kaliumspiegel, Schwierigkeiten auftreten, weil danach die Digitalistoleranz erniedrigt ist. Wenn Vorhofflimmern schon lange besteht und der Vorhof stark vergrößert und überdehnt ist, ist er so schwach, daß eine Vorhofkontraktion kaum Blut in den Ventrikel befördern kann. Die Kreislaufsituation kann dann auch durch Rhythmisierung nicht wesentlich verbessert werden.

Aus diesen Gründen sollte die Rhythmisierung erst etwa 3–4 Wochen nach dem Eingriff nach Vorbehandlung mit Chinidin versucht werden.

Eine Frage an Herrn LAVER: Gibt es spezielle Situationen, wo der Versuch einer elektrischen Defibrillation *vor* der Narkose und Operation indiziert ist?

Laver: Eine Kardioversion sollte bei jedem Patienten vor einer großen Operation vor der Gabe von Digitalis in Erwägung gezogen werden, wenn das Vorhofflimmern erst vor kurzer Zeit aufgetreten ist, die Herzfrequenz relativ hoch ist (110–120/min) und die Operation nicht verschoben werden kann. Das wird am besten nach der Einleitung der Narkose versucht, bevor die Operation beginnt.

Tabelle 3. *Behandlung des Vorhofflimmerns*

A *Indikationen zur Regularisierung nach* SOKOLOW

1. Bei plötzlicher Verschlechterung trotz optimaler Herztherapie und Auftreten von Vorhofflimmern.
2. Bei Patienten, die trotz adäquater Behandlung chronisch dekompensiert sind und bei denen durch Wiederherstellung des Sinusrhythmus eine Verbesserung der Herzarbeit zu erwarten ist.
3. Bei Patienten mit Vorhofflimmern und Embolien.
4. Bei Patienten mit Vorhofflimmern unter 6 Monaten gleich welcher Ätiologie, z. B. Myokardinfarkt.
5. Bei Patienten mit Vorhofflimmern nach einer Commissurotomie.
6. Bei Patienten mit fortdauerndem Vorhofflimmern nach einer Hyperthyreosebehandlung.
7. Bei Patienten, die trotz Digitalisierung starke subjektive Beschwerden angeben.

B *Durchführung des Regularisierungsversuches mit Chinidin*

1. Nur im Krankenhaus bei Bettruhe.
2. Der Patient soll digitalisiert und möglichst kompensiert sein.
3. Ausgeglichener Elektrolythaushalt (K !!).
4. Keine akute Infektion oder Erkrankung darf vorliegen.
5. Vorbehandlung der Patienten mit Antikoagulantien (?).
6. Verabreichung einer Testdosis.
7. Wenn möglich, Bestimmung der Chinidinkonzentration im Serum (bis 6 mg/l).

C *Regularisierung durch Elektroschock*

1. Antikoagulantienbehandlung (?).
2. Vorbehandlung mit kleinen Chinindosen, z. B. 4 × 0,25 g Chinidin Duriles.
3. Thiobarbituratnarkose.
4. Synchronisierter anteroposteriorer Elektroschock 80–150 Wsec.
5. Anschließende Dauerbehandlung mit Chinidin, Kontrolle des Blutbildes (Thrombozytopenie ?).

3.1.4. Supraventrikuläre paroxysmale Tachykardie

Bette: Auch bei der Behandlung einer supraventriculären Tachykardie muß man zwischen der Sofortbehandlung im Notfall und der Behandlung im internen Fachgebiet unterscheiden.

Bei der *Sofortbehandlung* spielt heute das Isoptin intravenös in einer Dosierung von 5–10 mg eine wichtige Rolle. Aufpassen muß man auf einen hypotensiven Effekt, der bei vielen Patienten unter oder nach der Injektion von Isoptin auftritt. Dieser kann aber gut mit Akrinor abgefangen werden. In seltenen Fällen ist eine supraventrikuläre Tachykardie mit einem Schenkelblock kombiniert. Elektrokardiographisch erkennt man eine deutliche Verbreiterung der QRS-Komplexe und häufig eine Niedervoltage. In einer solchen Situation muß man vor der Anwendung aller Medikamente mit einem chinidinartigen Effekt warnen und sollte gleich eine elektrische Defibrillation vornehmen.

Die bei der supraventrikulären Form zu treffenden Maßnahmen in der Inneren Medizin sind in der folgenden Aufstellung angegeben.

A. Anfall

1. Reflektorische Vagusreizung
2. Isoptin intravenös bei bedrohlichen Anfällen. Sonst intravenös Digitalisierung (Schnellsättigung)
3. Wiederholung der reflektorischen Vagusreizung
4. Isoptin intravenös
5. Gilurytmal intravenös
6. Beta-Receptoren-Blocker nur in Notfällen intravenös
7. Elektroschock

B. Prophylaxe

Dauerprophylaxe nur bei häufigen Anfällen
Besteht eine Herzinsuffizienz: zusätzlich Digitalis
Besteht keine Herzerkrankung: Isoptin, Chinidin, Spartein oder Beta-Receptorenblocker

Zuerst sollte man einen mechanischen Vagusreiz z.B. in Form einer einseitigen Karotissinusmassage versuchen. Medikamentös ist Isoptin an erster Stelle zu nennen. Besteht der Anfall weiter, erscheint eine intravenöse Digitalisierung angezeigt; dann Wiederholung der reflektorischen Vagusreizung. Häufig ist auch Gilurytmal sofort wirksam. Nur in dringenden Fällen ist die Anwendung von Beta-Receptoren-Blockern und selten ein Elektroschock notwendig.

Die *Prophylaxe* ist oft schwieriger als die Unterbrechung der Tachykardie. Supraventrikuläre Tachykardien treten häufig bei wahrscheinlich gesunden Herzen auf. Mit Isoptin, Chinidin, Spartein oder Beta-Receptoren-Blockern kann man dann gute Erfolge erzielen. Besteht eine Herzinsuffizienz, muß man natürlich ein Glykosid geben.

Zindler: Ist während der Narkose dieser Vagusreiz durch Massage des Carotissinus wirksam?

Laver: Also ich bin im großen und ganzen mit dem therapeutischen Erfolg einer Carotissinusreizung sehr enttäuscht während der Anaesthesie. In der Regel ist das wirkungslos.

Effert: Es gibt eine große Zahl von Medikamenten, die erfolgreich bei der supraventrikulären paroxysmalen Tachykardie angewandt werden. Jeder Arzt hat, wenn man so sagen will, hier ein eigenes therapeutisches Arsenal. Führen die mechanischen Vagusreizverfahren nicht zum Ziel, so dürfte z. Z. das Isoptin das ungefährlichste Präparat sein. Gilurytmal ist außerordentlich wirksam, sowohl bei supraventrikulärer wie ventrikulärer paroxysmaler Tachykardie. Die Injektionsgeschwindigkeit darf aber 10 mg/min auf keinen Fall übersteigen, es droht sonst der Übergang in Kammerflimmern, wie das folgende Beispiel zeigt.

Ein Kind (6 Jahre alt) bekommt während einer Herzkatheteruntersuchung eine supraventrikuläre paroxysmale Tachykardie. Es liegt Jahre zurück, heute würde man wegen einer solchen supraventrikulären Tachykardie nicht Gilurytmal geben. Es wird Ajmalin 30 mg gegeben, und der Arzt, der den Auftrag bekommt, zu injizieren, spritzt es zu schnell in die Vene. Die EKG-Veränderungen, die dann auftreten, sind typisch für eine zu schnelle Injektion bzw. Überdosierung. Die Kammerteile gehen immer mehr auseinander. Es kommt durch die Verlängerung der Leitungsgeschwindigkeit als typischer Eigenschaft dieses Antiarrhythmikums schließlich zu solch ganz langsamen Potentialen, die man als langsames Kammerflattern bezeichnen könnte.

Das Kind wird bewußtlos, und schließlich entsteht eine bizarre Form einer Kammeranarchie, also eine extrem schnelle ungeordnete Kammeraktion. Nach externer Defibrillation mit einer Energie von 100 Ws ist die Situation gemeistert.

Zindler: Ich glaube, das war ein sehr wichtiger Hinweis. Sie wissen, daß Ajmalin ein außerordentlich wirksames Präparat ist. Die Schwierigkeit ist, die richtige Dosis zu finden, wegen der unterschiedlichen Verhältnisse seiner Eiweißbindung, die anscheinend größere Variationen hat als bei anderen Präparaten.

Es darf erstens nur sehr langsam injiziert werden, nie schneller als 5 ml = 50 mg in 5 min. Zweitens muß es unter EKG-Kontrolle injiziert werden; wenn sich die QRS-Komplexe über 25% verbreitern, darf man nicht mehr weiter injizieren. Man muß auch wissen, daß seine Wirkung durch vorherige Digitalisgabe potenziert wird. Ajmalin ist ein sehr wirksames, aber auch gefährliches Medikament, das wir eigentlich nicht mehr anwenden.

3.1.5. Die supraventrikuläre paroxysmale Tachykardie aus der Sicht des Kinderkardiologen

Von J. Stoermer

Göttingen

Bei der supraventrikulären paroxysmalen Tachykardie (s. p. T.) müssen wir unterscheiden, ob sie bei einem Säugling oder bei einem größeren Kinde auftritt. Im *Säuglingsalter*, vor allen Dingen in den ersten Monaten, kann es infolge der Tachykardie sehr schnell zu einer *Herzinsuffizienz* kommen. Bei einem Kinde ist dies im allgemeinen nicht der Fall, sofern nicht ein schwerer Herzfehler vorliegt und/oder schon vor der Tachykardie eine Herzinsuffizienz bestand. Die Situation ist also grundlegend anders als beim Erwachsenen. In jedem Stadium einer paroxysmalen Tachykardie kann es zu Kammerflimmern und damit zum Exitus kommen.

Über *Häufigkeit* und *Verlauf* orientiert die Abbildung 1. Sie faßt die beiden Statistiken von KEITH u. Mitarb. sowie von NADAS u. Mitarb. zusammen. Bereits nach 36 Std sind 19% und nach 48 Std bereits 50% der Säuglinge herzinsuffizient. 75% aller Säuglinge, die während der ersten vier Lebensmonate mit s. p. T. in Behandlung kamen, waren insuffizient! Da es sich hier um klinisches Krankengut handelt, ist die Letalität gering und zeigt die guten Erfolgsaussichten der sofortigen Therapie.

Supraventrikuläre paroxysmale Tachykardie

Altersverteilung

1– 4 Mon.	85,35 %
5–12 Mon.	14,65 %

Herzinsuffizienz

(NADAS et al.)

Dauer der Tachykardie (Std)	24	36	48
Insuffizienz % (1–4 Mon. 75 %!)	—	19	50

Letalität klinisch: 3,5%

Abb. 1. Häufigkeit, Altersverteilung und Auftreten der Insuffizienz in Abhängigkeit von der Dauer der Tachykardie, sowie Letalität bei Säuglingen mit supraventrikulärer paroxysmaler Tachykardie (Angaben von KEITH u. Mitarb. sowie von NADAS u. Mitarb. zusammengefaßt)

Wir wissen nicht, wie viele Kinder draußen unerkannt an dieser Rhythmusstörung ad exitum kommen, zumal die Gefahr der Rezidive groß ist. Infolgedessen verläßt kein Säugling, der wegen einer s.p.T. behandelt wurde, die Klinik, ohne für das ganze erste Lebensjahr als Dauerprophylaxe mit der üblichen Erhaltungsdosis digitalisiert zu sein. Über die Notwendigkeit dieser Maßnahme müssen Eltern und Hausarzt genauestens informiert werden.

Als *prädisponierende Faktoren* ist zunächst das nach WOLFF-PARKINSON und WHITE sogenannte *WPW-Syndrom* zu nennen, das elektrokardiographisch gut zu erkennen ist, und das häufig mit Anfällen von s.p.T. einhergeht. Wir wollen hier nicht auf die sonst übliche Einteilung eingehen, sondern rein morphologisch unterscheiden den Typ mit schlanken R-Zacken von dem Typ, der mit schenkelblockartiger Deformierung des Kammerkomplexes einhergeht. Die Abbildung 2 zeigt beide Formen nebeneinander. Der P-Zacke folgt schräg ansteigend ohne PQ-Strecke die Deltawelle, die unter Knickbildung direkt in die schlanke R-Zacke übergeht. Durch diese Deltawelle ist QRS verbreitert. Die Nachschwankung kann infolge der abnormen ventrikulären Leitung sekundär verändert sein. Rechts auf der Abbildung sehen wir die entsprechende Veränderung mit einer Linksschenkelblockkurve. Diese beiden Formen müssen bekannt

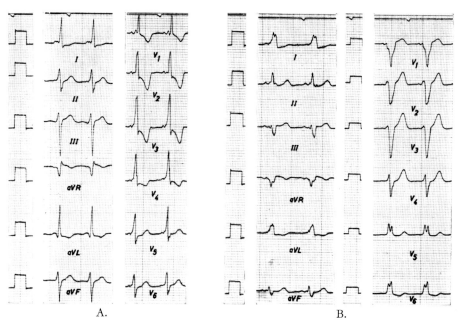

A. B.

Abb. 2. A. WPW-Syndrom mit schlankem QRS-Komplex; B. WPW-Syndrom mit Linksschenkelblockbild

sein, um entsprechende Beratung der Eltern mit Hinweis auf die Möglichkeit des Auftretens von s. p. T. durchführen zu können.

Daß alle entzündlichen Prozesse im Thoraxbereich, vor allem *Pneumonien*, zu s. p. T. führen können, ist bekannt. Sicher kommt durch diese Komplikationen eine Anzahl von Kindern plötzlich ad exitum. Bei *angeborenen Herzfehlern* treten s. p. T. vor allem beim M. Ebstein, also der angeborenen typischen Anomalie der Tricuspidalis auf.

Differentialdiagnostisch sind abzugrenzen vor allem die verschiedenen Myokarditisformen. Das kann außerordentlich schwierig sein. Die beste Hilfe ist ein längeres und ggf. wiederholt registriertes EKG. Das Kriterium für eine s. p. T. ist die gleichbleibende und nicht durch Unruhe oder Atmung beeinflußbare Frequenz. Im allgemeinen sind die Frequenzen bei der s. p. T. auch höher, nämlich zwischen 2–300/min. Anamnestisch werden oft Erbrechen und dünne Stühle angegeben, so daß die Säuglinge oftmals als Dyspepsien eingewiesen werden. Schnelle Atmung und Insuffizienzzeichen wie Einziehungen am Zwerchfellansatz mit der Atmung, Schwitzen, Blässe, große Leber und evtl. periphere Ödeme und bei Säuglingen auch Lidödeme, Knisterrasseln über den Lungen lassen die kardiale Ursache und die *Herzinsuffizienz* erkennen. Das Herz ist schnell vergrößert, da es durch das kleine Auswurfvolumen zu einer erheblichen Überlastung des rechten Ventrikels und des rechten Vorhofes kommt. Die kardial bedingte Einflußstauung ist die Folge, so daß schnell die Linksinsuffizienz folgt. Die Insuffizienz tritt im Gegensatz zum Erwachsenen ganz plötzlich und wie gezeigt sehr schnell auf, so daß jede Verzögerung des Behandlungsbeginnes erhöhte Gefahr für das Kind bedeutet.

Therapie

Therapeutisch bleibt die Auslösung von Vagusreflexen im allgemeinen in dieser Altersgruppe ohne Erfolg. Es muß daher primär medikamentös eingegriffen werden. Da sich verschiedene Möglichkeiten anbieten, ist es empfehlenswert, mit wenigen Präparaten Erfahrung zu sammeln, so daß für jede Störung schneller Erfolg gewährleistet wird. Zunächst muß bei jedem Eingriff das Gewicht eines Kindes bekannt sein. Tritt eine s. p. T. auf, muß schnellstens über die Art der vorliegenden Störung Klarheit herrschen.

Die Diagnose wird mit Hilfe des EKG gestellt. Es genügt die Registrierung einer Ableitung, wobei bekannt sein muß, in welcher Ableitung die größten Ausschläge zu erwarten sind. Diese Ableitung wird tunlichst mit einer Papiergeschwindigkeit von 50 mm/sec registriert bzw. auf dem Bildschirm beobachtet.

Ist die Diagnose gesichert, benutzen wir nach wie vor Digoxin, und zwar das Lanicor i. v. verdünnt in physiologischer Kochsalzlösung oder in Sterofundin wird es sehr langsam während 10–15 min gespritzt (s. Tab. 1). Nach der Hälfte der Dosis machen wir einen Bulbusdruck. Da durch das Digitalis die Reizschwelle herabgesetzt wird, kommt es meistens jetzt zu einem Vagusreiz, so daß die Tachykardie steht. Die Injektion kann dann abgebrochen werden. Andernfalls wird langsam weiterinjiziert. Tritt nach voller Dosis ein Erfolg nicht ein, wird abgewartet und ggf. wiederholt ein Vagusreiz ausgelöst. Versager haben wir bei diesem Vorgehen nie gesehen. Bei Kindern ist die Dosis etwas höher als bei Säuglingen. Im übrigen ist das Vorgehen entsprechend.

Tabelle 1. *Behandlungsschema bei paroxysmalen supraventrikulären Tachykardien im Säuglings- und Kindesalter*

A. Elektrokardiographische Sicherung der Diagnose

B. Bei supraventrikulären Tachykardien : Lanicor (Digoxin) i.v.

    1. bei Säuglingen:

        0,5–0,8 ml (= 0,125–0,200 mg) in 5 ccm physiologischer Kochsalzlösung
        o. ä. langsam (10–15 min Dauer) i.v. (unter EKG-Kontrolle)
        Nach der Hälfte der Dosis: Bulbusdruck.
        Wenn danach Umschlag, Abbruch der Injektion.

    2. bei Kindern

        0,8–1,0 ml (= 0,200–0,250 mg) in 5 ccm physiologischer Kochsalzlösung
        o. ä. langsam i.v. (10–15 min Dauer) (im übrigen wie oben)

    1. + 2. Eventuell: *Isoptin* i.v. (Cave RR, Blutdruck kann abfallen).

Säuglinge	Kleinkinder 1–5 Jahre	Schulkinder 6–14 Jahre
0,3–0,8 ml	0,8–1,2 ml	1,2–2,0 ml
(0,8–2,0 mg)	(2–3 mg)	(3–5 mg)

Sehr langsam i.v. spritzen!

Ergänzt sei, daß das Herz während einer paroxysmalen Tachykardie mehr Digitalis braucht und auch verträgt, so daß es prinzipiell gleichgültig ist, ob ein Kind vorher digitalisiert war oder nicht. Die Dosis zur Therapie einer paroxysmalen Tachykardie bleibt gleich. Trotzdem besteht natürlich immer Flimmergefahr, so daß die intravenöse Digitalistherapie nur unter EKG-Kontrolle und nur unter Bereitstellung eines Defibrillators erfolgen sollte.

Neuerdings wird vielfach das Iproveratril (Isoptin) zur Behandlung angewandt und empfohlen. Auch hiermit lassen sich bei langsamer Injektion Tachykardien schnell beheben. Jedoch besteht hier die allerdings offenbar seltene Gefahr, daß der Blutdruck abfallen und es zu Kollapszuständen kommen kann.

Die Tabelle 1 zeigt die für das Kindesalter empfohlene Dosierung (nach DIEKMANN u. HILGENBERG, RAUTENBURG).

Ajmalin (Gilurytmal) benutzen wir in der Kinderkardiologie wegen der Gefahr ernsthafter Zwischenfälle nicht mehr.

Literatur

1. DIEKMANN, L., HILGENBERG, F.: Mschr. Kinderheilk. **117**, 391 (1969).
2. KEITH, J. D., ROWE, R. D., VLAD, P.: Heart Disease in Infancy and Childhoud sec. Ed. McMillan Comp., New York 1967.
3. NADAS, A. S., DAESCHNER, C. W., ROTH, A., BLUMENTHAL, S. L.: Pediatrics **9**, 167 (1952).
4. RAUTENBURG, H. W.: Geburtsh. u. Frauenheilk. **28**, 528 (1968).

Diskussion

Zindler: Sie wissen, daß das WPW-Syndrom auch gelegentlich bei Erwachsenen vorkommt. Kann man bei einer Tachykardie die Diagnose stellen, daß vermutlich ein WPW-Syndrom die Ursache ist?

Stoermer: Diese Differenzierung ist im Kindesalter wie auch bei Erwachsenen außerordentlich schwierig, wenn nicht unmöglich.

Effert: In jüngster Zeit sind Fälle mitgeteilt worden, bei denen das WPW-Syndrom wegen rezidivierender paroxysmaler Tachykardie operativ angegangen worden ist. Dabei wird entweder das akzessorische Kentsche Bündel oder die AV-Leitungsbahn durchschnitten. Ich könnte mir denken, daß die operativen Verfahren bei laufend rezidivierender paroxysmaler Tachykardie an Bedeutung gewinnen werden.

3.1.6. Kammertachykardie

Zindler: Wir kommen jetzt zu der gefährlichsten Rhythmusstörung, der Kammertachykardie. Sie tritt hauptsächlich bei schweren Myokardschäden auf, und es entwickelt sich oft schnell eine Herzdekompensation mit Lungenödem und schließlich auch Kammerflimmern. Deshalb ist eine ventrikuläre Tachykardie eine Notfallsituation, die sofort eine schnell wirksame Therapie erfordert.

Effert: Die Abb. 3 zeigt die elektrokardiographische Differenzierung von Kammertachykardie, Kammerflattern und Kammerflimmern. Ist im EKG eine Differenzierung zwischen QRS-Gruppe und ST-T-Abschnitt möglich, so ist es unabhängig von der Frequenz zweckmäßig, von einer Kammertachykardie zu sprechen, wenn nachgewiesen ist, daß die Kammern unabhängig von den Vorhöfen mit einer Frequenz in der Größenordnung von 180–220 pro Minute schlagen. Erscheinen Oszillationen nach Art von Stimmgabelschwingungen im EKG, so liegt Kammerflattern vor. Beim Kammerflimmern sieht man nach Größe und Form inkonstante grobe Flimmerwellen. Diese Differenzierung hat praktische Bedeutung: bei der Kammertachykardie ist das Bewußtsein erhalten. Beim Kammerflattern ist es erloschen, aber die Atmung bleibt meist in Gang und die Pupillen sind eng. Kammerflimmern ist dagegen mit dem hämodynamischen Herzstillstand identisch.

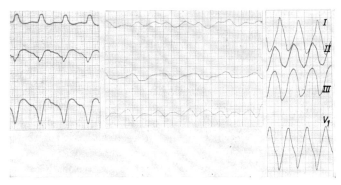

Abb. 3. Elektrokardiographische Differenzierung. a) ventrikuläre paroxysmale Tachykardie. Kammerfrequenz 186/min. QRS-Gruppe und ST-T-Abschnitte sind einwandfrei abgrenzbar. b) Kammerflimmern mit typischen groben Flimmerwellen. c) Kammerflattern. Kammerfrequenz 248/min. Oscillationen nach Art von Stimmgabelschwingungen

Im Gegensatz zur supraventrikulären Form tritt die ventrikuläre ganz in der Regel im Rahmen schwerer Herzerkrankungen, speziell beim Herzinfarkt, auf. Es droht die Herzinsuffizienz mit Lungenödem und der Übergang in Kammerflimmern. In der Notsituation, d. h. immer dann, wenn Kollapserscheinungen oder eine Lungenstauung mit Gefahr eines Lungenödems bestehen, ist die elektrische Unterbrechung mit dem herzphasengesteuerten Defibrillator das Verfahren der Wahl. In der Regel gelingt es mit einem einzigen Stromstoß – elektrische Arbeit etwa 200 Ws – den Paroxysmus schlagartig zu unterbrechen (s. Abb. 4).

Medikamentös ist heutzutage Lidocain (Xylocain), Dosis rund 100 mg in 5 min i.v., das Pharmakon der Wahl. Die intravenöse Anwendung von Novocainamid ist durch Lidocain verdrängt worden. Seine negative Inotropie und der Effekt auf die AV-Überleitung sind geringer als die des Novocainamids.

Diphenylhydantoin (Zentropil oder Phenhydan), das bekanntlich als Antiepilepticum seit langem verwendet wird, hat sich neuerdings als Antiarrhythmicum bewährt, aber mit einer speziellen Indikation: es ist das Mittel der Wahl bei Arrhythmien, die durch Digitalis induziert sind. Man gibt es im Notfall langsam intravenös 1 mg/kg alle 10–15 min bis 600 und maximal 1000 mg. Die orale Dosis ist 1–3 × 100–200 mg in 24 Std.

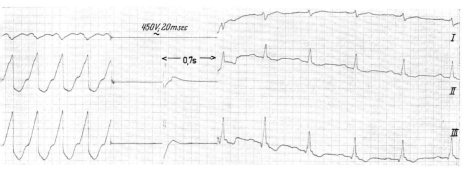

Abb. 4. Elektrische Unterbrechung einer Kammertachykardie. Unmittelbar nach dem Stromstoß ist der Sinusrhythmus hergestellt

Ich darf zusammenfassen: In der Notfallsituation ist sicher die elektrische Unterbrechung heute die Methode der Wahl. Hat man Zeit und will man i.v. vorgehen, dann Lidocain. Besteht die Möglichkeit einer digitalisausgelösten Kammertachykardie, dann Diphenylhydantoin.

Ist man nicht in Zeitnot, besteht keine Kollapstendenz – das kommt im internistischen Rahmen wahrscheinlich häufiger vor als bei Ihnen – dann kann man das Novocainamid oral oder intramuskulär verabfolgen und erreicht damit innerhalb von 30–60 min in der Regel die Anfallsunterbrechung.

Laver: Bei der Dosierung von Lidocain bestehen sicher gewisse Unterschiede zwischen einem Patienten ohne und mit Narkose. Beim Patienten *während* der Narkose und hauptsächlich beim offenen Thorax würde ich kleinere Dosen von Lidocain verwenden: ungefähr 25 mg/Dosis und auch bei dem Diphenylhydantoin 100 anstatt 250 mg.

Bette: Wir sind in der Dosierung des Lidocains nicht so kleinlich, wir geben 1 mg/kg KG in 2–3 min, man kann das Ganze auch in Infusionen geben, 500 mg auf 500 ml auflösen, dann 20–40, sogar 80 Tropfen/min. Das sind aber internistische Behandlungsmethoden, die in diesem Fall mal etwas aggressiver sind als die der Anaesthesisten. Das Lidocain hat nach unserer Ansicht in der Notfallbehandlung der Kammertachykardie das Novocainamid weitgehend verdrängt.

Bei Blutdruckabfall und schenkelblockartiger Deformierung der Kammerkomplexe, wo wir diese Präparate mit chinidinartigem Effekt nicht einsetzen können, steht nach wie vor an erster Stelle der Elektroschock.

Dann an zweiter Stelle das Lidocain. Unter Umständen kann man auch einmal Beta-Receptorenblocker einsetzen, wie Dociton, aber nur in seltenen Fällen.

Zindler: Die Hauptgefahr bei Beta-Receptorenblockern ist ihre negativ-inotrope Wirkung. Nach Untersuchungen meines Mitarbeiters LENNARTZ wird durch Narkosemittel diese negativ-inotrope Wirkung verstärkt. Besonders bei Äther oder Cyclopropan, wo durch erhöhte Freisetzung von Katecholaminen gute Kreislaufverhältnisse aufrechterhalten werden, kann durch Blockade der adrenergen Beta-Receptoren ein gefährlicher Blutdruckabfall oder sogar ein Herzstillstand hervorgerufen werden. Auch bei Barbituraten, Propanidid und Halothan besteht eine Addition der negativ-inotropen Wirkung und die Gefahr eines Blutdruckabfalls.

Stoermer: Bei Kindern sind ventrikuläre paroxysmale Tachykardien außerordentlich selten; wir verfügen in unserem sehr großen Krankengut nur über 4 Fälle und haben bei diesen Kindern mit gutem Erfolg Novocamid angewandt, mit einer Dosis von 10–15 mg/kg KG, und haben mit dieser Injektion auch die Tachykardien beherrschen können. Wir stehen auch auf dem Standpunkt, insbesondere aufgrund der Erfahrung während und nach den Herzoperationen, daß man in diesen Fällen vielfach ohne Elektroschockbehandlung nicht auskommt.

Zindler: Noch zur Frage: Lidocain als Einzelinjektion oder als Infusion? Es wird empfohlen, zunächst Einzelinjektionen zu machen, während der Narkose 25–50 mg, ohne Narkose etwa 1 mg/kg. Man kann dann anschließend zur Verhütung eines Rezidivs eine Infusion geben, etwa 1 mg/kg/Std. Wie lange würde man so etwas machen und in welchen Fällen?

Bette: Zum Beispiel beim Herzinfarkt als Prophylaxe der Extrasystolie, die dann u. U. zu schweren Rhythmusstörungen führen kann. Da geben wir über einen längeren Zeitraum, 6–12 Std, u. U. auch noch länger, Lidocain in der oben angegebenen Dosierung als Infusion.

Zindler: Es wurde gesagt, die Methode der Wahl ist der Elektroschock. Würden Sie bei der Behandlung der Kammertachykardie das sofort machen oder soll man, in jedem Falle, wenn man etwas Zeit hat, vorher Lidocain geben?

Bette: Wenn ich etwas Zeit habe, würde ich es doch wohl erst mit Lidocain versuchen und würde nicht gleich einen Schock vornehmen;

wir haben doch auch einige Zwischenfälle bei dem Unterbrechungsversuch der Kammertachykardie mit Elektroschock gesehen.

Zindler: Meine letzte Frage: Sie wissen, daß die Kammertachykardie eine sehr gefährliche Rhythmusstörung ist, die meistens durch eine sehr schwere Herzschädigung verursacht wird. Wenn Sie nach Elektroschock immer wieder Rezidive bekommen, was würden Sie da als zusätzliche Medikation vorschlagen?

Effert: Hier kommt die ganze Skala der aufgeführten Medikamente, also das Lidocain mit dem Nachteil der ausschließlich intravenösen Applikationsmöglichkeit, das Novocainamid peroral und intramuskulär, das Ajmalin intravenös und Chinidin peroral in Betracht.

Es gibt aber Fälle, in denen keines dieser Pharmaka zum Erfolg führt. Bei einem 42jährigen Mann mit rezidivierender Kammertachykardie seit 8 Monaten und völligem Versagen der üblichen Therapie haben wir uns

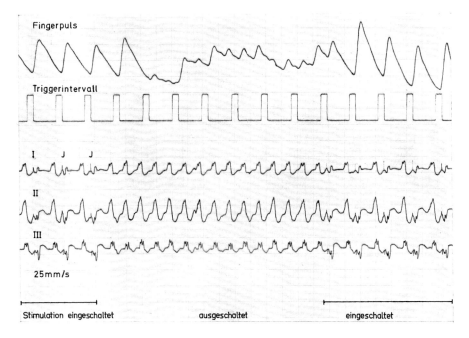

Abb. 5. Gekoppelte elektrische Stimulation bei ventriculärer paroxysmaler Tachykardie. 42 Jahre alter Mann. Zustand nach Karditis. Zu Beginn und am Ende des Kurvenstückes ist die Stimulation eingeschaltet. Nach dem Triggerintervall (2. Kurve) wird der Impuls unmittelbar nach Ende der vorangehenden Normalsystole gelegt. Die frühe elektrische Depolarisation bleibt mechanisch unbeantwortet. Es resultiert eine Halbierung der mechanischen Herzfrequenz mit Zunahme der Puls- und Blutdruckamplitude

zu einem ungewöhnlichen Vorgehen entschlossen, nämlich zu einer sog. „gekoppelten" elektrischen Stimulation (Abb. 5): von der R-Zacke ausgelöst wird ein Schrittmacherimpuls so früh in die Diastole „gefeuert", daß er zwar depolarisiert, also eine elektrische Systole auslöst. Diese ist aber mechanisch effektlos. Damit fällt die mechanische Frequenz auf die Hälfte ab und man erreicht darüber hinaus einen zusätzlichen Effekt, den der sog. Potenzierung. Unser Patient trägt einen von uns entwickelten und gebauten Spezialschrittmacher, den er im Anfall einschaltet. Seit $1^{1}/_{2}$ Jahren ist auf diese Weise ein einigermaßen befriedigender Zustand erreicht (PETERSEN u. Mitarb. 1969[1]). Diese Methode ist aber nur bei einer Tachykardie mit regelmäßiger Schlagfolge gut anwendbar.

Zindler: Ist zum Elektroschock immer eine Narkose nötig? Sie könnte sich auch ungünstig auf die schlechte Kreislaufsituation auswirken.

Ich möchte besonders betonen, daß für eine Kardioversion eine bedeutend reduzierte Dosis von etwa 150–300 mg Epontol genügt, da ja keine tiefe Narkose benötigt wird, sondern nur eine Amnesie.

Laver: Bei einer akuten Kammertachykardie haben die Patienten einen sehr niedrigen Blutdruck und sind ohnehin bewußtlos, so daß man dann keine Narkose braucht.

Wenn das Bewußtsein erhalten ist, bei einer länger dauernden Kammertachykardie mit sonst gutem hämodynamischen Zustand, injizieren wir nach Gabe von Sauerstoff mit der Maske eine kleine Dosis eines schnell wirkenden Barbiturates intravenös vor dem Elektroschock.

Zindler: Herr DUDZIAK, hat Propanidid für die Narkose zur Elektrokonversion besondere Vorteile?

Dudziak: Berücksichtigt man die bekannte endoanaesthetische Wirkung des Wirkstoffes Propanidid, so ist die Frage vom rein theoretischen Standpunkt zu bejahen. Es gibt aber auch darüber positive klinische Beobachtungen. BACHMANN et al. berichteten über 10 Fälle einer erfolgreichen Beseitigung von paroxysmalen Rhythmusstörungen des Herzens nur durch intravenöse Kurznarkose mit Propanidid. Nach den Erfahrungen der Autoren ist das Propanidid besonders bei supraventrikulären paroxysmalen Tachykardien wirksam. Dagegen zeigte sich bei 125 Epontol-Kurznarkosen in Fällen von absoluter Arrhythmie infolge Vorhofflimmern nur einmal während der Narkose ein zeitlich begrenzter Übergang von Vorhofflimmern zu Sinusrhythmus. Im übrigen wurde das Propanidid in den letzten, mir bekannten Arbeiten über die Anaesthesie-Methoden bei der elektrischen Konversion stets als ein brauchbares und sicheres Mittel (STÖCKER u. HAGER, 1969; ENZENBACH, 1968; JOHN et al., 1969) bezeichnet und empfohlen.

---

[1] PETERSEN, H., EFFERT, S., IRNICH, W., MEYER, J.: Elektromedizin. Sonderausgabe, 80–83 (1969).

Literatur

1. BACHMANN, K., GRAF, N., GRIMM, H., HEYNEN, H. P.: Beseitigung von paroxysmalen Rhythmusstörungen des Herzens durch intravenöse Kurznarkose. Dtsch. med. Wschr. **92**, 1264 (1967).
2. JOHN, E. P., VOGEL, H., PFLÜGER, H.: Narkose zur Kardioversion. Med. Welt **20**, 855 (1969).
3. ENZENBACH, R.: Probleme der intravenösen Kurznarkose. Med. Klin. **63**, 2101 (1968).

3.1.7. Kammerflimmern

Schaer: Als *Ursachen* des Kammerflimmerns kommen neben cardialen Ursachen wie Myokardinfarkt die meisten der bereits erwähnten extrakardialen Faktoren in Betracht. Diese führen aber in der Regel nicht einzeln, sondern erst in Kombination zum Kammerflimmern, z. B. eine schwerste Asphyxie aufgrund eines Defektes am Narkosegerät, eine massive Überdosierung von Narkosemitteln oder Lokalanaesthetica, falsche Medikamentenkombination wie Halothan mit zuviel Adrenalin oder auch Digitalis bei hochgradiger Hypokaliämie. Als weitere ätiologische Faktoren sind zu nennen die Lungenembolie oder eine massive Luftembolie. Bei der immer häufiger werdenden Verwendung von elektrischen Geräten muß man auch an die Gefahr eines Elektrounfalls denken.

Effert: Ich möchte auch auf die Gefahr hinweisen, durch intrakardiale Verfahren Kammerflimmern auszulösen: erfolgt nämlich die Stromzuführung unmittelbar zum Herzen, so genügen Stromstärken im Mikroampèrebereich, die normalerweise überhaupt keine Rolle spielen, um ein Herz in Flimmern zu versetzen. Es ist also äußerste Vorsicht am Platze bei Verwendung irgendwelcher Katheter, auch von Kunststoffkathetern, denn der Strom kann durch die Elektrolytlösung oder durch Blut im Katheter fließen. Ein Erdungsfehler oder eine Potentialdifferenz zwischen zwei an verschiedenen Erden angeschlossenen Geräten, z. B. einem Elektrokardiographen und einem Schrittmacher, genügen. Es ist der Fall einer schadhaften Hochdruckspritze beschrieben worden, bei der der Strom durch das Kontrastmittel ins Herz geflossen war, mit tödlichem Ausgang infolge Kammerflimmern. Am sichersten ist die Verwendung batteriebetriebener, vollkommen vom Netz getrennter Geräte. Netzbetriebene Geräte sollten unbedingt an einem *gemeinsamen Punkt geerdet* sein.

Vorzeitigkeitsindex als Warnzeichen für Kammerflimmern. Ihnen allen ist bekannt, daß ventrikuläre Extrasystolen, speziell, wenn sie gehäuft, in Ketten und als polytope Extrasystolen auftreten, Vorläufer von Kammerflimmern sein können. Bei einer speziellen Analyse dieses

Problems hat sich der Einfallszeitpunkt ventrikulärer Extrasystolen in bezug auf die vorangehende Normalaktion als wichtig erwiesen. Fällt die Extrasystole in die T-Welle des vorangehenden Normalschlages ein – sog. „R- auf T-Phänomen" – so kommt es in etwa 70% der Fälle zu Kammerflimmern. Im Rahmen der Überwachung von Infarktpatienten bringen wir den Einfallszeitpunkt in Form eines sogenannten „Vorzeitigkeitsindex" mit einem analogen Rechenelement kontinuierlich zur Anzeige (BÜCHNER u. EFFERT 1968[1]).

[1] BÜCHNER, M., EFFERT, S.: Extrasystolie und Herzflimmern. Z. Kreisl.-Forsch. **57**, 18–29 (1968).

3.1.8. Behandlung des Kammerflimmerns

Von **R. Dudziak**

Düsseldorf

Die Behandlung des Kammerflimmerns, einer ungeordneten und hämodynamisch unwirksamen Herzaktion, kann in 3 Phasen unterteilt werden (s. Abb. 1); die erste und die zweite Phase der Therapie des im Vordergrund stehenden Kreislaufstillstandes und in die 3. Phase der definitiven Therapie des entgleisten Erregungsablaufes an der Muskelmembran, des eigentlichen Kammerflimmerns.

Setzen wir voraus, daß die primäre Diagnose Kreislaufstillstand aufgrund der klinischen Zeichen des fehlenden Pulses an der A. carotis und der A. radialis, dilatierten reaktionslosen Pupillen und des Atemstillstandes sicher gestellt wurde.

In der ersten Phase der Behandlung eines Kreislaufstillstandes, unabhängig davon, ob es sich dabei um Kammerflimmern, Asystolie oder eine extreme Kammerbradykardie handelt, ist für eine genügende Sauerstoffversorgung des Gehirns und des Herzens zu sorgen, was in der Praxis 1. künstliche Beatmung und 2. Herzmassage bedeutet.

Künstliche Beatmung sollte immer mit einer möglichst hohen Sauerstoffkonzentration durchgeführt werden. Eine effektive Beatmung mit einem selbstfüllenden Beutel oder Beatmungsball mit Maske und Zusatz von Sauerstoff ist im Stadium einer Hypoxie zunächst einem zeitraubenden Intubationsversuch vorzuziehen, deshalb sollte man auf eine Intubation, wenn sie nicht wirklich sehr schnell durchgeführt werden kann, in dieser Phase der Wiederbelebung verzichten. Stehen keine Hilfsmittel zur Verfügung, so ist mit der Mund-zu-Mund-Beatmung bzw. Mund-zu-Nase-Beatmung sofort zu beginnen.

Die Herzmassage kann erfolgen als äußere indirekte Herzmassage bei geschlossenem Thorax, als innere direkte Herzmassage bei offenem Thorax und durch das Zwerchfell bei offenem Bauchfell. Für die extrathorakale Herzmassage muß der Patient sofort auf eine harte Unterlage gelagert werden. Bei Herzkompressionen mit einer Frequenz von etwa 80/min kann ein arterieller Druck von etwa 80–100 mmHg erreicht werden und ein Herzminutenvolumen (nach verschiedenen Angaben) zwischen 25–50% der Norm. Bei der direkten Herzmassage kann das Herz mit einer oder

Diagnose

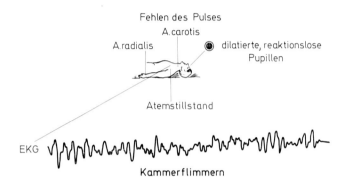

Kammerflimmern

Therapie

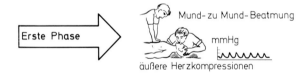

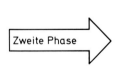

Wiederherstellung des Kreislaufes	Tonisierung des Herzmuskels	Ausgleich der Acidose
Äußere oder direkte Herzmass. Beatmung	Adrenalin i.v. oder i.c. 0.5 - 1 mg Calciumgluconat 10% 5 - 10 ml	NaHCO₃ 2-3mÄq/kg THAM 1-2mÄq/kg

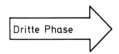

Defibrillation

Gleichstromgeräte – extern 100-400Wsec – intern 20-60Wsec

Wechselstromgeräte – extern 400-1000V – intern 150-300V

Abb. 1

beiden Händen komprimiert werden, die Massage soll aber gleichmäßig von der Herzspitze ausgehend bis zur Basis erfolgen.

Das EKG und damit die endgültige Diagnose Kammerflimmern soll sobald wie möglich, jedoch erst nach dem Beginn der externen Herzmassage und Beatmung registriert werden. Am offenen Thorax ist die Diagnose selbstverständlich leicht zu stellen.

Durch die künstliche Beatmung und Herzmassage werden das Gehirn und das Herz wieder durchblutet und das Gewebe mit Sauerstoff versorgt. Trotzdem ist das Kammerflimmern mit diesen Maßnahmen nur selten zu beseitigen, so daß in der zweiten Phase der Wiederbelebung neben den weiteren Anstrengungen zur Wiederherstellung des Kreislaufes Maßnahmen zur Tonisierung des Herzens und zum Ausgleich der metabolischen Acidose getroffen werden müssen. Bei mangelhafter Tonisierung des Herzens gibt man Adrenalin i.v. oder intrakardial in einer Dosierung zwischen 0,5–1 mg. Calcium soll als Calciumgluconat oder Calcium-Chlorid i.v. in einer Dosierung von 5–10, sogar bis 20 ml einer 10%igen Lösung gegeben werden. Calciumgaben direkt intracardial, in die rechte Herzkammer, in einer Dosierung von 4–8 ml steigern den Tonus des Herzmuskels und begünstigen die elektromechanische Koppelung.

Eine der Voraussetzungen für eine erfolgreiche Wiederbelebung des Herzens ist der Ausgleich der metabolischen Acidose. Hierfür benötigen wir entweder das Natriumbicarbonat in einer pauschalen Dosierung von 2–3 mäq/kg KG bzw. THAM in einer Dosierung von 1–2 mäq/kg KG. Diese Dosis soll jeweils nach etwa 10–15 min wiederholt werden. Die Behandlung der metabolischen Acidose ist deshalb so wichtig, weil die metabolische Acidose die Ansprechbarkeit des Herzens auf die Katecholamine herabsetzt und außerdem die Kontraktilität des Herzmuskels negativ beeinflußt.

Die definitive Behandlung des Kammerflimmerns erfolgt in der 3. Phase; über die elektrische Defibrillation die Methode der Wahl bei der Behandlung des Kammerflimmerns wird Herr EFFERT anschließend sprechen. Ich darf nur kurz auf die Möglichkeit der pharmakologischen Defibrillation, die bei einem hartnäckigen Flimmern gelegentlich zusätzlich zu Hilfe genommen wird, hinweisen. Hierzu benutzt man entweder das Lidocain in einer Dosierung von 1 mg/kg KG, das Procainamid 1–3 mg/kg KG i.v., das Acetylcholin 0,5 mg/kg KG oder Kalium-Chlorid 3–4 ml, sogar bis 20 ml einmolarer Lösung. Kaliumchlorid kann intracardial (li. Ventrikel) in einer entsprechenden Verdünnung gegeben werden. Die dieser Therapie sich anschließende Asystolie muß durch Herzmassage bis zum Auftreten von kräftigen Herzkontraktionen behandelt werden.

Diskussion

Effert: Ich möchte kurz darauf hinweisen, daß durch das Komprimieren des Thorax Aktionspotentiale im EKG ausgelöst werden, die aussehen können, als ob das Herz wieder in Gang gekommen sei (Abb. 6). Man sollte sich also nicht täuschen lassen durch diese „Elektrokardiogramme", die man während der Herzmassage registriert. Die Breite dieser Impulse ist ein ungefährer Maßstab dafür, ob Sie die Kompression ruckartig, schnell genug durchführen, entsprechend der normalen Systolendauer, die ja rund 300 ms lang ist.

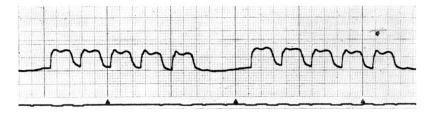

Abb. 6. Aktionspotentiale durch externe Herzmassage. Ordinateneichung 1 mv/cm

Zindler: Daß man bei Kammerflimmern sofort eingreifen muß, ist wohl jedem klar.

Was soll man nur der Schwester sagen, die direkt oder nach Alarm Kammerflimmern auf dem Bildschirm sieht? Soll sie zuerst einen Arzt rufen, soll sie externe Herzmassage anfangen oder selbst elektrisch defibrillieren?

Laver: Jede Schwester und jeder Pfleger, die mit der Pflege von akutkranken Patienten betraut sind, müssen in der Anwendung eines Gleichstrom-Defibrillators ausgebildet werden, um sofort Kammerflimmern behandeln zu können.

Zu dieser Ausbildung gehört das Erkennen von Artefakten durch Fehler der EKG-Registrierung. Es ist schon Kammerflimmern fälschlich diagnostiziert worden, weil eine Elektrode losgegangen ist.

Also zuerst prüfen, ob alle Elektroden fest sitzen. Das weitere Vorgehen richtet sich danach, ob weitere Hilfe und ein Defibrillator sofort da ist.

Steht ein Defibrillator neben dem Bett, dann sofort ein Defibrillationsversuch. Sonst vorher und zwischen den Defibrillationsversuchen externe Herzmassage und gute Beatmung mit Maske und Sauerstoff.

Zindler: Das ist ein wichtiger Hinweis. Man muß also seine Schwestern entsprechend ausbilden und instruieren, sofort selbst mit der Behandlung zu beginnen. Nur so sind optimale Erfolge möglich.

Effert: Meines Erachtens scheitert die Wiederbelebung häufig daran, daß die in dieser Situation allein wirksamen Maßnahmen, nämlich die sofortige externe Herzmassage am geschlossenen Thorax mit gleichzeitiger künstlicher Beatmung zu spät eingesetzt werden. Es wird nach einer Spritze gesucht, nach einem Elektrokardiographen oder nach einem Defibrillator. Die Zeit, die dabei vergeht, führt schließlich doch den fatalen Ausgang herbei. Das ist kein Widerspruch zu Herrn LAVER. Wenn man auf Wachstationen gut ausgebildetes Personal hat, kann man, sofern man schnell genug ist, sofort defibrillieren. Sonst gilt aber: Herzmassage mit gleichzeitiger künstlicher Beatmung als erster Schritt!

Hierfür ein instruktives Beispiel: ein Zahnarzt in Aachen erlebte nach Injektion eines Lokalanaestheticums Kammerflimmern. Er war chirurgisch ausgebildet, öffnete den Thorax sofort und führte Herzmassage mit gleichzeitiger Beatmung durch. Wir erhielten telefonisch Nachricht, aber vom Beginn des Zwischenfalls an bis zur Defibrillation dauerte es rund 1 Std. Der Zahnarzt setzte die Massage fort. Dann wurde in seiner Praxis defibrilliert, anschließend wurde der Patient in unsere Chirurgische Klinik übernommen, wo der Thorax verschlossen wurde. 10 Tage später konnte er wieder entlassen werden.

3.1.9. Elektroschock

Von **S. Effert**

Aachen

Eingefahrene Termini ändern zu wollen ist in der Regel kein glückliches Unterfangen. Trotzdem möchte ich vorschlagen, die Bezeichnung „Elektroschock", deren Drastik für den Patienten beunruhigend ist und zudem Assoziationen zu der Elektroschocktherapie in der Psychiatrie hervorrufen kann, zugunsten der „Elektrotherapie", „Elektrokonversion" oder „elektrischen Defibrillation" fallen zu lassen.

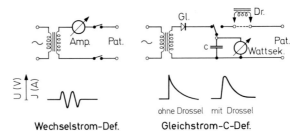

Abb. 7. Prinzipschaltbild und Spannungs- bzw. Stromverlauf der heute verwendeten Defibrillatoren (siehe Text)

Abbildung 7 zeigt das Prinzipschaltbild eines elektrischen Defibrillators. Beim Wechselstromdefibrillator wird die Wechselspannung des Lichtnetzes auf die erforderliche Hochspannung herauf transformiert und liegt
an den Elektroden, solange der Schalter geschlossen ist. Beim Gleich-
strom-Defibrillator (DC-Defibrillator, nach dem Englischen direct current)
wird ein Kondensator durch einen Hochspannungstransformator mit nach-
geschaltetem Gleichrichter auf die Defibrillationsspannung aufgeladen.
Nach Umlegen eines Schalters erfolgt die Kondensatorenentladung durch
den Patienten hindurch. Durch Einfügen einer Induktivität bzw. von
Drosseln wird der Entladungsimpuls abgerundet und verbreitert.

Solange die Kammern nicht flimmern, besteht die Gefahr, durch den
zur Therapie verwandten Stromstoß die Kammern erst in Flimmern zu
versetzen, wenn der Stromstoß in die sog. vulnerable Phase, etwa auf dem
Gipfel der T-Welle, einfällt. Sie wird beim herzphasengesteuerten Defibrillator dadurch umgangen, daß man den Schalter, der den Stromkreis zwischen Kondensator und Patient schließt, durch die R-Zacke des Patienten
steuern läßt. Der Hochspannungsstromstoß fällt dann unmittelbar nach
der R-Zacke in die absolute Refraktärphase der Kammern.

Die elektrische Energie ergibt sich beim Kondensatordefibrillator einmal aus der Spannung, auf die der Kondensator aufgeladen wurde und
zum anderen aus seiner Kapazität nach der Beziehung

$$E = \frac{1}{2}\, CU^2 \text{ (Ws)}.$$

Die Anzeigeinstrumente sind allgemein in der Energieeinheit Ws
(Wattsekunden) geeicht. Nur diese Angabe ist sinnvoll, denn die elektrische
Energie hängt eben keineswegs nur von der Kondensatorspannung, sondern
auch von der Kapazität, also der Größe des Kondensators ab.

Beim Wechselstromdefibrillator errechnet sich die elektrische Energie
als Produkt aus Spannung, Stromstärke und Applikationsdauer

$$E = U \cdot I \cdot t \text{ (Ws)}.$$

Für die Wechselstromdefibrillatoren ist es aber nach wie vor üblich,
die Leerlaufspannung in Volt auf den Anzeigeinstrumenten anzugeben,
denn es ist aufwendig, die elektrische Arbeit korrekt zu messen. Im Moment
der Defibrillation sinkt die Spannung durch den Innenwiderstand des
Transformators ab und kann je nach Fabrikat bis zu 40% geringer als die
Leerlaufspannung sein.

Meines Erachtens bestehen speziell im chirurgisch-anaesthesiologischen
Rahmen keine Bedenken, Wechselstromdefibrillatoren zur Beseitigung von
Kammerflimmern zu verwenden, insbesondere dann, wenn eine Impuls-
dauer von 100 ms nicht überschritten wird. Wenn die Kammern nicht
flimmern, so ist die Gefahr der Auslösung von Kammerflimmern beim
Wechselstromdefibrillator etwas höher als beim DC-Defibrillator. Wenn

Kammerflimmern ausgelöst werden sollte, so läßt es sich ganz in der Regel durch einen zweiten Stromstoß sofort unterbrechen. Ein prinzipieller Nachteil der Wechselstromdefibrillatoren ist weiter die hohe Leistungsaufnahme bei Applikation am geschlossenen Thorax. Es besteht die Gefahr, daß im Augenblick der Auslösung die übliche Sicherung des Lichtnetzes durchbrennt. Es müßte also ein spezieller, dafür ausgelegter Netzanschluß vorhanden sein, mit einer Sicherung bis 20 Ampère.

Diskussion

Zindler: Darf man mit einem Gleichstromdefibrillator notfalls auch ohne Phasensteuerung einen Patienten mit Vorhofflimmern oder Kammertachykardie behandeln?

Effert: Ich würde mit einem klaren ja antworten! Die Gefahr, durch Einfall des Stromstoßes in die vulnerable Phase Kammerflimmern hervorzurufen, sollte nicht überschätzt werden. Sie ist übrigens größer bei niedriger elektrischer Energie als bei hoher. Man sollte daher nicht mit elektrischen Energien unter 250 Wattsekunden arbeiten (EFFERT u. GROSSE-BROCKHOFF 1963[1]).

Sollte es wirklich einmal zu Kammerflimmern kommen – ich will das keineswegs bagatellisieren – so kann mit dem nächsten Stromstoß sofort defibrilliert werden. Das ist vielfach mitgeteilt in der Literatur.

Zindler: Soll man zur Defibrillation bei Vorhofflimmern eine geringere Energie anwenden als bei Kammerflimmern?

Effert: Bei der Defibrillation von Vorhofflimmern ist man nicht in Zeitnot. Man kann sich in Ruhe einrichten und wird versuchen, mit der niedrigsten elektrischen Energie auszukommen. Wir beginnen in der Regel mit 100 Wattsekunden. Ist der Patient aber im Wirkspiegelbereich digitalisiert, so ist wegen der recht gefürchteten sog. „Post Countershock-Arrhythmien" große Vorsicht am Platze. Ist wegen der klinischen Situation die Defibrillation unvermeidlich, so beginnt man mit 12,5 Wattsekunden, stellt fest, ob Extrasystolen gehäuft auftreten und steigert nur allmählich bis zur Effektivität.

Bei Kammerflimmern ist man praktisch immer in der akuten Notsituation. Wir verwenden hier elektrische Leistungen von 200–300 Wattsekunden und steigern auf die maximal vom Defibrillator lieferbare elektrische Leistung bei Ineffektivität.

---

[1] EFFERT, S., GROSSE-BROCKHOFF, F.: Dtsch. med. Wschr. **88**, 2165 (1963).

3.2. Bradykarde Rhythmusstörungen

Effert: Da die Sinusbradykardie kaum behandlungsbedürftig ist, kommen hier der sinuaurikuläre Block und der atrioventrikuläre Block in Betracht.

Die Diagnose *sinuaurikulärer Block* ist zu stellen, wenn außer der Blockierungsphase ein ganzes Frequenzverhältnis 2:1, 3:1, 4:1 oder 2:4 bzw. 3:4 nachzuweisen ist. Der sinuaurikuläre Block ist selten und ergibt meist keine Notfallprobleme. Bei der Elektrotherapie ist es nicht zweckmäßig, die Kammern zu stimulieren. Da die atrioventrikuläre Überleitung intakt ist, stimuliert man die Vorhöfe.

Bei der atrioventrikulären Dissoziation ist das Überleitungssystem nicht unterbrochen. Die Dissoziation zwischen Vorhof und Kammer kommt dadurch zustande, daß die Kammern anfangen, schneller zu schlagen und die Vorhöfe zu überholen; die Aktion des Sinusknotens, die P-Welle, rutscht immer mehr in den Kammerteil hinein. Der Übergang von einem solchen Knotenrhythmus kann bei einer ernsten Herzerkrankung als signum mali ominis bezeichnet werden.

Bei dem *atrioventrikulären Block* unterscheidet man je nach der Verzögerung der Überleitung 3 verschiedene Grade bis zum totalen AV-Block. Das charakteristische beim totalen AV-Block ist, daß im EKG die Stellung der Vorhofaktionen, die ihren Normalrhythmus haben, gegenüber den Kammergruppen laufend wechselt; nur ganz ausnahmsweise stellt sich ein festes Frequenzverhältnis zwischen Kammern und Vorhöfen ein.

3.2.1. Elektrische Stimulation

In der Notfallsituation ist die elektrische Stimulation die Methode der Wahl. Sie erfolgt als externe elektrische Stimulation mit außen am Brustkorb angelegten Elektroden, als perikardiale nach Perforation der vorderen Thoraxwand mit einem Spezialtrokar oder als intrakardiale mit einem Elektrodenkatheter. Eine Verbesserung der letztgenannten Technik ist mit einem von uns entwickelten Mikroelektrodenkatheter möglich, der mittels Punktion der Vena basilica eingebracht werden kann. Die Katheterspitze schwimmt blind bis in die Einflußbahn der rechten Kammer, so daß eine Röntgenüberwachung in der Regel für das Einführen des Katheters nicht erforderlich ist (Abb. 8).

Die Lage des Katheters kann man kontrollieren mit dem intrakardial abgeleiteten EKG oder mit Hilfe des durch den Katheter gemessenen

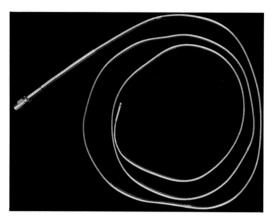

Abb. 8. Mikro-Einschwemmkatheter für die intracardiale elektrische Stimulation mit gleichzeitiger Druckmessung

Drucks. Da die evtl. Gefahr besteht, auch bei solchen Mikrokathetern Kammerflimmern durch den Katheter auszulösen, muß ein Defibrillator bereitstehen.

3.2.2. Medikamentöse Behandlung des AV-Blocks

Als Pharmakon steht praktisch ausschließlich das Orciprenalin (Alupent) zur Verfügung, das als i.v. Infusion in einer Dosierung von 10–40 mg in 250 ml Infusionslösung langsam und unter Beobachtung der Wirkung auf die Kammerfrequenz infundiert wird. Die Anwendung von Glucocorticoiden, speziell von Prednisolon intravenös, hat eine sichere Wirkung nur beim AV-Block im Rahmen eines frischen Herzinfarktes.

3.2.3. Die Behandlung des asystolischen Herzstillstandes

Von **R. Dudziak**

Düsseldorf

Die Behandlung eines asystolischen Herzstillstandes unterscheidet sich von der besprochenen Therapie des Kammerflimmerns, hinsichtlich der Maßnahmen in den beiden ersten Wiederbelebungsphasen, nicht. Da auch hier ein Kreislaufstillstand im Vordergrund steht, wird die externe oder interne Herzmassage und gleichzeitige Beatmung zu den ersten Maßnahmen zählen. Die Defibrillation entfällt, dafür muß gelegentlich eine elektrische Stimulation des Herzens mit Hilfe eines Schrittmachers durchgeführt werden.

Die notwendigen Behandlungsmaßnahmen können somit in 3 Gruppen unterteilt werden:

1. die mechanischen Maßnahmen,
2. die medikamentöse Therapie,
3. Therapie mit elektrischem Schrittmacher.

Zu 1.: Zu den *mechanischen Maßnahmen* zählen ein kräftiger Faustschlag auf die Herzgegend links vom Brustbein oder externe bzw. interne Herzmassage. Durch die Faustschläge oder Herzmassage soll versucht werden, eine spontane Herzaktion auszulösen. Dies ist aber nur bei einem AV-Block und einem reflektorischen Herzstillstand möglich. Tritt ein asystolischer Herzstillstand während der Narkose auf, z. B. durch eine Überdosierung von Narkotica, so sind die ersten therapeutischen Maßnahmen das Abschalten des Verdampfers und Übergang auf eine Ventilation mit reinem Sauerstoff. Unter der Herzmassage und guter alveolarer Ventilation kommt es schneller zum Abfall des toxischen Blutspiegels des Narkoticums und häufig zu einer spontanen Herzaktion.

Zu 2.: Die für eine *medikamentöse Therapie* zur Anwendung kommenden Medikamente sind in erster Linie die positiv inotrop und chronotrop wirkenden Katecholamine.

Aludrin, ein β-Receptorenstimulator, wird intracardial in einer Dosierung von 0,05–0,1 mg oder intravenös 0,1–0,2 mg injiziert.

Alupent, ebenfalls ein β-Receptorenstimulator, allerdings etwas schwächer, dafür aber länger wirkend, ist in einer Dosierung von 0,5–1 mg intravenös oder als Tropf: 5 mg Alupent/250 ml Glucose zu empfehlen.

Adrenalin, sehr stark wirksam, wird in einer Dosierung von 0,2–0,4 mg intracardial und bis zu 1,0 mg i.v. injiziert. Das nach Adrenalin häufig auftretende Kammerflimmern kann mit Elektroschock behoben werden.

Andere Präparate zur Steigerung des Herzmuskeltonus, wie das Calcium sowie Strophantin, können, wie schon beim Kammerflimmern besprochen wurde, zusätzlich gegeben werden.

Zu 3.: Schließlich muß bei persistierender Asystolie oder zu langsamer Herzfrequenz (weniger als 60 pro Minute) die mangelnde Funktion der herzeigenen *Schrittmacher ersetzt* werden. Folgende Möglichkeiten für die Stromzufuhr zum Herzen sind gegeben:

a) Anlage der Elektroden an der vorderen Thoraxwand, die sog. externe Stimulierung. Die Elektroden werden entsprechend den EKG-Positionen V_5 (positive Elektrode) und V_2 (negative Elektrode) aufgesetzt. Die not-

wendigen Spannungen liegen zwischen 25 und 120 V, die Impulsdauer
1–3 msec.

b) Anlegen der Elektroden am Herzbeutel oder an der Herzmuskel-
wand und Stimulierung mit einer Spannung zwischen 0,5 und 1,5 V und

c) das Einführen einer Elektrode über die Halsvene in den rechten
Ventrikel und intrakardiale Stimulierung.

Wiederbelebungsversuche sollen eventuell bis zu 2 Std fortgesetzt werden. Sind innerhalb der ersten 20–30 min der Wiederbelebungsversuche
keine Zeichen der Wiederbelebung zu erkennen, so können alle Maßnahmen bereits nach einer halben Stunde eingestellt werden. Voraussetzung
für den Erfolg ist selbstverständlich die Anwendung der richtigen Wie-
derbelebungsmethoden in der richtigen Reihenfolge.

In der Chirurgischen Klinik in Düsseldorf wurde die längste mit Dauer-
erfolg durchgeführte Herzmassage bei einem Herzstillstand in Normo-
thermie über 36 min, bei einem Herzstillstand in Hypothermie (30° C)
über 92 min durchgeführt.

4. Spezielles

4.1. Besonderheiten der Herzrhythmusstörungen bei Säuglingen und Kleinkindern

Von J. Stoermer

Göttingen

Wenn der Kinderkardiologe vor diesem Kreise zu den Besonderheiten der Herzrhythmusstörungen im Säuglings- und Kleinkindesalter Stellung nehmen soll, so müssen wir zunächst über die besondere Situation bei unserem Krankengut sprechen. Einmal handelt es sich um Kinder (prädisponierende Faktoren), bei denen ohnehin Rhythmusstörungen nicht selten sind. Wir haben in Nauheim schon darauf hingewiesen (Stoermer und Gandjour), daß in dieser Altersgruppe eine völlig andere Situation vorliegt. Während bei Erwachsenen ursächlich in erster Linie degenerative Erkrankungen des Herzens in Frage kommen, stehen beim Kinde *Tonusschwankungen des vegetativen Nervensystems* ätiologisch an erster Stelle. Zum anderen haben aber unsere Kinder *angeborene Herz- bzw. Gefäßanomalien.* Diese Herzen sind oft besonders irritabel und das wieder bevorzugt bei einzelnen Anomalien. Auch kommen Rhythmusstörungen bei diesen Patienten häufig vor, und es stellen diese Störungen ein weiteres Moment dar, das bei kardiologischen Eingriffen zur Vorsicht mahnt. Hier müssen der AV-Block, das WPW-Syndrom, aber auch bei unseren Herzkindern die nicht so seltenen hirnorganischen Prozesse erwähnt werden. Daß letztere zu gehäuften Extrasystolien führen können, ja zu ventrikulären Tachykardien, ist aus zahlreichen Veröffentlichungen bekannt. Auf die Bedeutung dieser Tatsache haben aus der Klinik für die Pädiatrie Nitsch sowie Nitsch und Karg hingewiesen und den Wert der antikonvulsiven Therapie in diesen Fällen betont. Erwähnt werden müssen auch die Stoffwechselstörungen, auf die heute schon eingegangen wurde.

Nach Besprechung dieser prädisponierenden Momente kommen wir zu den die Rhythmusstörung *direkt auslösenden Faktoren.* Schon die Venaesectio, die wir fast immer unterhalb der rechten Leistenbeuge durchführen, um die Vena saphena oder die Vena femoralis freizulegen, kann zu erheblichen Bradykardien, ja zum Kollaps führen. Hier handelt es sich um zentripetale Vagusreflexe, sog. vasovagale Reaktionen, die auch intravasal, also durch Katheter oder Instrumente nach GLICK und YU sowie STEVENS von der Peripherie her ausgelöst werden können. Daß hierbei auch die Atmung, genauer der CO_2-Spiegel, eine entscheidende Rolle spielt, ist hinreichend bekannt. Vor allem haben wir aber, wenn wir Narkosen benötigen, immer direkten Kontakt mit dem Herzen. Wir haben ihn erstens durch den im Herzen liegenden Katheter, und wir können zusätzlich eine Irritation durch die Kontrastmittelinjektion bei der selektiven Angiokardiographie auslösen. Über diese mechanisch bedingten Veränderungen hat 1950 LANDTMAN ausführlich berichtet. Es muß jedoch betont werden, daß

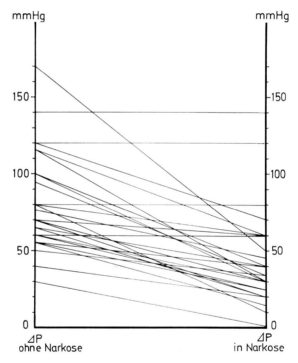

Abb. 1. Druckgradienten bei valvulären Aortenstenosen zwischen linkem Ventrikel und Aorta. Gemessen links ohne Narkose, rechts in Narkose. Man erkennt in den meisten Fällen einen deutlichen Abfall der Druckgradienten in Narkose

Herzkatheterisierungen prinzipiell in jedem Alter ohne Narkose durchgeführt werden sollten, da die in Narkose gemessenen Druckwerte völlig falsche diagnostische Ergebnisse und falsche Rückschlüsse ergeben.

Die Abb. 1 zeigt die ohne und mit Narkose gemessenen Druckgradienten zwischen linkem Ventrikel und Aorta bei valvulären congenitalen Aortenstenosen. Sie sehen das z. T. starke Absinken der Gradienten in

Narkose, die damit jede exakte Schweregradbeurteilung unmöglich macht. Morrow u. Mitarb. sowie Beuren haben auf diese Tatsache schon hingewiesen. Die Narkose sollte im Säuglings- und Kindesalter aber tunlichst bei Angiokardiographien Anwendung finden. Daß sie als weiterer auslösender Faktor bei Herzrhythmusstörungen eine nicht unbeträchtliche Rolle spielt, haben wir heute schon gehört.

Art und Häufigkeit der Rhythmusstörungen

Am häufigsten kommen *Extrasystolen* aus dem Vorhof- und Kammerbereich vor, auch sehen wir gerade bei Einleitung der Narkose oft Knotenrhythmen, die keiner Behandlung bedürfen. Treten die Extrasystolen gehäuft auf, ist größte Vorsicht am Platze, da salvenförmige Extrasystolen jederzeit, vor allem bei geschädigten bzw. insuffizienten Herzen in Kammerflattern bzw. Kammerflimmern übergehen können.

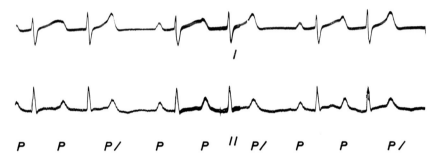

Abb. 2. Während der Katheterisierung auftretende Wenckebach-Periodik bei einem 5jährigen Kinde. Jede 3. P-Zacke ist blockiert

AV-Überleitungsstörungen einschließlich der Wenckebach-Periodik (Abb. 2) können beobachtet werden. Unangenehmer ist das Auftreten eines *kompletten AV-Blockes* (Abb. 3), der sich in diesem Falle jedoch ohne besondere Therapie nach wenigen Minuten zurückbildete.

Vorhofflimmern und -flattern haben wir bei Katheterisierungen selten beobachtet; vorübergehendes Vorhofflattern kann durch Digitalis, notfalls durch die Elektrotherapie beseitigt werden.

Gravierend ist immer das Auftreten von *supraventrikulären* oder *ventrikulären paroxysmalen Tachykardien*, die wie die salvenförmigen Extrasystolen akute Gefahr bedeuten. Während aber die Extrasystolen durch sofortiges Zurückziehen des Katheters – eine unabdingbare Forderung, die für jeden dieser Fälle gilt – sofort wieder verschwinden, bleiben die Tachykardien bestehen. Eine Unterscheidung dieser beiden Tachykardieformen kann schwierig sein, wenn ein Schenkelblock besteht oder wenn eine supra-

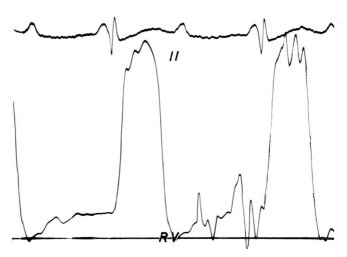

Abb. 3. Kompletter AV-Block bei Lage des Katheters im rechten Ventrikel, der sich nach wenigen Minuten zurückbildete. Säugling mit Transposition der großen Gefäße

ventrikuläre Tachykardie zu abnormer ventrikulärer Leitung führt, mit anderen Worten, wenn schenkelblockartige QRS-Komplexe mit erheblichen Veränderungen der Nachschwankung auftreten. Diese Veränderungen der Nachschwankung können allein bedingt sein durch die hohen, vor allem aber konstanten Frequenzen zwischen 2–300, sie können aber auch entstehen bei starker Füllung der Coronararterien mit Kontrastmittel, bei retrograden Aortographien oder, wie Abb. 4 zeigt, bei links-ventrikulären Injektionen, z. B. bei supravalvulären Aortenstenosen. Hier sammelt sich das Kontrastmittel vor der Stenose und führt zu einer massiven Füllung der Coronararterien mit Kontrastmittel. Nach 5 min war in diesem Fall die Nachschwankung normalisiert. Hier fehlt zwar die Tachykardie. Bei Zusammentreffen solcher Bilder mit tachykarden Rhythmusstörungen kann die Deutung aber außerordentlich erschwert werden. Diese tachykarden Störungen erfordern schnellstes therapeutisches Eingreifen.

Therapie

Bei *ventrikulären paroxysmalen Tachykardien* ist das Novocamid das Mittel der Wahl, ebenso wie bei gehäuften ventrikulären Extrasystolen. Es wird langsam intravenös injiziert (10–15 mg/kg KG), und ggf. sind periphere Kreislaufmittel zur Stabilisierung des Blutdruckes erforderlich. Notfalls muß bei ventrikulären Tachykardien der Defibrillator, der in keinem Katheterlabor fehlen darf, eingesetzt werden.

Die Elektrobehandlung ist sofort bei *Kammerflimmern* einzusetzen. Bei *Herzstillstand* genügt im allgemeinen ebenfalls neben der äußeren Herzmassage und Beatmung die Elektrobehandlung. Die Untersuchung ist sofort abzubrechen. Nach COURNAND u. Mitarb. stellt die paroxysmale ventrikuläre Tachykardie eine absolute Kontraindikation zur Herzkatheterisierung dar. Ihr Auftreten zwingt zum sofortigen Abbruch der Untersuchung.

Beherrschte supraventrikuläre Tachykardien lassen ein vorsichtiges Fortführen der Untersuchung zu, zumal bei erneutem Auftreten einer Tachykardie diese durch relativ niedrige erneute Digitalisinjektion und dann erfolgenden Bulbusdruck oder alleinigen Bulbusdruck zu beherrschen sind.

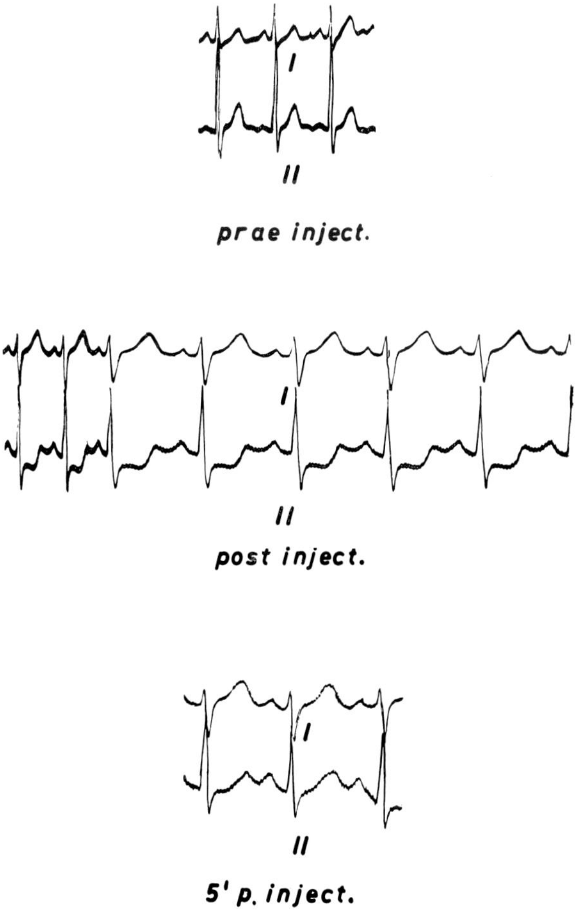

prae inject.

post inject.

5' p. inject.

Abb. 4. Erhebliche Störung der Erregungsrückbildung nach Kontrastmittelinjektion in den linken Ventrikel bei supravalvulärer Aortenstenose (siehe Text)

Sehen wir von den besprochenen akuten Notfällen ab, so ergeben sich für die *Therapie der übrigen Herzrhythmusstörungen* im Säuglings- und Kindesalter folgende Gesichtspunkte: *Extrasystolen*, gleich welchen Ursprungs, führen in diesen Altersgruppen in den seltensten Fällen zu subjektiven Erscheinungen und zu keinen nennenswerten hämodynamischen Veränderungen. Da sie meistens rein vegetativ bedingt sind, einschließlich der nicht ganz seltenen Knotenrhythmen, genügt es, das Gleichgewicht zwischen Sympathicus und Parasympathicus wiederherzustellen, was nach unserer Erfahrung gut mit dem Uzaril gelingt (STOERMER). Es enthält neben dem Uzaron Belladonna und zu gleicher Menge Natrium-phenylaethylbarbituricum in geringen Dosen. Wir geben im allgemeinen 3 × tägl. 1 Tropfen weniger, als das Kind alt ist; also bei einem 6jährigen Kinde 3 × 5 Tropfen, bis max. bei größeren Kindern 3 × 12 Tropfen.

Sind *Extrasystolen* Ausdruck eines *zentralen* Herdes oder Prozesses, der in Form vom Krampfpotentialen elektroencephalographisch zur Darstellung kommt, lassen diese Rhythmusstörungen sich mit Zentropil oder

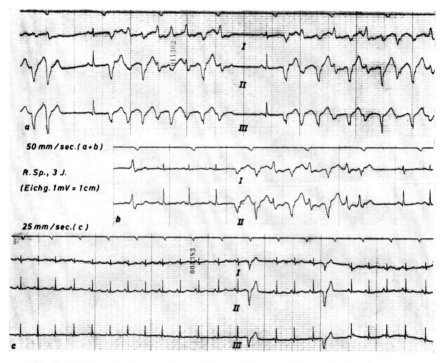

Abb. 5. 3jähriger Patient mit Krampfpotentialen im EEG und gehäuften ventrikulären Extrasystolen. a) vor Beginn der Behandlung, b) 14 Tage nach Behandlungsbeginn, c) 4 Wochen nach Behandlungsbeginn nur noch vereinzelte Extrasystolen. Behandlung mit Mylepsin und Novocamid

Mylepsin beseitigen. Nehmen diese Extrasystolen gehäuften Charakter an, so daß hämodynamische Auswirkungen vorliegen oder zu erwarten sind, so muß neben dieser antikonvulsiven Behandlung bei ventrikulären Formen Novocamid gegeben werden. Das Beispiel in Abbildung 5 zeigt das EKG eines solchen Kindes mit Krampfpotentialen im EEG mit deutlicher neurologischer Symptomatik bei fehlendem Anhalt für eine Herzerkrankung und für einen Herzfehler. Nach entsprechender antikonvulsiver Behandlung unter zusätzlichen Novocamidgaben waren die Extrasystolen beseitigt. Das Kind steht jetzt nur unter Mylepsin und hat keinerlei Extrasystolen mehr.

Vorhofflattern kommt auch angeboren vor und bedarf bei erfolgloser Digitalistherapie der Elektrobehandlung. Bei Säuglingen mit angeborenem Vorhofflattern (Abb. 6) genügen 25 Watt/sec., wie wir in Nauheim schon

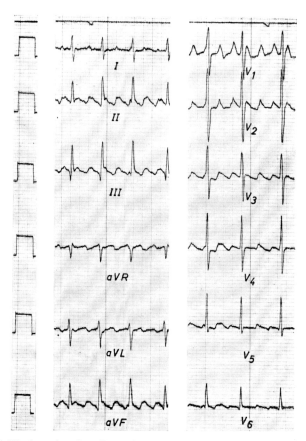

Abb. 6. 4 Wochen alter Säugling mit angeborenem Vorhofflattern. Man erkennt die typischen sägezahnartigen Erhebungen vor allen Dingen in Abteilung V_1

ausgeführt haben (Stoermer und Gandjour). Für ältere Kinder, z. B. nach Operationen von Vorhofseptumdefekten gilt dieselbe Reihenfolge:

Zunächst Versuch mit Digitalis, dann ggf. Elektrobehandlung. Auf die tachykarden Formen sind wir bereits eingegangen. Es muß aber noch einmal die Notwendigkeit schnellen Eingreifens in diesen Situationen betont werden.

AV-Überleitungsstörungen. AV-Blockierungen sind nicht so selten. Die AV-Überleitungsstörung, die einfache PQ-Verlängerung, brauchen wir hier nicht zu besprechen. Partielle Blockierungen, also der sog. AV-Block 2. Grades, kommt gelegentlich in Form der heute schon erwähnten Wenckebach-Periodik vor.

Totale AV-Blöcke kommen angeboren vor und bedürfen selten einer besonderen Therapie. Anders ist es bei den postoperativ auftretenden Blöcken. Sie haben eine schlechte Prognose und bedürfen letzten Endes fast immer einer Schrittmacherbehandlung, sofern die Kammerfrequenz unter 35/min absinkt bzw. Adams-Stokessche Anfälle auftreten. Bis dahin genügt allgemein eine Alupentbehandlung, die in enger Zusammenarbeit zwischen Thoraxchirurgen und Kinderkardiologen durchzuführen ist, zumal immer die plötzliche Notwendigkeit einer Schrittmacherimplantation dahinter steht. Diese Blöcke kommen, wie heute gezeigt wurde, auch passager in sehr seltenen Fällen bei der Herzkatheterisierung vor und bilden sich dann schnell zurück.

Besonders wichtig ist die *Digitalisbehandlung* im Kindesalter. Die Dosierung richtet sich nach dem Körpergewicht des Kindes. Im allgemeinen

---

Digitalisierung im Säuglings- und Kindesalter
(Digoxin = Lanicor)

Säugling:	Sättigungsdosis	0,06 mg/kg in 24 bzw. 48 Std (bei Bedarf >)
	Erhaltungsdosis	25–30 % der Sättigungsdosis/die
	Beispiel:	Gewicht 5 kg
		Sättigung = 0,06×5 = 0,30 mg
		6 Tropfen = 0,1 mg (×3) 18 Tr. = 0,30 mg
		in 48 Std
		= tgl. 3×3
		Tropfen

Erhaltungsdosis (25 % der Sättigung):
$^1/_4$ von 0,30 = 0,075
= 5 Tropfen= 1×2
       1×3 Tropfen

| *Kind:* | Sättigungsdosis | 0,04–*0,06* mg/kg in 24–48 Std |
| | Erhaltungsdosis | 25–30 % der Sättigungsdosis |

Abb. 7. Schema der Digitalisbehandlung im Säuglings- und Kindesalter

geben wir, wie Abb. 7 zeigt, 0,06 mg/kg KG als Sättigungsdosis in 24 bzw. 48 Std, dann weiter als Erhaltungsdosis $^1/_4$ dieser Menge. Dekompensierte Säuglinge mit schweren congenitalen Herz-Gefäßanomalien brauchen oft mehr.

Das Beispiel zeigt die Berechnung für einen 5 kg schweren Säugling, der also in 48 Std 0,30 mg benötigt. Da in 6 Tropfen 0,1 mg enthalten sind, müssen 18 Tropfen in 48 Std oder täglich 3 × 3 Tropfen Lanicor gegeben werden. Die Erhaltungsdosis ist 25% der Sättigungsdosis, d. h. wir müßten täglich 1 × 2 und 1 × 3 Tropfen verabfolgen.

Abschließend einige Worte zu den *Rhythmusstörungen* bei der *kardiologischen Diagnostik* im Katheterlabor. Die wesentlichen Störungen haben wir besprochen. Extrasystolen, Knotenrhythmen, Überleitungsstörungen bedürfen allgemein keiner Behandlung. Wie v. Briskorn u. Mitarb. betont haben, gehen sie auch unter Halothan-Narkose spontan zurück und bedürfen keiner Reduzierung der Konzentration. Wird beim Katheterisieren eine Elektroschockbehandlung notwendig, warten auch wir nicht auf die Narkose. Da es sich in diesen wenigen Fällen im allgemeinen um sedierte bzw. kollabierte Säuglinge handelt, greifen wir sofort ein und befinden uns da in Übereinstimmung mit Müller und Dietzel, die eine Narkose ebenfalls nicht für unbedingt notwendig halten, wenn sie auch einige Vorteile bietet.

Literatur

1. Beuren, A. J.: Handbuch der Kinderheilkunde Bd. VII, 595. Berlin-Heidelberg-New York: Springer 1966.
2. v. Briskorn, M., Clauberg, G., Kronschwitz, H.: Anaesthesist **15**, 194 (1966).
3. Cournand, A., Bing, C. R. J., Dexter, L., Dotter, C., Katz, L. N., Warren, J. V., Wood, E.: Circulation **7**, 169 (1953).
4. Glick, G., Yu, P. N.: Amer. J. Med. **34**, 42 (1963).
5. Landtman, B.: Acta paediatr. (Stockholm) **39**, 1 (1950).
6. Morrow, A. G., Goldblatt, A., Braunwald, E.: Circulation **27**, 450 (1963).
7. Müller, C., Dietzel, W.: Anaesthesist **15**, 292 (1966).
8. Nitsch, K.: Mschr. Kinderheilk. **112**, 216 (1964).
9. — Karg, F.: Med. Welt **1964**:1933.
10. Stevens, P. M.: Amer. J. Cardiol. **17**, 211 (1966).
11. Stoermer, J.: Arch. Kinderheilk. **159**, 246 (1959).
12. — Gandjour, A.: Verhandl. Dtsch. Ges. Kreislaufforschg. **35,** 213 (1969).

4.2. Herzüberwachung durch Bandspeicher

Effert: Ich möchte auf die Möglichkeit der permanenten Registrierung von Kreislaufparametern mit Hilfe von Magnetbandspeichern hinweisen. Ich könnte mir denken, daß dieses Vorgehen auch für den Anaesthesisten zunehmend an Bedeutung gewinnt.

Die Auswertung des kontinuierlich laufenden Bandes erfolgt mittels Zeitraffung. Die Vorteile sind: 1. können intermittierend auftretende Funktionsstörungen, speziell Rhythmusstörungen des Herzens, erkannt werden, die bei konventioneller Registrierung der Beobachtung entgehen. 2. ist jede akute Situation nachträglich reproduzierbar. Präventivmaßnahmen gegenüber einer Wiederholung können ergriffen werden. 3. eine automatische Arrhythmieausschreibung, wie sie bei der in Aachen installierten Anlage verwirklicht ist, startet bei Rhythmusstörungen des Herzens automatisch einen Registrierer.

Als ein Beispiel für die zahlreichen Anwendungsmöglichkeiten nenne ich die Überwachung von Schrittmacherträgern, bei denen die Möglichkeit

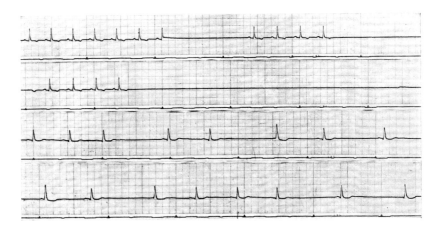

Abb. 9. Intermittierender, durch kontinuierliche Registrierung mittels Bandspeicher festgestellter sinuauriculärer Block als Ursache von Schwindelzuständen bei einem Patienten mit Star-Edwards-Prothese wegen Aortenstenose. Die Klinikeinweisung erfolgte wegen Verdacht auf einen mechanischen Defekt der Ventilkörperprothese

einer intermittierenden Schrittmacherfunktionsstörung zur Diskussion
steht. Im internistischen Rahmen – evtl. auch im anaesthesiologischen –
spielen intermittierend auftretende Rhythmusstörungen eine besondere
Rolle, die unter unterschiedlicher subjektiver Symptomatik auftreten und
häufig nur mittels kontinuierlicher Registrierung nachgewiesen werden
können (Abb. 9).

4.3. Digitalis-Therapie

4.3.1. Prophylaktische Digitalisierung

Zindler: Seitdem nachgewiesen wurde, daß Digitalisglykoside nicht nur beim insuffizienten Herzen wirksam sind, sondern auch beim normalen Herzen günstig wirken, besteht allgemein die Ansicht, daß man prophylaktisch Digitalis geben soll vor großen Operationen bei älteren Patienten, etwa ab 60–65 Jahren, besonders dann, wenn ein Thoraxeingriff geplant ist.

In Tabelle 1 sind die mittlere Vollwirkdosis, Resorption und Abklingquote verschiedener Digitalispräparate aufgeführt. Daraus ergibt sich die Dosierung und Indikation.

Bei akutem Bedarf ist Strophanthin, etwa 0,4–0,5 mg als Anfangsdosis, zweckmäßig. Sonst sollte man 3–4 Tage vorher mit oralen Gaben eines mittellang wirkenden Präparates wie Lanicor oder Novodigal beginnen. Ist kein Digitalis vorher gegeben und keine Kontraindikation oder verminderte Toleranz für Digitalis vorhanden, wird man bei prophylaktischer

Tabelle 1. *Vollwirkdosis, Abklingquote, Eintritt und Dauer der Wirkung von Digitalisglykosiden*

	Mittlere Vollwirkdosis (mVWD) in mg	Mittlere Resorption bei oraler Zufuhr in %	Abklingquote in 24 Std in %	Wirkungseintritt i.v.	oral	Dauer der maximalen Wirkung i.v.	oral
Digitoxin (Digimark)	2	90	7	30 min	2 Std	5–8 Std	8–12 Std
Lanatosid C (Cedilanid)	2	35	20	20 min	60 min	3–5 Std	7 Std
Digoxin (Lanicor)	2	73	20	5–20 min	1–2 Std	3–5 Std	7–8 Std
Acetyldigoxin (Novodigal)	2	80	20	5–10 min			
K-Strophanthin (Kombetin)	0,6–0,7	10	40	3–10 min	—	45– 60 min	—

Gabe etwa 60% der mittleren Vollwirkdosis zu erreichen suchen. Dazu wird von KRAUTWALD (1969)[1] folgendes Dosierungsschema bei oraler Gabe empfohlen:

Digoxin 3 Tage 3 × 0,25 mg, dann Erhaltungsdosis täglich $1^1/_2$ Tabletten = 0,375 mg oder bei

Acetyldigoxin 3 Tage 3 × 0,2 mg, dann Erhaltungsdosis täglich $1^1/_2$ Tabletten = 0,3 mg.

Für Digitoxin wird angegeben 1. und 2. Tag 6 × 0,1 mg, am 3. Tag 2 × 0,1 mg, dann tägliche Erhaltungsdosis 1 Tablette = 0,1 mg.

Laver: Ich möchte zur Vorsicht bei der prophylaktischen Digitalisierung raten, wenn keine deutlichen Zeichen einer Herzinsuffizienz vorhanden sind. Bestimmt man häufiger Elektrolyte bei großen Operationen, so ist man erstaunt über die Fluktuationen der Werte mit der Gefahr einer verminderten Digitalis-Toleranz.

Besonders bei alten Patienten mit Ileus und Hypokaliämie besteht die Gefahr der Digitalis-Überdosierung bei einer üblichen Normaldosis. Arrhythmien durch Digitalis-Toxizität können mit den im Operationssaal üblichen EKG-Oszilloskop-Monitoren nicht genau diagnostiziert werden, dazu sind Registrierungen von Extremitäten- und Brustwandableitungen notwendig. Deshalb erscheint es besser, Digitalis nicht intraoperativ zu geben. Die Myokard-Funktion kann mit anderen, kürzer wirkenden Mitteln wie Isoproterenol (Aludrin) und Adrenalin als Tropfinfusion ebenso effektiv unterstützt werden.

Ich halte die Gabe von Digitalis für kontraindiziert, wenn nicht der Serum-Kaliumwert bekannt ist.

---

[1] KRAUTWALD, A.: Digitalis-Therapie mit Hilfe von Dosierungstabellen. F. K. Schattauer 1969.

4.3.2. Schnelldigitalisierung

Bette: Als Schnellsättigung bezeichnen wir die Zuführung der Vollwirkdosis eines Glykosides in 1–2 Tagen.

Während die Beachtung des unterschiedlichen Wirkungseintrittes der einzelnen Glykoside nur in Ausnahmefällen wichtig ist, spielt die unterschiedliche Wirkungsdauer dieser Stoffe eine wesentlich größere Rolle für die Therapie. Die Wirkungsdauer eines Glykosids hängt vor allem von der Haftfestigkeit sowie von der Art und Geschwindigkeit der metabolischen Inaktivierung ab. Für die Therapie sind folgende Faktoren, die die Wirkungsdauer eines Glykosids bestimmen, wichtig: die Vollwirkdosis, der tägliche Wirkungsverlust, der tägliche Wirkungsrest und die minimale Wirkdosis.

Als *Vollwirkdosis* bezeichnen wir diejenige Menge, die notwendig ist, um eine volle therapeutische Wirkung, die mit der Sättigung gleichgesetzt werden kann, zu erreichen. Der *tägliche Wirkungsverlust* umfaßt diejenige Glykosidmenge, die täglich durch Abbau und Ausscheidung verlorengeht. Hier bestehen unter den einzelnen Herzglykosiden große Unterschiede. So beträgt der tägliche Wirkungsverlust bei Strophanthin 40%, bei Digoxin 15% und bei Digitoxin 7%. Der tägliche Wirkungsverlust eines Glykosids und der tägliche Wirkungsrest ergänzen sich zu 100%.

Bei der Auswahl des Mittels spielt die jeweilige Ausgangslage eine wesentliche Rolle. So wird man *Strophanthin* den Vorzug geben, und dies trifft besonders für Ihre Patienten zu, wenn eine bedrohliche Situation vorliegt und ein schnellwirkendes Mittel gebraucht wird oder wenn man sich einer unsicheren Lage gegenübersieht. Strophanthin kann nur i.v. gegeben werden. Die kurze Wirkungsdauer erfordert die tägliche Injektion.

Die Vollwirkdosis der Digitalisglykoside liegt bei 2,0 mg und beim Strophanthin bei 0,6–0,8 mg. Bei einer schnellen intravenösen Aufsättigung eines Patienten mit einer durchschnittlichen Glykosidempfindlichkeit kann man z.B. in den ersten 12 Std 0,6 mg Strophanthin geben. Man verfährt am besten so, daß man erst größere Dosen gibt und dann nachher auf kleinere Dosen übergeht, um nicht in den toxischen Bereich hineinzukommen. Auch eine Initialdosis in Höhe der halben Vollwirkdosis kann in der Regel als ungefährlich gelten. Das weitere Vorgehen richtet sich nach der therapeutischen Wirkung. Bei einer Schnellsättigung mit Digoxin z.B. verabreicht man am 1. Tag 1,0 mg, am 2. Tag 1,0 mg und fährt dann mit einer Erhaltungsdosis von 0,25–0,35 mg fort.

Alle Herzglykoside haben eine geringe therapeutische Breite. Oft ist man bei der Behandlung gezwungen, bis nahe an die toxische Grenze heranzugehen, um einen maximalen therapeutischen Effekt zu erzielen. Als Nebenwirkungen der Herzglykoside stehen zahlenmäßig an erster Stelle Herzrhythmusstörungen und gastrointestinale Störungen wie Anorexie, Übelkeit, Erbrechen und Diarrhoe. Cerebrale Erscheinungen wie Kopfschmerzen, Unruhe, Verwirrung, Schlaflosigkeit, psychotische Zustände und Sehstörungen können auftreten.

Von den Rhythmusstörungen, die durch Herzglykoside ausgelöst oder verstärkt werden, sind besonders ventrikuläre Extrasystolen polymorphen Charakters sowie supraventrikuläre und ventrikuläre Tachykardien gefürchtet, da sie häufig zu Kammerflattern oder -flimmern führen.

Das *Elektrokardiogramm* ist ein wichtiges Kontrollmittel für die Digitalisierung. Man findet fast regelmäßig neben einer Frequenzverminderung muldenförmige ST-Senkungen, PQ-Verlängerungen und eine Verkürzung der QT-Dauer. Eine Verlängerung von PQ über 0,21 sec, AV-Blockierungen verschiedenen Grades, paroxysmales Vorhofflimmern, monotope ventrikuläre Extrasystolen und stärkere ST-, T-Veränderungen sind als Intoxi-

kationszeichen zu werten und zwingen zu einer Verringerung der Digitalis-
dosis. Bei einer festen monotopen Bigeminie, polytopen ventrikulären
Extrasystolen sowie Tachykardien supraventrikulären und ventrikulären
Ursprungs ist ein sofortiges Abbrechen der Digitalistherapie angezeigt.

Eine Abhängigkeit der Glykosidempfindlichkeit vom Mineralstoffwech-
sel gilt als erwiesen. Ein vorzeitiges Auftreten von Glykosidintoxikationen
kann sowohl durch eine Senkung des Serumkaliumspiegels als auch durch
eine Erhöhung des Serumcalciumspiegels bedingt sein. So können also
Calciuminjektionen sowie Corticoidgaben, eine kombinierte Insulin-Glu-
cose-Behandlung oder eine gesteigerte Kaliurese unter Anwendung von
Diuretica zu einer Herabsetzung der Glykosidtoleranz führen.

4.3.3. Digitalisüberdosierung

Von S. Effert

Die Zahl der Fälle mit Digitalisüberdosierung scheint zu wachsen.
Das klinische Bild der Intoxikation ist nicht abhängig von der Art des
gewählten Digitalispräparates. Die typischen extrakardialen Zeichen der
Intoxikation sind Übelkeit, Erbrechen, Appetitlosigkeit, Farb- und Punkte-
sehen, Skotome und Flimmern vor den Augen. Aber diese extrakardialen
Zeichen sind nicht untrüglich. Eine lebensbedrohliche, digitalisinduzierte
Arrhythmie kann auch ohne sie auftreten. Das Problem ist, daß die maximale therapeutische Dosis in vielen Fällen der toxischen nahekommt.
Hinweisen möchte ich auf einige Faktoren, die für gefahrvolle Arrhythmien
prädisponieren: Schwere Herzerkrankung, sei sie durch Koronarinsuffizienz,
durch akutes oder chronisches Cor pulmonale oder durch ein Vitium mit
Mischungscyanose bedingt, setzt die Digitalisempfindlichkeit ebenso herauf
wie Schilddrüsenunterfunktion, Kaliummangel, insbesondere nach Diu-
reticatherapie, eingeschränkte Nierenfunktion und die gleichzeitige Gabe
von Chinidin, Reserpin und Adrenalinabkömmlingen. Auf die Gefahr, bei
hochdigitalisierten Patienten Rhythmusstörungen durch den Defibrillator
auszulösen, ist schon hingewiesen worden. Die Reizschwelle wird durch
Digitalisanwendung signifikant reduziert.

Die eigentlichen kardialen Erscheinungen der Digitalisüberdosierung
sind im Gegensatz zu den extrakardialen häufig fatal. Einmal kann eine
bestehende Herzschwäche verschlechtert werden. Der Mechanismus ist
noch nicht im einzelnen aufgeklärt. Die häufigste kardiale Manifestation sind
Rhythmusstörungen, und es ist hervorzuheben, daß alle bekannten Rhythmusstörungen durch Digitalis hervorgerufen werden können, keineswegs
nur die Extrasystolie in Form der Bi- oder Trigeminie, der AV-Block und

die AV-Tachykardie mit Block. Jede Rhythmusstörung nach Gabe von Digitalisglykosiden sollte also den Verdacht auf Digitalisintoxikation wekken. Das gilt, wie schon gesagt, für alle Rhythmusstörungen, wenn auch die ventrikuläre Extrasystolie, polytop oder als Bigeminie, die häufigste ist. Es folgt der atrioventrikuläre Block, I. bis III. Grades in fallender Häufigkeit und die einfache AV-Dissoziation. Die paroxysmale Tachykardie mit Block hat eine Häufigkeitsrate von nur 10%. Hervorzuheben ist, daß die ventrikuläre paroxysmale Tachykardie durchaus digitalisinduziert sein kann. Einen differentialdiagnostischen Hinweis ergibt der Carotisdruckversuch: ein digitalisinduzierter AV-Block wird verstärkt, bzw. es stellt sich ein höherer Blockierungsgrad ein. Nicht digitalisinduzierte Arrhythmien werden eher günstig beeinflußt.

Digitalisglykoside sind bekanntlich das sicherste Mittel, um die Kammerfrequenz bei Vorhofflimmern und -flattern zu senken und werden daher bei diesen Arrhythmieformen bevorzugt angewandt. Es ist aber zu betonen, daß dauerndes wie anfallsweises Vorhofflimmern Folge einer toxischen Digitaliswirkung sein kann. Kein spezifisches Symptom weist auf Digitalis als Ursache hin. Frequenzanstiege – ganz gleich welcher Grundrhythmus vorliegt – nach Digitalisierung sind grundsätzlich verdächtig. Es steht noch nicht fest, ob die Digitalisblutspiegelbestimmungen die Diagnose zu verbessern in der Lage sind.

Richtlinien für die Behandlung: Digitalis absetzen, Diuretica absetzen, Kaliumverluste ausgleichen, z. B. 30–80 mval Kalium pro Tag oder 40 mval Kalium innerhalb von 2 Std intravenös. Natürlich entfällt die Kaliumgabe bei Nierenversagen mit Hyperkaliämie. Beim AV-Block kommt sie nur in Betracht, wenn eine Hypokaliämie nachgewiesen ist. Die typischen Antiarrhythmica bei Digitalisintoxikation sind das Diphenylhydantoin insbesondere bei supraventrikulären Tachykardien (50–100 mg langsam intravenös) und die beta-Receptoren-blockierenden Substanzen, letztere speziell bei supraventrikulären und ventrikulären Arrhythmien ohne AV-Block. Die Elektroversion kommt nur als Ultima ratio in Frage. Man gibt vor der Anwendung etwa 100 mg Diphenylhydantoin intravenös und beginnt mit sehr niedriger elektrischer Energie, 5 Ws, um Beträge von 5–10 Ws gesteigert bei Ineffektivität. Bei hochgradiger Bradykardie sollte man nicht zögern, die temporäre elektrische Stimulation einzusetzen.

5. Schlußwort

Nach dieser Besprechung der Digitalisüberdosierung sind wir am Ende unseres Rundgespräches.

Dank der vorbildlichen Zusammenarbeit der Referenten konnten wir nicht nur die vorgeschriebene Zeit einhalten, sondern sie auch jeweils nach der Bedeutung der vielen einzelnen Rhythmusstörungen richtig einteilen.

Die Diagnostik mußte bei unserer Diskussion zugunsten der Diskussion von neueren Medikamenten und Fortschritten zurücktreten. Da der Anaesthesist bei der Behandlung von Rhythmusstörungen, besonders, wenn gefährliche Störungen auftreten, sofort behandeln muß, sind Grundkenntnisse der elektrokardiographischen Diagnostik aber unerläßlich. Sollten diese Kenntnisse fehlen, muß dringend empfohlen werden, sich über die Grundlagen der EKG-Diagnostik in einem der zahlreichen einschlägigen Bücher zu informieren.

Anaesthesiology and Resuscitation · Anaesthesiologie und Wiederbelebung
Anesthésiologie et Réanimation

Erschienene Bände: